Jean Carper

Natur wirkt Wunder

Jean Carper

Natur wirkt Wunder

Die einzigartige Heilkraft von Pflanzen, Vitaminen und anderen natürlichen Mitteln

Aus dem Amerikanischen übersetzt
von Maria Zybak

Econ

Titel der amerikanischen Originalausgabe: *Miracle Cures*
Originalausgabe: Harper Collins, New York
Übersetzt von Maria Zybak

Der Econ Verlag ist ein Unternehmen
der Econ & List Verlagsgruppe

ISBN 3-430-11743-7

Satz: Franzis print & media, München
Druck und Bindung: Ebner Ulm

Für alle Carpers

Wichtiger Hinweis:

Dieses Buch kann und darf aktive medizinische Hilfe oder den Rat Ihres behandelnden Arztes nicht ersetzen. Nutzen Sie es statt dessen als Anleitung, die richtigen Fragen zu stellen, die richtigen Entscheidungen zu treffen und enger mit Ihrem Arzt und anderen medizinischen Betreuern zusammenzuarbeiten.

Die Handelsnamen amerikanischer Medikamente wurden, soweit es möglich war, durch entsprechende deutsche Handelsnamen ersetzt, ansonsten übernommen.

Inhalt

Einleitung

Auf der Suche nach der Wahrheit

Ich ging nicht nur zu den Doktoren, sondern auch zu Barbieren, Badern, erfahrenen Ärzten, Frauen und Magiern, die die Kunst des Heilens ausüben; ich ging zu Alchemisten, in Klöster, zu Adligen und Bauern, zu den Gelehrten und den einfachen Menschen.

Paracelsus (1493–1541)

Dieses Buch zeigt die Ergebnisse einer Untersuchung über die Wirksamkeit von pflanzlichen Medikamenten, natürlichen Heilmitteln und Behandlungsmethoden und ihre zunehmende Berücksichtigung in der traditionellen Medizin, sprich der Schulmedizin. Ich war während meiner Recherchen und der Arbeit an diesem Buch immer wieder überrascht und beeindruckt, wie stark dieser Trend bereits ausgeprägt ist. Die immer weitergehende Verwendung von Naturheilmitteln ist in Fachkreisen intensiver auf dem Vormarsch, als es den meisten Menschen bewußt ist. Und das wird in Zukunft – falls es nicht schon der Fall ist – enorm positive Auswirkungen haben. Auf jeden einzelnen von uns, aber auch auf Qualität und die Kosten für unsere

Gesundheitsvorsorge. Es geht um große Veränderungen und Reformen eines grundlegenden Prinzips jeder medizinischen Kunst von der Antike bis zur Moderne: die richtige Anwendung von Arzneimitteln zur Heilung von Krankheiten. Und was mich am meisten überrascht hat: Mit welcher Energie und Ausdauer die Patienten selbst nach weniger mit Nebenwirkungen belasteten, wirksamen Heilmitteln außerhalb konventioneller Therapien suchen – selbst wenn sie bei der Schulmedizin auf Widerstand stoßen. Auch die Bereitschaft, ja Begeisterung führender Mediziner und Forscher in den Zentren der modernen wissenschaftlichen Medizin – beispielsweise an den amerikanischen National Institutes of Health sowie an renommierten Forschungs- und Universitätsinstituten –, das Potential unkonventioneller Heilmittel auszuloten. Und nicht zuletzt die sich häufenden wissenschaftlichen Beweise, die die Wirksamkeit und Sicherheit von Naturheilmitteln belegen. Denn Schulmediziner in vielen Ländern, vor allem in Deutschland, setzen sich intensiv mit solchen Naturheilmitteln auseinander und wenden sie dort umfassend an.

Als ich mit der Arbeit an diesem Buch begann, wußte ich natürlich, daß die Amerikaner dabei sind, nach neuen Lösungswegen für ihre gesundheitlichen Probleme zu suchen. Aber ich hatte keine Vorstellung davon, mit welcher Intensität diese Suche quer durch die Bevölkerung betrieben wird. Es war sehr anregend, mit Menschen aus allen Schichten und Berufen zu sprechen, die ihre eigene Gesundheitsphilosophie entwickelt haben, die mit unglaublicher Energie nach alternativen Behandlungsmöglichkeiten suchen, wenn sie sich von der Schulmedizin im Stich gelassen fühlen, weil die herkömmlichen Therapien ihnen nicht halfen oder mit einem größeren Risiko verbunden waren, als sie eingehen wollten. Dutzende von Menschen schilderten mir ihre Situation, auf die sie teilweise entmutigt und verbittert, teilweise hoffnungsvoll und zuversichtlich reagierten. Ich sammelte Fälle und persönliche Berichte von vielen Betroffenen, darunter Lastwagenfahrer, Bootskapitäne, Piloten, Ärzte, Anwälte, Sekretärinnen, Bibliothekare, Journalisten, Fabrikarbeiter, Computerfachleute, Biochemiker, Psychologen, Lehrer, Sportler, Apotheker, Botaniker und Politiker. Jede/r erzählte mir seine Leidensgeschichte, und wie ihm/ihr die sogenannte alternative oder ergänzende Medizin half – mit Mitteln oder Methoden, die die konventionelle Medizin üblicherweise nicht anbietet.

Praktisch alle sprachen in ihren Berichten über die erfolgreiche Behandlung überschwenglich von Wundermitteln, und das bestätigte mir, daß ich den Titel für dieses Buch richtig gewählt habe. Sogar wenn Ärzte mir erzählten, wie ein Patient durch die Behandlung mit einem Naturheilmittel plötzlich gesund wurde, fiel häufig das Wort »Wunder«. Laut Wörterbuch ist »Wunder« ein Ereignis, das den gewöhnlichen Erfahrungen und den Naturgesetzen widerspricht. Es ist also derart unvereinbar mit den Erwartungen der konventionellen Medizin, wenn ein Patient nach einer solchen Behandlung gesund wird, daß man vor lauter Überraschung und Dankbarkeit spontan sagt: »Es ist ein Wunder.« In gleicher Weise äußern wir uns oft auch über die Therapien der Schulmedizin, die uns in Erstaunen versetzen.

Ich selbst bin mir erst bei der Arbeit an diesem Buch vieler Dinge richtig bewußt geworden. Zwar geht es bei meinen persönlichen Erfahrungen mit »Wundermitteln« nicht um lebensbedrohliche Krankheiten, aber sie haben trotzdem einen besonderen Stellenwert in meinem Leben. Ich habe vor etwa zwei Jahren, als die ersten Anzeichen einer Osteoarthritis in den Händen auftraten, auf Empfehlung von Dr. Michael Murray, einem anerkannten Arzt für Naturheilverfahren, mit der Einnahme von Glucosaminsulfat begonnen. Ich bin überzeugt, daß dieses Mittel mir sehr viel Leid erspart hat, weil es das Fortschreiten der Krankheit verlangsamt und schmerzlindernd wirkt. Die stechenden Schmerzen in den Fingergelenken sind praktisch verschwunden (sie kamen nur wieder, wenn ich zwischendurch mal kein Glucosamin genommen habe), und es fällt mir mittlerweile wesentlich leichter, ein Schraubglas zu öffnen oder den Tennisschläger zu halten, weil ich wieder fester zugreifen kann. Alle in diesem Buch vorgestellten Naturheilmittel habe ich bereits meiner Familie und Freunden empfohlen. Mein Bruder und eine meiner Schwestern, die beide schon einen Herzinfarkt hatten, nehmen täglich 200 Milligramm Coenzym Q-10. Bei einer anderen Schwester normalisierte sich der Cholesterinspiegel wieder, nachdem sie das hier vorgestellte Grapefruit-Pektin nahm. Mehr als einmal habe ich Freunden, die unter Angstgefühlen litten, eine Kava-Kava-Tablette gegeben. Meine Nichte beugt Migräneanfällen mit Mutterkraut vor. Mein Schwager nimmt Johanniskraut statt Prozac. Seit bei meiner 92jährigen Mutter vor etwa zwei Jahren die Gedächtnisleistung nachzulassen begann, nimmt sie Ginkgo biloba. Ich habe den Eindruck, daß es sehr gut hilft.

Die Recherchen für dieses Buch gestalteten sich wesentlich schwieriger und ganz anders als bei den übrigen 19 Büchern, die ich geschrieben habe – meist über verwandte Themen aus dem Bereich Gesundheit und Ernährung. Sonst stand mir reichlich medizinische Literatur zur Verfügung, an die ich problemlos herankam. Meistens mußte ich sie nur sammeln, analysieren, alles mit sachkundigen Wissenschaftlern besprechen, und mein Wissen anschließend in verständliche Vorgehensweisen und Ratschläge übersetzen.

Informationen über Naturheilmittel zu sammeln aber war, als würde ich in unbekannten Gewässern segeln. Es werden in den medizinischen Zeitschriften in letzter Zeit zwar deutlich mehr Untersuchungen darüber veröffentlicht, aber ein Großteil der Forschungsarbeiten erscheint, zum Teil nicht übersetzt, in ausländischen Fachzeitschriften, oder sie sind über die allgemeinen medizinischen Datenbanken nicht zugänglich. Und es gibt auch kaum Fachleute in den Universitätsinstituten, die einem all die Fakten, auf die man stößt, bestätigend erläutern könnten. Vielmehr sind es die Ärzte und Patienten, die am meisten über die praktische Anwendung von Naturheilmitteln wissen, und sie sind über das ganze Land verstreut. Geforscht wird auf diesem Gebiet in den Vereinigten Staaten meist von einzelnen interessierten Medizinern und Wissenschaftlern, selten unter der zentralen Leitung der National Institutes of Health. Meine Recherchen gestalteten sich, ohne auf eine Basis herkömmlicher Informationsquellen zurückgreifen zu können, eher als eine detektivische Spurensuche, zahlreichen Hinweisen von Wissenschaftlern, Ärzten und Patienten folgend.

Es gibt in meinem Archiv noch eine Menge an Material, das hier nicht berücksichtigt wird. Züerst nahmen meine beiden kompetenten Rechercheurinnen und ich praktisch jedes Naturheilmittel unter die Lupe, von dem wir gelesen oder gehört hatten. Von Verkaufsmessen wie der großen Expo Health Fair in Baltimore schleppten wir etliche Plastiktüten mit Informationen über Hunderte von Produkten nach Hause, die sich als Naturheilmittel ausgaben. Wir lasen Dutzende von Zeitschriften, verfolgten jeden seriös klingenden Hinweis auf Menschen, denen pflanzliche Medikamente angeblich geholfen hatten. Wir fahndeten im Internet nach Informationen und konkreten Fällen. Wir durchforsteten die Datenbanken von Publikumszeitschriften und wissenschaftlichen Journalen nach Berichten über solche Heilmittel. Wir sprachen mit Wissenschaftlern, von denen wir gehört hatten, daß sie mit den unterschiedlichsten natürlichen Substanzen arbeiten bzw. darüber forschen. Wir sprachen mit führenden Experten in Kräuterheilkunde, Ärzten für Naturheilverfahren, Universitätsprofessoren und Vertretern von Firmen in den USA und Europa, die Naturheilmittel herstellen.

Das alles war aufregend, anregend, informativ und aufschlußreich, oft aber auch entmutigend. Als medizinische Journalistin war ich oft begeistert von dem, was ich über Heilmittel hörte, über manche Aussagen allerdings auch entsetzt. Oft ärgerte ich mich über die Engstirnigkeit der Schulmedizin, die nicht einmal bereit ist, sich mit einem absolut sicheren und medizinisch getesteten pflanzlichen Medikament wie zum Beispiel Mutterkraut zur Vorbeugung gegen Migräne zu befassen oder es versuchsweise anzuwenden. Manchmal konnte ich die skeptischen und zynischen Bemerkungen über Naturheilmittel zum Teil auch verstehen, vor allem wenn die wildesten Behauptungen aufgestellt wurden, die Produkte völlig unsinnig und die Preise schamlos überhöht waren.

Und dann mußte ich, nachdem ich mit Patienten, Ärzten und Wissenschaftlern gesprochen hatte, ein paar Hundert Naturheilmittel oder noch mehr nach bestem Wissen bewerten und mir ein abschließendes Urteil bilden. Welche sollte ich für dieses Buch auswählen? Welche waren am geeignetsten? Welche waren wissenschaftlich am besten belegt? Welche Fachleute waren führend auf diesem Gebiet, was die Anwendung betraf? Welche Mittel waren sicher? Welche fanden die Forscher besonders interessant und vielversprechend? Welche würde ich selbst nehmen oder Freunden und Angehörigen empfehlen – weil stichhaltige Beweise für ihre Wirksamkeit vorliegen, oder sogar unabhängig davon? Diese letzte Überlegung gab schließlich den Ausschlag – ob ich, in Anbetracht dessen, was ich weiß, das jeweilige Naturheilmittel ohne weiteres selbst nehmen und es Menschen, die mir wichtig sind, weiterempfehlen würde. Das ist der Hauptgrund, warum bestimmte Naturheilmittel in diesem Buch aufgenommen wurden und andere nicht.

Einige Heilmittel schieden aus, als ich die lange Liste der möglichen Produkte zusammenstrich, weil ich keinen echten Nutzen erkennen konnte. Andere schienen mir zu riskant, schlicht unverantwortlich oder fragwürdig. Und ich muß zugeben, daß einige deshalb einen Platz in diesem Buch bekommen haben, weil ich den Menschen, der sie anwendet, überaus schätze – Dr. Jim Duke, der vielseitig interessierte Botaniker; Dr. James Gordon, ein für alles Neue aufgeschlossener Mediziner; und Tom Harkin, ein Mitglied des US-Senats mit dem nötigen Einfluß und Interesse, um die Zukunft von Naturheilmitteln in den Vereinigten Staaten mitzubestimmen. Sie alle gehen verantwortungsbewußt, besonnen und weitblickend an das Thema heran und können auf ihre eigenen Erfahrungen mit Naturheilmitteln vertrauen. Manchmal ist es eben die erfolgreiche Anwendung in der Praxis, die die Wirksamkeit eines Heilmittels beweist, und keine systematische wissenschaftliche Studie, wie Dr. Gordon anmerkt. Kurzum: Sie erfahren in diesem Buch, was Wissenschaftler, Ärzte und Patienten zu Naturheilmitteln sagen und wie sie damit umgehen. Und wie Sie selbst dieses Wissen umsetzen können. Meiner Meinung nach gibt es so viele neue und spannende Erkenntnisse, daß wir diese Naturheilmittel unbedingt für uns nutzen sollten – in der richtigen Weise. Es wäre unklug, sich nicht ernsthaft damit auseinanderzusetzen. Denn, wie ich bei der Arbeit an diesem Buch festgestellt habe: Kräuter, Vitamine und andere Naturheilmittel helfen nach den Aussagen vieler Patienten, Ärzte und Forscher tatsächlich. Sie sind unbedenklich, wenn sie richtig ausgewählt und angewandt werden. Sie sind oft genauso wirksam und sicher wie, oder wirksamer und sicherer als, herkömmliche Medikamente und Therapien. Sie sind in der Regel wesentlich preiswerter. Und: Sie haben bereits vielen Menschen »wunderbar« geholfen, und genauso könnten sie auch Ihnen helfen.

Ich hoffe, dieses Buch bewegt Sie zu einem Versuch.

Jean Carper

Die Revolution hat begonnen

Helfen sie denn wirklich, all diese Heilung versprechenden Mittel, die im Reformhaus, in Drogerie- und Supermärkten angeboten werden? Ist ihre Wirkung irgendwie wissenschaftlich belegt? Und vor allen Dingen: Können diese pflanzlichen Medikamente Sie von kleinen, aber lästigen Beschwerden wie einem Schnupfen oder ständiger Müdigkeit befreien? Können sie bei schweren und lebensbedrohlichen Krankheiten wie Herzinsuffizienz, Krebs, Arthritis, Diabetes, Leberzirrhose, Depression und geistigem Abbau helfen, daß Sie wieder gesund werden?

Sie könnten Millionen von Menschen in aller Welt, die erfolgreich mit Naturheilmitteln behandelt worden sind, diese Fragen stellen. Sie werden ein überwältigendes Ja zur Antwort bekommen. Vielleicht auch von einigen Amerikanern. Allerdings liegen die USA im Vergleich zu anderen Ländern leider weit zurück, was die Anwendung von Naturheilmitteln betrifft, weil dort bislang zuwenig wissenschaftlich fundierte Erkenntnisse über ihre Wirksamkeit vorliegen, und weil Ärzteschaft und Staat es bislang versäumt haben, ihren Einsatz richtig zu prüfen und zu unterstützen. Die Folge davon ist, daß Millionen von Amerikanern gar nicht die Möglichkeit bekommen, anstelle von starken, oft schädlichen und teuren Medikamenten aus dem Chemielabor eine Behandlung mit Naturheilmitteln zu wählen. Und das, obwohl sich durch den Einsatz solcher Naturheilmittel manche schwerwiegenden Folgen konventioneller Therapien, sowohl was menschliches Leid als auch finanzielle Belastung betrifft, verringern oder vermeiden ließen. Zumindest sollten wir die potentiellen Heilkräfte derjenigen Naturheilmittel näher untersuchen, die in vielen anderen Ländern – darunter Deutschland, Frankreich und England, alles Länder mit einem erstklassigen wissenschaftlichen und medizinischen Standard – mit Genehmigung der zuständigen Behörden bereits umfassend getestet und vielfach eingesetzt werden. Tun wir das nicht, können wir nicht sagen, wir hätten in den USA Zugang zur besten medizinischen Versorgung der Welt.

Glücklicherweise beginnt sich die Einstellung gegenüber Naturheilmitteln in den Vereinigten Staaten inzwischen zu ändern. Es kommt immer mehr Information über Naturheilmittel ins Land, anerkannte Wissenschaftler und Mediziner erproben und verwenden solche Heilmittel immer häufiger, vergleichen ihre Wirksamkeit und Sicherheit mit derjenigen herkömmlicher Pharmaka. Und die Amerikaner nehmen pflanzliche Medikamente und sogenannte alternative oder ergänzende Therapien begeistert an.

Es ist somit kein Geheimnis, daß die Menschen sich in letzter Zeit vermehrt solchen alternativen Heilmitteln zuwenden. »Nach Aussagen von Medizinern haben in den vergangenen zehn Jahren mehr Leute auf eine größere Zahl an alternativen Therapien zurückgegriffen als jemals zuvor«, schrieb Gina Kolata, Wissenschaftsreporterin bei der *New York Times*, im Juni 1996. Manche sehen in dieser Bewegung ein Zurück-zu-den-Wurzeln, eine Sehnsucht nach der natürlichen Medizin unserer Vorfahren. Sie wird jedoch auch durch eine offenbar nicht aufzuhaltende Koalition gesellschaftlicher und wirtschaftlicher Kräfte unterstützt – die explodierenden Kosten im Gesundheitswesen, die zunehmende Desillusionierung angesichts der Grenzen und Risiken der High-Tech-Medizin, wachsende Bedenken wegen schwerer Nebenwirkungen bei synthetischen Medikamenten und Ablehnung gegenüber einem autoritären medizinischen System, dessen Vertreter offenbar gerne Gott spielen. Naturheilmittel erscheinen unter diesen Umständen als die ideale Lösung. Sie sind in der Regel wesentlich preiswerter, werden als weit sicherer angesehen und geben den Patienten größere Freiheit, selbst etwas für ihre Gesundheit zu tun.

Manche Schulmediziner finden es höchst beunruhigend, daß immer mehr Menschen alternative Therapien in Anspruch nehmen, andere sind jedoch der Meinung, daß dies aus wissenschaftlicher und sozialer Sicht gesehen durchaus sinnvoll ist. Sie sind offen für den Gedanken, daß andere Kulturen und Länder über wirksame Methoden zur Behandlung von Krankheiten verfügen, die auch für uns gut sein könnten. Wir sagen ja gerne, wir hätten das beste Gesundheitssystem der Welt, aber darüber läßt sich streiten, und selbst wenn es so ist, kostet es uns ein Vermögen – eine Situation, die sich zu verschlimmern droht, da der Anteil alter Menschen an der Bevölkerung immer größer wird. Viele Fachleute sind auch der Ansicht, daß wir unsere nationalen Ressourcen sinnlos vergeuden, gerade weil wir noch nicht einmal die chronischen Massenerkrankungen wie Herzkrankheiten und Krebs in den Griff bekommen haben. Wir können wahrscheinlich einiges über die Komplexität des Menschen und seine Traditionen im Zusammenhang mit der Heilkunde lernen, nicht nur von fernöstlichen Heilern, sondern auch von wissenschaftlich denkenden Ärzten in aller Welt, die Naturheilmittel als etwas völlig Normales betrachten und nicht als Verirrung von ein paar rückständigen Naturaposteln.

Die Menschen werden sich nicht zuletzt deshalb der alternativen Medizin zu, weil unser herkömmliches medizinisches System versagt. Tatsache ist, daß wir uns in einem epidemischen Ausmaß mit unzureichend behandelten chronischen Krankheiten konfrontiert sehen. Sechzig Millionen Amerikaner leiden an Bluthochdruck, 40 Millionen an Arthritis und 23 Millionen an Migräne. Jedes Jahr wird bei einer Million Amerikaner Krebs diagnostiziert, und nahezu 40 Prozent werden, früher oder später, diese schreckliche und oft tödliche Krankheit bekommen. Wir verzeichnen steigende Zahlen von Patienten mit Asthma, Multipler Sklerose, chronischer Erschöpfung, Immunschwäche, HIV-Infektion und einer Vielzahl anderer schwerer Krankheiten. Die herkömmliche Biomedizin – so bemerkenswert erfolgreich in der Behandlung schwerer Infektionen, chirurgischer und medizinischer Notfälle und angeborener Defekte – ist nicht in der Lage, diese Krankheiten einzudämmen. So Dr. med. James Gordon, Psychiater in Washington und klinischer Professor an der Georgetown-Universität.

Die Ansicht, daß natürliche Wirkstoffe ihren Platz in der modernen Medizin haben sollten, setzt sich immer mehr durch und findet auch in den USA Befürworter an höchster Stelle – bei den Medizinern an Universitäten und den Arzneimittelbehörden, beispielsweise in Harvard und bei den National Institutes of Health. Die Wirksamkeit von Naturheilverfahren spricht sich inzwischen auch in der Schulmedizin herum. In renommierten Fachzeitschriften wie *The Lancet, British Medical Journal, New England Journal of Medicine, Journal of the American Medical Association*, den Publikationen der American Heart Association sowie führenden deutschen und japanischen Fachblättern werden viele hervorragende Studien veröffentlicht, die den hohen Wert pflanzlicher Medikamente belegen. Viele hochangesehene Forscher an führenden Instituten prüfen gegenwärtig, nach strengsten wissenschaftlichen Standards, die Einsatzmöglichkeiten natürlicher Wirkstoffe zur Behandlung verschiedener schwerer Krankheiten und vergleichen sogar die Wirksamkeit und Sicherheit dieser pflanzlichen Heilmittel mit derjenigen herkömmlicher Medikamente. Häufig stellen sie eine starke pharmakologische Wirkung bei Naturheilmitteln fest. Manchmal sind die natürlichen Substanzen ebenso wirksam wie die aggressiven »Mittel der Wahl« der Schulmedizin. Meistens sind die pflanzlichen Medikamente wesentlich sicherer, haben oft nur eine geringe oder gar keine Toxizität und wenige signifikante Nebenwirkungen, wenn überhaupt.

Da stellt sich einem doch die Frage, ob wir den Begriff alternativ nicht verkehrt anwenden. Normalerweise sind die herkömmlichen aggressiven Medikamente immer die erste Wahl und unkonventionelle Heilmittel die Alternative – dann, wenn gar nichts mehr hilft. Ist es nicht logischer, zuerst einmal ein sanfteres Mittel anzuwenden und dann als Alternative ein stärkeres und eventuell schädlicheres, wenn das erste nicht hilft? Es gibt inzwischen sehr viele Ärzte und Patienten, die das für sinnvoll halten, und das spiegelt sich auch darin wider, daß Naturheilmittel auf breiter Basis zunehmend mehr Beachtung finden.

Da ist zum Beispiel die Initiative für Alternative Medizin bei den National Institutes of Health, 1993 gegründet. Diese, obwohl finanziell schlecht ausgestattet, kümmert sich ausschließlich um die Erforschung alternativer Therapien und vergibt Stipendien an führende Einrichtungen und Mediziner, die neben anderen nichtkonventionellen Behandlungsmethoden die Wirksamkeit und Sicherheit pflanzlicher Medikamente untersuchen. Im Juni 1996 forderte ein hochrangiges Gremium der Initiative für Alternative Medizin die Universitäten und Schwesternschulen dazu auf, Lehrgänge für alternative Medizin einzurichten. Dr. Wayne Jonas, der Leiter der Initiative, berichtete mir, daß nun rund vierzig medizinische Fakultäten im ganzen Land Kurse für alternative Medizin anbieten, darunter die Spitzenuniversitäten Harvard und Johns Hopkins.

Eine pharmazeutische Tragödie

Die Suche nach natürlicheren, sanfteren Medikamenten wird teilweise auch dadurch vorangetrieben, daß die Gefahren unseres gegenwärtigen Umgangs mit Medikamenten, die so häufig schwerste Nebenwirkungen haben, zunehmend erkannt werden. Arzneimittelreaktionen haben sich zur nationalen Tragödie ausgeweitet. Dr. Sidney M. Wolfe, Leiter der Public Citizen's Health Research Group, beschrieb die Situation im Februar 1996 in einem Rundschreiben mit dem Titel *Worst Pills, Best Pills News*.

Die amerikanische Pharmaindustrie stellt zweifellos sehr viele Produkte her, die für Patienten von großem Nutzen sind. Allerdings werden in dem Bestreben, soviel Geld wie möglich zu machen – die Pharmaindustrie erzielte 1995 höhere Gewinne als jede andere Branche –, viele Medikamente zu intensiv beworben, ihre positive Wirkung überbetont und die Risiken heruntergespielt. Pro Jahr werden zehn Milliarden Dollar in oft gefährlich irreführende Arzneimittelwerbung investiert, und viele Ärzte verfügen nur über unzureichende pharmakologische Kenntnisse. Beide Faktoren zusammengenommen bedeuten, daß Sie und Ihre Familie Gefahr laufen, Opfer schwerer schädlicher Arzneimittelreaktionen zu werden. So müssen zum Beispiel jedes Jahr mehr als eine Million Amerikaner wegen solcher Arzneimittelreaktionen stationär behandelt werden – 61000 Menschen erkranken an medikamentenbedingtem Parkinson, 16000 Personen kommen bei Verkehrsunfällen zu Schaden, die durch rezeptpflichtige Medikamente verursacht wurden, 163000 Menschen erleiden einen durch Arzneimittel verursachten Gedächtnisverlust (oder er wird durch sie verschlimmert), und bei 32000 Personen kommt es unter Medikamenten zu einem Sturz mit Hüftbruch.

Die meisten – mindestens zwei Drittel – dieser unerwünschten Reaktionen sind vermeidbar. Viel zu oft wurde eine bittere Pille verschrieben, obwohl ein sichereres, ebenso wirksames Medikament genausogut geholfen hätte. Oder zwei – sofern einzeln verabreicht – relativ sichere Arzneimittel wurden zusammen verordnet, was eine lebensbedrohliche Wechselwirkung zur Folge hatte.

Die übermäßige, oft leichtfertige Verordnung solcher rezeptpflichtiger Medikamente hat die Amerikaner ungewollt zu einer Nation von Süchtigen gemacht. Wir geben Millionen von Dollar für den Kampf gegen illegale Drogen aus, die Menschen zerstören, aber unser größtes Suchtproblem sind nicht Heroin, Kokain oder andere illegale Drogen, sondern ganz legale, rezeptpflichtige Medikamente, die Ärzte vielfach ohne Beachtung ihres Suchtpotentials verordnen. Eine neue, 1997 veröffentlichte Studie ergab, daß im Jahr 1995 über sechs Millionen Amerikaner verschreibungspflichtige Medikamente mißbräuchlich einsetzten, zum Beispiel gängige angstlösende Präparate. Das ist eine wesentlich höhere Zahl als bei Heroin- und Kokainmißbrauch zusammen. Diese legale, unabsichtlich herbeigeführte Sucht kann schreckliche Folgen haben und das Leben von Menschen zerstören. Dabei gibt es Medikamente, die wesentlich weniger gefährlich sind und Tag für Tag auf der ganzen Welt erfolgreich zur Behandlung von Krankheiten eingesetzt werden. Es muß schon fast als kriminell fahrlässig bezeichnet werden, daß solche natürlichen Wirkstoffe in den USA nicht häufiger angewandt werden. Aber dem steht einiges entgegen.

Warum wird so wenig geforscht?

Mitverantwortlich für die unbefriedigende Rechtslage in bezug auf Medikamente aus natürlichen Wirkstoffen ist ein besonderes Problem – die Bedingungen für

Patente. Mancher wird sich fragen: Wenn pflanzliche Heilmittel so gut sind, warum führen wir in den USA dann nicht mehr Studien durch, um ihre Wirksamkeit zu belegen? Warum machen die Hersteller von Medikamenten oder Zusatzpräparaten keine solchen Untersuchungen? Die Antwort ist einfach. Es gibt für amerikanische Unternehmen kaum einen wirtschaftlichen Anreiz, Geld in Versuche mit pflanzlichen Wirkstoffen zu investieren, denn es lassen sich damit nur geringe Gewinne erzielen, wenn überhaupt. Patentinhaber für die meisten dieser Arzneistoffe ist die Natur, und das bedeutet, daß niemand einen ausschließlichen Patentschutz für ihre Herstellung und Vermarktung bekommen kann. Es lohnt sich nicht für ein Unternehmen, aufwendige Versuche mit einem Naturheilmittel zu machen, das den Mitbewerbern ebenso zugänglich ist. Pharmaka sind deshalb so profitabel, weil ein Patent ihre Exklusivität garantiert. Niemand kann dem Unternehmen die Ergebnisse aus seinen Investitionen für die Entwicklung solcher Medikamente stehlen.

Bei pflanzlichen Medikamenten kann jeder alles stehlen. Außerdem scheuen die Arzneimittelhersteller das langwierige Verfahren bei der FDA (Food and Drug Administration), bis ein Naturheilmittel als neues Medikament zugelassen ist: Es kostet Millionen Dollar und dauert Jahre. Möglicherweise wird es gar nicht zugelassen, und wenn, kann es nicht zu einem ähnlich hohen Preis wie synthetische Medikamente verkauft werden. Manchmal gelingt es den Herstellern, daß die FDA ein Naturheilmittel als freiverkäufliches Präparat zuläßt. Im allgemeinen aber werden Entwicklung und Verbreitung von Wissen über Naturheilmittel in den USA ausgesprochen erschwert.

Der amerikanische Markt für Naturheilmittel ist,

kurz gesagt, ein Alptraum. Die Regale in Reformhäusern und Drogeriemärkten quellen über von Produkten unbekannter Qualität, Wirksamkeit und Sicherheit. Aber jetzt die gute Nachricht: Es muß nicht so sein. In vielen anderen Ländern ist es auch nicht so. Ein leuchtendes Beispiel ist Deutschland. Das ist auch der Grund, warum viele der qualitativ hochwertigen, umfassend geprüften Naturheilmittel, die in den USA verkauft werden, aus Deutschland kommen. Viele führende Experten, wie etwa Dr. Varro Tyler, emeritierter Professor für pharmazeutische Biologie (Lehre von der Erkennung und Bestimmung von Arzneipflanzen) der Purdue University, sind der Meinung, die gesetzlichen Vorschriften für Naturheilmittel sollten dem deutschen Vorbild entsprechend verbessert werden. Dr. Tyler macht in seinem ausgezeichneten Buch *Herbs of Choice* diese unzureichenden Regelungen dafür verantwortlich, daß die Verbraucher sich kaum zurechtfinden. »Wir haben die schlechtesten Regelungen in der ganzen Welt, was diese Produkte angeht. Die Folge davon ist, daß der Verbraucher keinerlei Sicherheit hat. Es fehlt an solider Information, und die vielen falschen Informationen in diesem Bereich führen dazu, daß sonst gut informierte, kritische Verbraucher sich in dem Dschungel von übertriebenen Versprechungen und haltlosen Behauptungen überhaupt nicht zurechtfinden.«

Deutschland macht es richtig

Die wissenschaftlich fundierten Erkenntnisse über die erstaunlichen Heilkräfte pflanzlicher Mittel, über die wir heute verfügen, kommen zu einem großen Teil aus

Deutschland, wo Wissenschaftler und Behörden dem Thema absolut positiv gegenüberstehen. In Deutschland werden pflanzliche Medikamente, deren Zulassung als Arzneimittel beantragt wurde, von der sogenannten Kommission E geprüft, einer unabhängigen Sachverständigenkommission aus Toxikologen, Pharmazeuten, Pharmakologen, erfahrenen Medizinern und Heilpraktikern. Außerdem bekommen die Ärzte genaue Richtlinien, welche Naturheilmittel sie bei welchen Krankheiten verordnen sollen, sowie Informationen über ihre Wirksamkeit und Sicherheit. Die Naturheilmittel werden nach exakten pharmazeutischen Standards hergestellt, und der Beipackzettel gibt genaue Auskunft über die empfohlene Anwendung, Dosierung, mögliche Nebenwirkungen, Toxizität und Gegenanzeigen.

Die 1978 eingerichtete Kommission E überprüft alle verfügbaren wissenschaftlichen Nachweise zu pflanzlichen Heilmitteln, einschließlich aller Studien am Menschen, und berücksichtigt auch die traditionelle Verwendung des jeweiligen Arzneimittels. Die Kommission E hat über 300 Monographien über pflanzliche Heilmittel herausgegeben, von denen 200 als zuverlässig wirksam und absolut sicher beurteilt wurden. Der Nachweis ihrer Wirksamkeit wird weniger streng gehandhabt als in den USA, wo die FDA für Medikamente Doppelblindstudien am Menschen verlangt. Die Kommission E fordert jedoch den Nachweis, daß das Medikament bei bestimmten Erkrankungen hilft, was durch wissenschaftliche Untersuchungen und Erfahrungsberichte zu belegen ist, und daß es bei bestimmungsgemäßer Anwendung nicht schädlich ist. Die Menschen können aufgrund dieser klaren Vorschriften Vertrauen zu pflanzlichen Medikamenten haben, und sie werden umfassend informiert. Naturheilmittel sind frei verkäuflich und in jeder Apotheke erhältlich. Aber die Ärzte, die sich während der Ausbildung mit Pflanzenheilkunde befaßt haben, verordnen sie auch häufig auf Rezept. Der Grund: Wird das Medikament vom Arzt ausdrücklich empfohlen oder verordnet, trägt den Großteil der Kosten die Krankenkasse. Die Patienten haben also einen finanziellen Anreiz, sich vom Arzt ein pflanzliches Heilmittel verschreiben zu lassen. Einer neuen Untersuchung zufolge verschreiben 80 Prozent der deutschen Ärzte Phytopharmaka (pflanzliche Medikamente), und solche Naturheilmittel machen 27 Prozent aller frei verkäuflichen Präparate aus, die in Deutschland verkauft werden. Am beliebtesten sind Ginkgo, Knoblauch, Echinacea und Ginseng.

Dieses insgesamt bessere System in Deutschland hat zur Folge, daß durchweg pflanzliche Medikamente allerbester Qualität in den Handel kommen. Wenn wir gute und sichere Naturheilmittel möchten, deren Wirksamkeit wissenschaftlich belegt ist, brauchen wir gesetzliche Regelungen, die eine umfassende Forschung ermöglichen, eine Bewertung von Sicherheit und Wirksamkeit, eine Qualitätskontrolle der Produkte, eine genaue Kennzeichnung und Informationen über die jeweilige Dosierung, Anwendung und Nebenwirkungen, meint Dr. Varro Tyler.

Die Forschung auf dem Gebiet pflanzlicher Heilmittel hat in Deutschland deshalb einen so hohen Qualitätsstandard, sagt Dr. Tyler, weil dieser Bereich durch entsprechende Regelungen gefördert wird. Das kommt Patienten und Ärzten zugute und lohnt sich für die Unternehmen, die pflanzliche Präparate herstellen und testen. Viele der wissenschaftlich fundierten Untersuchungen über Naturheilmittel, die in den USA und weltweit auf dem Markt sind – unter anderem Johanniskraut (ein pflanzliches Antidepressivum), Baldrian (angstlösend) und Echinacea (stärkt das Immunsystem) – sind in Deutschland durchgeführt worden.

Wissenschaftler wie Arzneimittelbehörden haben in Deutschland einfach eine ganz andere Einstellung zu Naturheilmitteln. Während man sich in den USA fast ausschließlich auf hochwirksame synthetische Medikamente konzentriert, forschen deutsche Wissenschaftler laufend auf dem Gebiet natürlicher Alternativen. Zum Beispiel wurde 1994 das erste Arzneimittel zur Behandlung von Demenz und Alzheimer – Tacrin – von der FDA zugelassen. Es bringt einen gewissen Erfolg, ist aber aufgrund seiner starken Nebenwirkungen nur begrenzt einsetzbar.

Im selben Jahr ließ die deutsche Kommission E Ginkgo biloba, einen standardisierten Extrakt aus den Blättern des Ginkgobaumes, zur Behandlung von Demenz und Alzheimer zu. Das pflanzliche Mittel hilft – einige führende amerikanische Forscher versprechen sich mehr davon als von Tacrin –, und die Toxizität ist praktisch gleich Null, es hat also keine Nebenwirkungen. Ginkgo ist in Deutschland auch für die Behandlung von »Hirnleistungsstörungen« zugelassen, eine andere Bezeichnung für den altersbedingten geistigen Abbau. Leider sind die in Deutschland erarbeiteten wissenschaftlichen Erkenntnisse amerikanischen Ärzten und Verbrauchern vielfach nicht zugänglich; zum Teil erscheinen sie nur in deutschen medizinischen Fachzeitschriften und werden nicht ins Englische übersetzt oder in die große Datenbank der National Library of Medicine aufgenommen, auf die amerikanische Mediziner in der Regel zurückgreifen. Allerdings werden, seit vermehrt Interesse an pflanzlichen Medikamenten besteht, mehr deutsche Studien für Amerika zugänglich gemacht, und der American Botanical Council hat eine englische Übersetzung aller Heilpflanzen-Monographien der Kommission E herausgegeben. Dr. Tyler und andere Fachleute loben diese Monographien als das umfassendste und fundierteste wissenschaftliche Kompendium über pflanzliche Heilmittel in der ganzen westlichen Welt.

So viele unserer guten amerikanischen Heilpflanzen (wie Echinacea und Sägepalme) mußten in Europa erforscht werden, weil wir keine vernünftigen Gesetze und Regelungen haben, die die wissenschaftliche Entwicklung von Naturheilmitteln fördern. Ich persönlich halte das für eine große Tragödie. Dr. Varro Tyler, emeritierter Dekan der pharmazeutischen Fakultät der Purdue University und führender Experte in Heilpflanzen.

Wer kann Sie fachlich fundiert informieren?

Wenn Sie etwas über Naturheilmittel wissen wollen, dann bekommen Sie in den meisten Ländern von Ihrem Arzt oder Apotheker eine zuverlässige Antwort, und eine ganze Reihe von Fachleuten überwacht ihre korrekte Herstellung und Abgabe. In Deutschland können Ärzte und Apotheker Prüfungen in Naturheilkunde ablegen. Diese Spezialisten verschreiben laufend Naturheilmittel und können Fragen zu ihrer Wirksamkeit und Sicherheit beantworten. Eines der großen Probleme in den USA ist, daß die Patienten kaum jemand finden, der sie in Sachen Naturheilmittel zuverlässig beraten kann.

Man muß schon viel Glück haben, um einen Arzt, Apotheker oder einen anderen Fachmann zu finden, der wirklich Bescheid weiß. »Wenn sie es nicht an der medizinischen Fakultät gelernt haben – und das tun sie nicht –, dann denken sie, es stimmt nicht«, sagt Dr. Daniel Tucker, Allergologe und Internist am Good Samaritan Medical Center in Palm Beach/Florida. Dr. Tucker ist ein gutes Beispiel für einen angesehenen Arzt, der sich auf das veränderte Klima und die kommende Verbindung von konventioneller und alternativer zu einer »ganzheitlichen« Medizin eingerichtet hat. Er setzt alle geeigneten herkömmlichen Medikamente ein, aber wenn ein sichereres, besseres und preiswerteres Mittel auch helfen könnte – zum Beispiel Mutterkraut bei Migräne –, schlägt er es dem Patienten ebenfalls vor. Viele aufgeklärte Ärzte beziehen die alternative Medizin zunehmend mit ein. Leider erfährt man von solchen Ärzten als Patient fast nur durch Mundpropaganda.

Fehlinformationen und berechtigte Bedenken

Über Naturheilmittel sind in den USA eine Menge falscher Informationen im Umlauf, und oft schon gab es falschen Alarm. Manche Bedenken sind berechtigt und sollten ernst genommen werden, manche beruhen nur auf Mißverständnissen; manchmal steckt Widerstand gegen eine Veränderung des Status quo oder der konventionellen Medizin dahinter, manchmal pure Ignoranz, und in einigen Fällen auch eine richtiggehende Feindseligkeit, die gelegentlich so ausartet, daß berufliche Position oder Stellung eines Menschen bedroht sind. Manche Wissenschaftler fürchten zum Beispiel, daß ihre Fördergelder vom Staat für die Erforschung »bekanntermaßen wirkungsloser Mittelchen vergeudet« werden, wie ein Vertreter der Arzneimittelbehörde erklärt.

Ein in der Industrie tätiger Forscher meint, manche Ärzte befürchten, die Behandlung der Patienten nicht mehr unter Kontrolle zu haben, weil »sie die Abgabe von Naturheilmitteln ohne Rezept nicht überwachen können«. Viele Ärzte empfehlen verständlicherweise nur ungern Naturheilmittel, über deren Wirksamkeit und Sicherheit sie kaum etwas wissen. (Kein Pharmareferent spricht mit einem Stapel Gratismuster bei ihnen vor, erläutert die neuesten Forschungsergebnisse und versucht sie zu überzeugen, ein bestimmtes Naturheilmittel einzusetzen.) Ein praktizierender Arzt hat genug damit zu tun, sich über die neuesten konventionellen Medikamente und Therapien auf dem laufenden zu halten, ganz zu schweigen von alternativen Mitteln und Methoden. Es ist deshalb wenig verwunderlich, wenn viele Schulmediziner sagen, daß sie hauptsächlich von ihren Patienten etwas über Naturheilmittel erfahren.

Alles nur Humbug?

Zwar verschwindet die Vorstellung, daß Naturheilmittel nichts als Humbug sind, zusehends aus den Köpfen, aber es gibt immer noch viele Leute, die davon überzeugt sind. Ein Grund ist, daß die Komplexität von Naturheilmitteln falsch verstanden wird. Amerikaner empfinden die Pflanzenheilkunde oft als abstrus und unwissenschaftlich, weil ein pflanzliches Heilmittel nicht zur Strategie der Wunderwaffe paßt, also, daß ein bestimmtes Präparat nur eine ganz bestimmte Krankheit, ein ganz bestimmtes Symptom bekämpft.

Auf dieser Strategie basieren die modernen, vom Menschen entwickelten Pharmaka. Aber sie hält nicht stand, wenn man sich die differenziertere und breitgefächerte therapeutische Wirkung von Pflanzen ansieht. Es trifft zwar zu, daß Forscher pharmakologisch wirksame Substanzen in der Regel aus Pflanzen extrahieren. Und natürliche Ergänzungspräparate entsprechen Standards, die bestimmte Anteile dieser bekannten Wirkstoffe berücksichtigen. Damit ist sichergestellt, daß der Patient ein wirksames Mittel bekommt, aber es erklärt trotzdem nicht ganz, warum das pflanzliche Heilmittel hilft, das noch mehr Substanzen aus der Pflanze enthält, oder warum auch ein einfacher Extrakt aus der ganzen Pflanze hilft. Hypericin, ein Wirkstoff des Johanniskrauts, lindert zum Beispiel Depressionen, ein umfassenderer Extrakt aus der Pflanze hilft jedoch noch besser.

Dr. Rudi Bauer, führend in der Echinacea-Forschung und in Düsseldorf tätig, sprach kürzlich bei einer Tagung der Society for Economic Botany in London vom wachsenden Konsens unter Wissenschaftlern, daß ein Bestandteil einer Pflanze allein ihre Heilwirkung nicht erklären kann. Sie ergebe sich vielmehr, sagte er, aus einem »synergistischen Effekt verschiedener Bestandteile«.

Noch hängen viele Amerikaner dem doktrinären Glauben an, daß nur Quacksalberei und Betrug dahinterstecken können, wenn ein Arzneimittel angeblich bei mehr als einer Krankheit hilft. Sie halten es für eine Art »Schlangenöl« in der Tradition der nutzlosen Allheilmittel, wie sie zu Beginn des Jahrhunderts zuhauf unter die Leute gebracht wurden. Daß ein Medikament immer nur eine einzige Krankheit bekämpft, das wurde den Amerikanern von jedem wohlmeinenden Vertreter der Schulmedizin seit der Erfindung der »Wunderwaffe Antibiotika« in den dreißiger und vierziger Jahren unablässig eingebleut. Wir bekommen es noch heute zu hören und glauben es meistens auch. Ein nutzloses Medikament erkennt man vor allem daran, haben wir gelernt, daß es bei vielen Beschwerden helfen soll – bei einem der pharmazeutischen Gehirnwäsche zum Opfer gefallenen Volk geradezu das Todesurteil für ein Pflanzenheilmittel.

Aber es stimmt einfach nicht. Es läßt sich wissenschaftlich fundiert erklären, wie ein Naturheilmittel an vielen Fronten gleichzeitig kämpfen und in den zugrundeliegenden Krankheitsprozeß eingreifen kann – etwa eine Entzündung, die bei so unterschiedlichen Krankheiten wie Arthritis, Asthma und arteriellen Erkrankungen auftritt. Ein ausgezeichnetes Beispiel ist das zur Vorbeugung gegen Migräne hilfreiche Mutterkraut: Es wird in manchen Ländern aufgrund seiner entzündungshemmenden Wirkung auch zur Linderung von Arthritisschmerzen und bei Atemwegsproblemen eingesetzt. Noch tiefer greifend ist die gesundheitsfördernde Wirkung von Fischöl, das praktisch jede Zelle in jedem Organ und Gewebe, vom Gehirn über das Herz bis zum großen Zeh, günstig beeinflußt und damit auch eine ganze Reihe von Krankheiten. Besonders seit wir fast täglich neue positive Erkenntnisse über die heilsame Wirkung von Antioxidantien gewinnen, verliert die Theorie von der Wunderwaffe zunehmend an Boden. Antioxidantien verfügen sozusagen per definitionem über eine vielfältige und breitgefächerte Wirkung. Man geht davon aus, daß unkontrollierbare Substanzen im Körper, sogenannte Freie Radikale, die Zellen ständig angreifen und Auslöser praktisch jeder chronischen Erkrankung sind, die man sich nur vorstellen kann – Arteriosklerose, Herzinfarkt, Krebs, Diabetes, Grauer Star, Arthritis, und der vielen degenerativen Erkrankungen des Gehirns wie Parkison, amyotrophische Lateralsklerose (ALS), Chorea Huntington und Alzheimer. Antioxidantien neutralisieren diese Freien Radikalen und beugen damit dem Entstehen oder Fortschreiten all dieser Krankheiten vor.

Es mag sein, daß bestimmte Arten von Antioxidantien bei bestimmten Krankheitsprozessen wirkungsvoller sind, aber im Grunde widerlegen sie das Prinzip, daß eine Substanz immer nur ein Symptom oder eine Erkrankung beeinflußt. Man denke nur an Vitamin C, das bekanntermaßen Herzinfarkten und allen Formen von Krebs vorbeugt, bei Erkältung hilft und Asthma lindert und wahrscheinlich noch eine ganze Menge mehr kann. Gleiches gilt für Vitamin E und eines der neuesten Wundermittel, Coenzym Q-10. Einige Ärzte setzen es vorwiegend zur Behandlung von Herzinsuffizienz und Kreislauferkrankungen ein, aber es ist nur logisch, daß es auch zunehmend bei Krebserkrankungen Verwendung findet.

Viele pflanzliche Heilmittel wie Ginkgo und Mariendistel sind ebenfalls hochwirksame Antioxidantien, was ihre breitgefächerte gesundheitsfördernde Wirkung erklärt. Für diejenigen, die immer noch fest an das Prinzip der Wunderwaffe glauben, ein weiteres Beispiel: Aspirin, auch ein Medikament pflanzlichen Ursprungs. Früher nur als Schmerzmittel verwendet, wird es heute wegen seiner gerinnungs- und entzündungs-hemmenden Wirkung gerühmt. Was haben Schmerzlinderung und Herzinfarkt miteinander zu tun? Es gibt eine logische Erklärung dafür, wie bei so vielen Heilmitteln pflanzlicher Herkunft.

Naturheilmittel kontra herkömmliche Medikamente

Was ist dran an der Behauptung, herkömmliche Medikamente seien, weil für eine bestimmte Anwendung zugelassen, unbedenklich und wirksam, Naturheilmittel hingegen nicht? Es ist ein weitverbreiteter Irrtum, daß Naturheilmittel völlig unkritisch für alles mögliche eingesetzt werden, wohingegen herkömmliche Medikamente nur bei wissenschaftlich begründeter Indikation zur Anwendung kommen, nachdem sie umfassend getestet und als unbedenklich und wirksam eingestuft wurden. Es ist zwar richtig, daß rezeptpflichtige Medikamente zuerst auf ihre Unbedenklichkeit und Wirksamkeit hin geprüft werden müssen, ehe sie in den Handel kommen; aber wenn sie einmal zugelassen sind, können die Ärzte sie für alle möglichen Zwecke einsetzen, ob dafür zugelassen oder nicht. Man nennt das einen »nicht bestimmungsgemäßen« Gebrauch des Medikaments, und das ist durchaus keine Seltenheit.

Die Realität ist beunruhigend: Nach Aussage der American Medical Association werden ganze 60 Prozent der von amerikanischen Ärzten verschriebenen Medikamente – das macht rund eine Milliarde Verordnungen pro Jahr – »nicht bestimmungsgemäß« angewendet. Das heißt, sie wurden nicht zur Behandlung der Krankheit zugelassen, für die sie verschrieben werden. Und das bedeutet, daß hochwirksame synthetische Medikamente eigentlich mit keinem größeren Nachweis für ihre therapeutische Wirksamkeit abgegeben werden, als er für Naturheilmittel gilt. In einem Bericht des Federal Office of Technology Assessment von 1978 heißt es, daß nur zehn bis 20 Prozent der ärztlich angewandten Therapien in kontrollierten klinischen Versuchen, dem allgemein gültigen Standard in der seriösen Forschung, überprüft wurden.

»*In der Praxis ist Medizin eher ein Kunsthandwerk als eine Wissenschaft. Die meisten der Therapien, die Ärzte tagtäglich verordnen, sind nicht besser bewiesen als die alternativen Methoden, die sie kritisieren. Daß unbewiesene und gefährliche Therapien anerkannt, sicherere und preiswertere natürliche Alternativen jedoch abgelehnt werden, kann man nur als höchst seltsame Doppelmoral bezeichnen*«, sagt Dr. Alan R. Gaby (zitiert in *Natural Alternatives* von Dr. Michael Murray).

Zu behaupten, daß Naturheilmittel generell unsicher sind, ist ein Ablenkungsmanöver zur Irreführung der Öffentlichkeit von denjenigen, die sich mit pflanzlichen Medikamenten und ihren Wirkungen nicht auskennen. Das bedeutet aber keineswegs, daß alle Naturheilmittel völlig ohne Risiko sind. Pflanzlich bedeutet nicht gleich harmlos. Pflanzliche Heilmittel können sogar äußerst potent sein, deshalb helfen sie ja auch bei Krankheiten. Sie müssen mit gebührender Umsicht eingesetzt werden, sonst kann man sich damit schaden. Im allgemeinen aber gilt, daß pflanzliche Mittel mit wesentlich weniger Risiken behaftet sind als die synthetischen Medikamente, die so viele Leute schlucken, ohne sich der möglichen gefährlichen Nebenwirkungen richtig bewußt oder deswegen beunruhigt zu sein.

Tausende erleiden Schäden durch solche Arzneimittel oder sterben sogar daran. Dennoch werden seltene Einzelfälle von Vergiftung durch einen natürlichen Wirkstoff, manchmal aufgrund mißbräuchlicher Anwendung, zum Anlaß genommen, alle freiverkäuflichen Naturheilmittel zu verdammen und als Gefahr für die

Volksgesundheit hinzustellen. Schlagzeilen gemacht haben zwei tragische Vorfälle: Das eine Mal ging es um Ephedra oder Ma Huang, das jemand genommen hatte, um high zu werden; das andere Mal soll L-Tryptophan, nach Anweisung als Schlafmittel verwendet, toxische Verunreinigungen enthalten haben. Solche Tragödien sollten nicht vorkommen, und es müßte alles getan werden, um sie zu verhindern. Naturheilmittel sollten Beipackzettel bekommen, aus denen die potentiellen Gefahren, die empfohlene Dosierung und Art der Anwendung klar ersichtlich sind. Es sollte garantiert werden, daß sie keine gefährlichen Verunreinigungen enthalten, sondern genau das, was sie enthalten sollen. Durch vernünftige gesetzliche Bestimmungen für Naturheilmittel wäre das ohne weiteres möglich.

Ein wertvolles Herzmittel

(Coenzym Q-10)

Es wird weltweit als Herzmedikament eingesetzt, und wenn Ihr Arzt es nicht kennt, können Sie es sich problemlos selbst beschaffen. Es könnte Ihnen das Leben retten.

Wenn Sie Probleme mit dem Herzen haben, sollten Sie ein Präparat namens Coenzym Q-10 kennenlernen. Es scheint die Herzzellen sehr zu kräftigen und kann Millionen herzkranker Menschen neue Hoffnung geben, insbesondere wenn sie an einer Herzinsuffizienz leiden, bei der der Herzmuskel zunehmend schwächer wird und die notwendige Pumparbeit nicht mehr leisten kann. Die Erkrankung ist sehr häufig, vor allem bei älteren Menschen, und eine konventionelle Behandlung schlägt oft nicht an. Sie kann verschiedene Ursachen haben: Bluthochdruck über längere Zeit, Viruserkrankungen, Diabetes, Alkoholmißbrauch und, in der Mehrzahl der Fälle, einen Herzinfarkt oder einfach eine schleichende Schädigung aufgrund des Alterungsprozesses. Die geschädigten Herzzellen liefern nicht mehr ausreichend Energie für kräftige Herzkontraktionen, die dafür sorgen, daß das Blut durch den Körper gepumpt wird.

Die nachlassende Leistungsfähigkeit der Herzmuskelzellen führt zu einer schlechteren Durchblutung und Beeinträchtigung der Herzfunktion. »Herzinsuffizienz bedeutet eigentlich einen schweren Energiemangel«, sagt ein Kardiologe. Typische Symptome sind Kurzatmigkeit, schnelle Ermüdung, Flüssigkeit in der Lunge und geschwollene Beine. Das überarbeitete Herz wird mit der Zeit immer schwächer und der körperliche Zustand des Patienten immer schlechter, bis es schließlich ganz seinen Dienst versagt.

Herzinsuffizienz ist ein in westlichen Ländern weitverbreitetes Leiden und bei älteren Menschen die Hauptursache für eine stationäre Behandlung im Krankenhaus. Die übliche Therapie: Medikamente wie Digitalis, harntreibende Mittel (Diuretika), gefäßerweiternde Mittel (Vasodilatotoren) und ACE-Hemmer. Allerletztes Mittel: Herztransplantation. Aber es gibt noch ein anderes Medikament, das weltweit mit großem Erfolg eingesetzt wird. Es kräftigt das Herz, indem es die Herzzellen wieder in Schwung bringt. Es heißt Coenzym Q-10, und so mancher Kardiologe kann von seiner »Wunderwirkung« berichten.

MRS. PORTER
Dem Tode nah und wieder genesen

Im Oktober 1994 sah es so aus, als würde Susan Porter* bald an Herzversagen sterben. »Es ging ihr furcht-

* Der Name wurde geändert, die medizinischen Details sind jedoch korrekt.

bar schlecht, und sie war so schwach, daß sie nicht einmal mehr sitzen konnte«, erzählt ihre Tochter Joan. »Mama bekam kaum noch Luft, war völlig am Ende und hatte viel Flüssigkeit in der Lunge. Das große Fest zum 50. Hochzeitstag meiner Eltern sagten wir ab, weil Mama nicht mal im Rollstuhl hätte dabeisein können. Sie war schon so weit, daß sie das Handtuch werfen wollte, und ihre Ärzte hatten sie praktisch aufgegeben. Für eine Herztransplantation war sie zu alt. Man hatte sie mit allen gängigen Medikamenten behandelt, aber nichts hatte geholfen. Wir dachten schon, sie würde Weihnachten nicht mehr erleben.«

Mrs. Porter hatte jahrelang an Bluthochdruck gelitten, und dann war vor neunzehn Jahren eine Herzinsuffizienz diagnostiziert worden. Sie hatte mit Hilfe von Medikamenten, unter anderem ACE-Hemmer (Captopril) und harntreibenden Mitteln in steigender Dosis, ein aktives Leben führen können – bis vor sechs Monaten, als sich ihr Zustand zunehmend bis zum derzeitigen lebensbedrohlichen Stadium verschlechterte.

Als Dr. Stephen T. Sinatra, Internist und Kardiologe am Manchester Memorial Hospital/Connecticut ihren Fall übernahm, konnte er die Diagnose »schwere Herzinsuffizienz« nur bestätigen. »Sie war nur noch ein Wrack – kardiale Kachexie im Endstadium, extreme Schwäche und Gewichtsverlust«, erläutert Dr. Sinatra. Sie wog mit ihren neunundsiebzig Jahren nur noch 77 Pfund. Die »Ejektionsfraktion« ihres Herzens – ein Meßwert seiner Pumpleistung – war auf zehn bis 15 Prozent gefallen (normal sind 50 bis 70 Prozent), was bedeutete, daß lebenswichtige Organe zuwenig Blut und Sauerstoff bekamen. »Ihr Herz leistete kaum noch so viel, daß sie gelegentlich aufstehen konnte«, erinnert sich Dr. Sinatra. Er empfahl ihr, zusätzlich zu ihren anderen Medikamenten dreimal täglich 30 Milligramm Coenzym Q-10 zu nehmen, eine Dosis, die sich bei anderen Herzpatienten als wirksam erwiesen hatte. Aber es half nicht viel, und Mrs. Porters Zustand verschlechterte sich weiter.

Im Februar 1995 stand es sehr schlimm um sie.

In Lunge und Bauchraum hatte sich Flüssigkeit angesammelt, sie konnte nur noch mit großer Mühe atmen. Alles deutete darauf hin, daß sie nicht mehr lange leben würde. Dann, im März 1995, kam es zu einem, im positiven Sinn, folgenschweren Versehen. »Ihr Sohn ist für das Wunder verantwortlich«, sagt Dr. Sinatra. Statt der Kapseln mit 30 Milligramm Coenzym Q-10 kaufte ihr Sohn Steve im Drogeriemarkt nämlich irrtümlich die Kapseln zu 100 Milligramm. Mrs. Porter nahm jetzt 300 Milligramm Coenzym Q-10 täglich – mehr als das Dreifache ihrer üblichen Dosis. Einen Monat später, im April, ging es ihr so viel besser, daß sie aufstehen und zum Abendessen am Ostersonntag zu ihrem Sohn fahren konnte. »Wir konnten es gar nicht glauben«, erzählt ihre Tochter. »Sie hatte wieder Energie. Die Beine waren kaum noch geschwollen, und in der Lunge war keine Flüssigkeit mehr. Das Coenzym Q-10 half wunderbar.« Ihr Zustand verbesserte sich weiter, und im Juni lag die Ejektionsfraktion schon bei 20 Prozent. Das klingt vielleicht nicht nach viel, aber wenn sie so niedrig ist, machen fünf Prozent schon sehr viel aus, sagt Dr. Sinatra. Auch die »Mitral- und Trikuspidal-Regurgitation«, also Rückstau und Blutrückfluß in die oberen Herzkammern, war erheblich verringert. Die Pumpleistung des Herzens war dadurch wesentlich verbessert, und es sammelte sich weniger Flüssigkeit im Gewebe.

Im Oktober konnte Mrs. Porter bereits Einkäufe

machen. Im November begann sie wieder regelmäßig in die Kirche zu gehen. Im Dezember verreiste sie zum ersten Mal seit eineinhalb Jahren, um ihre Tochter zu besuchen. Im Januar brach sie sich die Hüfte, als sie zum Auto gehen wollte und stolperte, weil sie eine Stufe übersehen hatte. Ihr Herz war wieder so leistungsfähig, daß sie die Operation, bei der sie ein künstliches Hüftgelenk bekam, gut überstand. Sie erholte sich so gut, daß sie sogar ohne Stock gehen konnte. Mrs. Porter bekam inzwischen zwar Probleme mit der Schilddrüse – was aber nichts mit ihrer Herzinsuffizienz zu tun hat –, ist aber »ansonsten putzmunter und mußte wegen ihrem Herzen kein einziges Mal mehr ins Krankenhaus, seit sie Coenzym Q-10 nimmt«, sagte ihre Tochter im Februar 1997. Ihr Sohn nennt seine Mutter scherzhaft die »Lady mit den neun Leben«. Sie nimmt weiterhin 300 Milligramm Coenzym Q-10 täglich.

Was ist es?

Coenzym Q-10, auch als Ubiquinon-10 bekannt, ist ein hochwirksames Antioxidans. Es ist als »vitaminähnlich« beschrieben worden, wird aber von einigen Experten definitiv als Vitamin eingestuft – das heißt, als ein Nährstoff, den der Körper zur Ernährung der Zellen braucht, damit er optimal funktionieren kann. Er ist in der Nahrung, insbesondere in Meeresfrüchten, in sehr kleinen Mengen enthalten und wird von allen Körperzellen produziert. Japanische Wissenschaftler haben Coenzym Q-10 zu einem Rohstoff synthetisiert, der als Zusatzpräparat von mehreren japanischen Firmen weltweit vertrieben wird.

Was sagt die Wissenschaft

Untersuchungen haben gezeigt, daß bei den meisten Herzpatienten ein Mangel an Coenzym Q-10 vorliegt und daß die Einnahme eines entsprechenden Zusatzpräparates die Herzfunktion verbessert und die Beschwerden erheblich lindert. Dr. Karl Folkers, Leiter des Institute for Biomedical Research an der University of Texas in Austin, konnte in bahnbrechenden Studien nachweisen, daß 75 Prozent der Herzpatienten, verglichen mit gesunden Probanden, einen schweren Mangel an Coenzym Q-10 im Herzgewebe haben. Er konnte außerdem belegen, daß drei Viertel einer Gruppe älterer Patienten mit Herzinsuffizienz bei Einnahme von Coenzym Q-10 eine deutliche Besserung zeigten. In den letzten zehn Jahren sind in renommierten medizinischen Fachzeitschriften weltweit mehr als fünfzig Artikel über den Einsatz von Coenzym Q-10 bei Herzerkrankungen, insbesondere Herzinsuffizienz, veröffentlich worden.

Umfassende japanische Studien haben ergeben, daß es rund 70 Prozent der Patienten bei Einnahme von Coenzym Q-10 besserging. Auch in Italien wird Coenzym Q-10 vielfach eingesetzt, nachdem es an insgesamt 2500 Patienten in mehreren Kliniken erprobt wurde. Bei 80 Prozent der Patienten mit Herzinsuffizienz besserte sich der Zustand nach Einnahme von 100 Milligramm Coenzym Q-10 zusätzlich zur konventionellen Therapie. Eine Folgestudie mit 50 Milligramm Coenzym Q-10 täglich über den Zeitraum eines Monats, allein oder zusätzlich zu anderen Medikamenten eingenommen, brachte eine erhebliche Besserung der Herzbeschwerden und eine Steigerung der Lebensqualität.

Coenzym Q-10 ist aufgrund der internationalen Forschung in vielen Ländern zum Mittel der Wahl geworden. In israelischen Krankenhäusern wird es Patienten mit Herzinsuffizienz standardmäßig verordnet. Japanische Ärzte setzen Coenzym Q-10 schon seit über dreißig Jahren bei Herzproblemen ein. Es rangiert in Japan unter den Top Six der pharmazeutischen Wirkstoffe. Und wer in Italien an einer Herzinsuffizienz leidet, bekommt es mit großer Wahrscheinlichkeit auch verordnet. Dr. Sinatra, der auch als Assistenz-Professor an der University of Connecticut tätig ist, gehört zu der immer größer werdenden Zahl amerikanischer Ärzte, die Coenzym Q-10 einsetzen. »Ich persönlich gebe jedem meiner Patienten mit Herzinsuffizienz Coenzym Q-10, wenn er es nehmen möchte«, sagt Dr. Sinatra. Er hat bereits Tausende von Herzpatienten mit Coenzym Q-10 behandelt und schätzt, daß es rund 70 Prozent gut geholfen hat. Die Mißerfolge führt er zum Teil auf zu niedrige Dosierungen oder nicht ausreichend wirksame Präparate zurück. Die Dosis muß so hoch sein, daß sich der Spiegel von Coenzym Q-10 im Blut wesentlich erhöht. Dann, so meint Dr. Sinatra, würden 100 Prozent der Herzpatienten davon profitieren.

HOCHINTERESSANTE FORSCHUNGSERGEBNISSE AUS KANADA oder »Der überflüssige Herzschrittmacher«

Dank Dr. Michael Sole, Professor für Medizin an der University of Toronto und Leiter des Peter Munk Cardiac Centre, einer der weltweit größten und angesehensten Kliniken zur Behandlung und Erforschung von Herzkrankheiten, sollte Coenzym Q-10 nun endlich in der breiten Öffentlichkeit bekannt werden. Es sei an der Zeit, sagt Dr. Sole, das Potential von Coenzym Q-10 zur Behandlung von Herzerkrankungen, insbesondere Herzinsuffizienz, ernsthaft zu erforschen. Es liege in der medizinischen Literatur bereits eine Fülle von Daten vor, darunter die Studien von Dr. Karl Folkers. Dr. Sole und Kollegen beginnen zur Zeit Tierversuche mit Coenzym Q-10, anschließend sollen Studien an Menschen mit Herzkrankheiten, vor allem Herzinsuffizienz, folgen. Die Wissenschaftler wollen zuerst die Auswirkungen von Coenzym Q-10 auf die Herzfunktion und die Veränderungen im Stoffwechsel des Herzens über einen Zeitraum von drei bis sechs Monaten untersuchen. (Die Patienten bekommen weiterhin ihre gewohnten Herzmittel.)

Dr. Sole erzählt, sein Interesse an Coenzym Q-10 sei durch ein Erlebnis mit einem Patienten geweckt worden, der einen Schrittmacher brauchte, keinen bekam, und sich trotzdem erholte. »Ich hatte einen herzkranken Patienten, dessen Zustand sich zusehends verschlechterte, der einen Herzblock entwickelte und einen Schrittmacher brauchte«, erläutert Dr. Sole. »Ich überwies ihn zur Implantation, aber als er vier Monate später wieder zu mir kam, hatte er noch immer keinen. Zu meiner Überraschung hatte sich sein Zustand, der in den letzten Jahren zunehmend schlechter geworden war, erheblich gebessert. ›Das ist wirklich unglaublich‹, sagte ich zu ihm. ›So etwas habe ich in meiner ganzen Karriere als Kardiologe noch nicht erlebt!‹ Und da gestand mir der Patient, daß er keinen Schrittmacher wollte, nach dem Besuch bei mir mit einem Freund gesprochen hatte, der Coenzym Q-10 einnahm, und daraufhin beschloß, es auch zu nehmen.« War nun das Coenzym Q-10 für diese erstaunliche Besserung verantwortlich, oder war es Zufall? Es sei eben nur *ein* Fall, meint Dr. Sole, und er könne die Frage nicht beantworten. »Aber die Besserung war doch so dramatisch, daß ich nachdenklich wurde. Mir sind natürlich schon manche Wundermittel begegnet, und ob Coenzym Q-10 eines ist, müssen wir durch kontrollierte Doppelblindversuche feststellen. Erst dann können wir sicher sein. Aber im Moment sieht es so gut aus, daß eine weitere Erforschung durchaus lohnenswert erscheint.«

Wie wirkt es?

Coenzym Q-10 ist ein einzigartiges Antioxidans, das offenbar in die sogenannten Mitochondrien eindringt, die winzigen Kraftwerke der Zellen, in denen Sauerstoff verbrannt, den Zellen also Energie zugeführt wird, damit sie ihre lebenserhaltenden Aufgaben erfüllen können. Für eine effiziente Energiegewinnung brauchen die Mitochondrien Coenzym Q-10. Es wird oft als der »Funke« bezeichnet, der die kleinen Kraftwerke in Gang bringt und funktionsfähig erhält.

Wird zuwenig Coenzym Q-10 angeboten, so die Theorie, leiden die Zellen an Energiemangel, was die Funktion lebenswichtiger Organe beeinträchtigt und in erster Linie das Herz, das am meisten Coenzym Q-10 braucht, um die für seine Pumparbeit benötigte enorme Energie aufzubringen. Wenn es geschädigten Herzmuskelzellen am lebenswichtigen Coenzym Q-10 fehlt, wird zuwenig Energie erzeugt, und das hat Funktionsstörungen der Mitochondrien und des Herz-Kreislaufsystems zur Folge. Wird dem Herzmuskel zusätzliches Coenzym Q-10 zugeführt, werden die Zellen revitalisiert und der Energieausstoß deutlich erhöht, das Herz arbeitet wieder effizienter und muß sich nicht mehr so sehr anstrengen, sagen Experten. Kurz gesagt, Coenzym Q-10 verbessert die mechanische Funktion des Herzens, indem es den unter Energiemangel leidenden Zellen den Brennstoff liefert, den sie brauchen, um ihre Aufgaben richtig erfüllen zu können. Möglicherweise wirkt Coenzym Q-10 auch vorbeugend und heilend bei degenerativen Schädigungen der Herzzellen und hilft verhindern, daß schlechtes LDL-Cholesterin mit der Zeit die Arterien verstopft.

Wieviel brauchen Sie?

Die übliche Dosis für Herzpatienten sind 50 bis 100 Milligramm täglich; bei schwerer Herzinsuffizienz können jedoch bis zu 300 Milligramm täglich notwendig sein. Je schlechter der Zustand des Herzpatienten und je schwächer das Herz, desto höher muß die Coenzym-Q-10-Dosis sein, sagt Dr. Sinatra. Einige Forscher empfehlen zwei Milligramm Coenzym Q-10 pro Kilogramm Körpergewicht. Von entscheidender Bedeutung ist, daß die Dosis an Coenzym Q-10, um wirksam zu sein, den Coenzym-Q-10-Spiegel im Blut signifikant erhöhen muß. Die hierfür benötigte Menge ist individuell unterschiedlich und hängt auch vom Wirkstoffgehalt und der Bioverfügbarkeit des jeweiligen Präparates ab. Bei manchen Menschen reichen 100 Milligramm, andere müssen die doppelte oder dreifache Menge nehmen, bis sich der Blutspiegel entsprechend erhöht, sagt der international anerkannte Kardiologe und Forscher Peter H. Langsjoen in Bullard/Texas, der Coenzym Q-10 in der Praxis sehr häufig einsetzt und mit Dr. Folkers zusammen forscht. Ob das Coenzym Q-10 anschlägt und welche Dosis der Patient braucht, läßt sich nur genau feststellen, wenn man den Blutspiegel mißt, sagt Peter H. Langsjoen.

Wie schnell wirkt es?

In der Regel dauert es zwei bis acht Wochen, bis sich unter Coenzym Q-10 eine Besserung der Beschwerden bei Herzinsuffizienz zeigt, so die Erfahrung von Experten. Es muß regelmäßig eingenommen werden, um eine dauerhafte herzstärkende Wirkung zu erzielen. Die Behandlung ist also langfristig angelegt.

Die Sicherheit

Nebenwirkungen sind selten: Wenn überhaupt, tritt im allgemeinen nur eine leichte, vorübergehende Übelkeit auf. In einer großen italienischen Studie berichteten 22 von 2664 Patienten über leichte Nebenwirkungen, das sind knapp ein Prozent. Eine Toxizität konnte, selbst bei hohen Dosen, weder bei Tieren noch bei Menschen festgestellt werden, so Dr. Folkers.

Achtung: Denken Sie daran, daß Coenzym Q-10 kein Ersatz für herkömmliche Medikamente ist, sondern in der Regel ergänzend zur konventionellen Therapie eingesetzt wird, um die optimale Wirkung zu erzielen. Möglicherweise können die anderen Medikamente bei Einnahme von Coenzym Q-10 niedriger dosiert werden, aber das sollte unter ärztlicher Aufsicht geschehen. Zwar nehmen viele Menschen mit Arteriosklerose in unterschiedlichen Stadien – und praktisch jeder Erwachsene mittleren Alters ist davon betroffen – Coenzym Q-10 zur Vorbeugung, aber Herzinsuffizienz ist eine ernste Erkrankung, bei der Selbstdiagnose oder Selbstmedikation keinesfalls angebracht ist. Konsultieren Sie wegen der Behandlung immer einen Arzt, wenn Sie an einer Herzkrankheit leiden.

Verbraucherinformation

Coenzym Q-10 wird bislang ausschließlich in Japan hergestellt und an zahlreiche Firmen verkauft, die es zu Tabletten, pulvergefüllten oder Gel-Kapseln verarbeiten. Da Coenzym Q-10 fettlöslich ist, sollte es in trockener Form der besseren Resorption wegen unbedingt mit etwas Fett eingenommen werden. Wenn Sie eine trockene Coenzym-Q-10-Tablette nur so hinunterschlucken, geht viel von seinem Wirkstoff verloren. Ein Kardiologe empfiehlt, es mit etwas Erdnußmus oder Olivenöl einzunehmen. Neueste Tests haben jedoch gezeigt, daß Coenzym Q-10 in Weichgelatinekapseln den Präparaten in trockener Form häufig überlegen ist. Die Bioverfügbarkeit – wieviel Wirkstoff in den Blutkreislauf gelangt – von Coenzym Q-10 in Weichgelatinekapseln ist um ein Mehrfaches höher als bei Tabletten oder anderen Kapseln. Das bedeutet, daß bestimmte Gelkapseln wesentlich wirksamer sind und Sie weniger davon nehmen müssen, um den gleichen Blutspiegel an Coenzym Q-10 zu bekommen. Coenzym Q-10 gibt es außerdem in Form von Kautabletten, und auch hier ist die Bioverfügbarkeit wesentlich höher als bei normalen trockenen Tabletten, sagt Dr. Langsjoen. Leider ist Coenzym Q-10, zum Teil wegen des japanischen Monopols, noch relativ teuer.

Wofür ist es außerdem gut?

Besonders vielversprechend erscheint der Einsatz von Coenzym Q-10 bei Herzinsuffizienz. Neuere Studien zeigen jedoch, daß sich auch andere Herz-Kreislauferkrankungen erfolgreich damit behandeln lassen: Bluthochdruck, Arrhythmie (Herzrhythmusstörungen), Angina pectoris und Mitralklappenkollaps. Wegen seiner stark oxidationshemmenden Wirkung wird Coenzym Q-10 derzeit auch an Patienten mit degenerativen Nervenleiden, Parkinson, Chorea Huntington, ALS (amyotrophische Lateralsklerose) und Multipler Sklerose – getestet, unter anderem an der University of Rochester und der University of California in San Diego. Man hofft, mit Coenzym Q-10 eine weitere Verschlechterung hinausschieben zu können.

Krebs: die nächste Herausforderung?

Coenzym Q-10 wird auch in der Behandlung von Krebs, insbesondere Brustkrebs, versuchsweise eingesetzt, zum Teil mit beeindruckendem Erfolg. Dr. Folkers, der bahnbrechende Arbeit für den Einsatz von Coenzym Q-10 bei Herzinsuffizienz geleistet hat, konnte inzwischen nachweisen, daß auch bei Krebspatienten häufig ein Mangel an Coenzym Q-10 vorliegt. Dr. Folkers berichtete kürzlich, daß sechs von zehn Patienten unter der Therapie mit Coenzym Q-10 krebsfrei wurden und fünf bis fünfzehn Jahre überlebten. Vor allem der dänische Krebsexperte Knut Lockwood in Kopenhagen forscht, angeregt durch Dr. Folkers, intensiv weiter mit Krebspatienten. Er setzt verschiedene hochdosierte Antioxidantien, darunter auch Coenzym Q-10, und Fettsäuren ergänzend zur herkömmlichen Brustkrebstherapie ein, die aus einer Kombination von Operation, Chemotherapie, Bestrahlung und Medikamenten wie Tamoxifen besteht, das in Dänemark standardmäßig angewendet wird.

DAS DÄNISCHE WUNDER oder »Der Krebs ist einfach verschwunden«

1992 begann der dänische Forscher Knut Lockwood in seiner Kopenhagener Krebsklinik Coenzym Q-10 und andere Antioxidantien an 32 Brustkrebspatientinnen im Alter von zweiunddreißig bis einundachtzig Jahren zu testen. Die Studie läuft noch, langfristige Resultate werden für 1998 erwartet. Inzwischen haben Dr. Lockwood und Kollegen, darunter Dr. Karl Folkers an der University of Texas, mehrere erstaunliche Fälle von Remissionen bei Frauen mit metastasiertem Brustkrebs veröffentlicht, die neben der konventionellen Therapie mit solchen Zusatzpräparaten behandelt wurden. Hier zwei dieser Fälle, die 1994 und 1995 in *Biochemical and Biophysical Research Communications and Molecular Aspects of Medicine* veröffentlicht wurden.

Erstaunliche Rückbildung. Im Juli 1991 wurde die 59jährige K. M. wegen Brustkrebs operiert. Im Oktober wurde sie in Dr. Lockwoods Studie aufgenommen und begann täglich eine Vielzahl an Zusatzpräparaten einzunehmen, wie in seinem Protokoll festgehalten, darunter 2850 Milligramm Vitamin C; 2500 Internationale Einheiten (IE) Vitamin E, 32,5 IE Beta-Karotin; 387 Mikrogramm Selen; 1,2 Gramm Gammalinolsäure; 3,5 Gramm Omega-3-Fettsäuren (Fischöl) und 90 Milligramm Coenzym Q-10. Der Krebs setzte keine Metastasen außerhalb der Brust, es entwickelte sich dort jedoch eine neue Geschwulst. Die laufende Beobachtung per Mammographie ergab, daß der Tumor nicht wuchs. Er schien sich etwa ein Jahr »bei 1,5 bis 2 Zentimetern stabilisiert« zu haben.

Im Oktober 1993 beschlossen Dr. Lockwood und

Kollegen, die Dosis an Coenzym Q-10 bei der Patientin auf 390 Milligramm täglich zu erhöhen. Zu ihrer Überraschung konnten die Ärzte den Tumor einen Monat später nicht mehr ertasten. Im Dezember war er auf dem Mammogramm nicht mehr zu sehen, und das Röntgenbild zeigte keine Spuren einer Geschwulst oder Anzeichen von Mikroverkalkungen. Der Tumor hatte sich vollständig zurückgebildet – er war verschwunden! Dr. Lockwood, der seit fünfunddreißig Jahren über 200 Fälle von Brustkrebs pro Jahr behandelt, sagt, er habe noch niemals einen Fall von spontaner vollständiger Rückbildung eines Brusttumors erlebt, der ganze 1,5 bis 2 Zentimeter groß war. Eine vergleichbare Rückbildung habe er noch bei keiner der konventionellen Krebstherapien gesehen.

Tödlicher Krebs verschwunden. Im September 1992 wurde bei einer 44jährigen Patientin von Dr. Lockwood wegen Tumoren eine beidseitige Mastektomie durchgeführt, das heißt beide Brüste wurden amputiert. Der Krebs hatte bereits auf zwei von zwölf Lymphknoten in der rechten Achselhöhle übergegriffen. Die Patientin mußte sich zehn chemotherapeutischen Behandlungen unterziehen.

Im April 1994 wurde festgestellt, daß der Brustkrebs in die Leber metastasiert hatte. Diese Entwicklung ist so bedrohlich, daß »Metastasen in der Leber als Anzeichen des unmittelbar bevorstehenden Todes betrachtet werden können«, wie die Ärzte sagten.

Auch bei dieser Patientin wurde die Coenzym-Q-10-Dosis von 90 auf 390 Milligramm täglich erhöht. Die anderen Zusatzpräparate nahm sie, wie seit ihrer Mastektomie verordnet, weiter, daneben auch 30 Milligramm Tamoxifen täglich. Im April 1995 ergab eine Ultraschalluntersuchung der Leber, daß die Krebszellen vollständig verschwunden waren. Und es gab keine Anzeichen, daß der Krebs in andere Organe metastasiert hatte.

Dr. Lockwood führte die Rückbildung des Brusttumors und die Remission des Leberkrebses auf das Coenzym Q-10 zurück und sagt, bei konventioneller Therapie allein komme so etwas höchst selten vor. Seiner Ansicht nach sollten die meisten Brustkrebspatientinnen neben der herkömmlichen Therapie auch Coenzym Q-10 bekommen. Als Tagesdosis empfiehlt er im Normalfall zwischen 90 und 390 Milligramm.

Anmerkung: Coenzym Q-10 ist ein hochwirksames Antioxidans, das im Labor- und Tierversuch krebshemmende Eigenschaft gezeigt hat, und manche amerikanische Ärzte geben Krebspatienten ergänzend zu anderen Vitaminpräparaten auch Coenzym Q-10. Noch weiß zwar niemand, was genau bei Krebs eine »Spontanremission« bewirkt, aber medizinisch gesehen spricht einiges für die krebshemmende Wirkung von Coenzym Q-10. Zu beachten ist außerdem, daß Coenzym Q-10 nicht allein, sondern immer zusätzlich zu anderen Medikamenten – zum Beispiel den gängigen Krebsmitteln – gegeben wurde, und daß Dr. Lockwood und Dr. Folkers das Coenzym Q-10 nicht als »Wunderwaffe« empfehlen, sondern als ergänzend zur konventionellen Krebstherapie, als zusätzliches Mittel, um nach Möglichkeit eine Remission zu erreichen.

Das Prozac der Pflanzen

(Johanniskraut – Hypericum)

Nicht Prozac ist in Deutschland die Nummer eins der Antidepressiva, sondern die Version von Mutter Natur.

Wenn Sie an einer leichten bis mittelschweren Depression leiden, müssen Sie nicht gleich schweres Geschütz auffahren und starke Antidepressiva mit gefährlichen Nebenwirkungen nehmen. Sie können auf ein Mittel zurückgreifen, das in Europa vielfach erprobt ist und mit großem Erfolg eingesetzt wird – ein Pflanzenextrakt namens Johanniskraut oder Hypericum. In Deutschland ist es das Mittel der Wahl bei depressiven Verstimmungen. Es wird häufiger verkauft als alle anderen Antidepressiva zusammen, und siebenmal häufiger als Prozac. Deutschlands Ärzte verschreiben Johanniskraut jedes Jahr über drei Millionen Mal. Es wurde in klinischen Versuchen streng geprüft und von der Arzneimittelbehörde zugelassen. Rund 25 kontrollierte Studien haben gezeigt, daß Johanniskraut Depressionen oft ebenso wirksam lindert wie ein starkes Antidepressivum, und das ohne unerwünschte Nebenwirkungen.

Nun beginnen sich endlich auch in den USA Ärzte und Arzneimittelbehörde für Johanniskraut zu interessieren, dieses sanfte und bei manchen Formen von Depression sehr hilfreiche Mittel. Die in Europa gesammelten Erkenntnisse sind so beeindruckend, daß das National Institute of Mental Health jetzt eine wegweisende klinische Studie begonnen hat, um festzustellen, ob Hypericum – so der wissenschaftliche Name – als Alternative zu herkömmlichen Antidepressiva zugelassen werden kann. Sollte sich herausstellen, daß es besser hilft als ein Placebo (Scheinmedikament ohne Wirkstoffe) und vielleicht ebensogut oder besser als rezeptpflichtige Medikamente, wie zum Beispiel Prozac, wird das für Millionen Amerikaner, die ein Antidepressivum brauchen, aber Angst vor den potentiell gefährlichen Nebenwirkungen haben, ein wahrer Segen sein, sagt Dr. Jerry Cott, Leiter des Instituts für pharmakologische Forschung am NIMH. Die gute Nachricht: Betroffene müssen gar nicht bis zur Zulassung durch die FDA warten, denn Johanniskraut ist bereits als »Nahrungsergänzungspräparat« auf dem Markt. Und es hat schon Millionen Europäern und Amerikanern geholfen.

ELIZABETH
oder »Ich war schwer depressiv und jetzt lebe ich wieder«

Es war einer dieser merkwürdigen Vorfälle, von denen man immer meint, so etwas gibt es gar nicht. Elizabeth Dante, eine junge Mutter in Laguna Hills/Kalifornien, erkrankte durch eine Polio-Schutzimpfung an Poliomyelitis (Kinderlähmung). Sie war ein Jahr lang gelähmt, hatte ständig brennende Schmerzen in Nacken und Beinen, und es hieß, sie würde nie mehr gehen können. Wie fast zu erwarten, wurde sie von Schmerzmitteln abhängig, ohne die sie nicht mehr auskam. 1992 wurde ihr klar, daß sie schwer depressiv, ja sogar selbstmordgefährdet war. Sie und ihr Mann waren höchst beunruhigt. »Es fiel mir immer schwerer, meinen Tag zu bewältigen. Ich war so depressiv, daß es mich wirklich erschreckte. Ich war in ein tiefes schwarzes Loch gefallen«, erinnert sie sich.

Dann, vor inzwischen vier Jahren, brachte ihr Mann ein Buch mit: *How to Heal Depression* von Dr. Harold Bloomfield, Psychiater in Del Mar in Kalifornien. Sie war beeindruckt und suchte ihn auf. Er verschrieb ihr ein Antidepressivum, dann ein zweites, aber sie mußte beide wegen unangenehmer Nebenwirkungen wieder absetzen. Dann verschrieb ihr Dr. Bloomfield Seroxat, ein gängiges Antidepressivum ähnlich Prozac. Und es half. Sie hatte mehr Energie und fühlte sich besser, wenn auch immer leicht benommen, und nahm das Medikament ganz konsequent, weil sie »nie mehr an den Rand des Selbstmords kommen wollte«, wie sie sagte.

Nach etwa drei Jahren wollte sie das Seroxat absetzen. »Ich wollte nicht davon abhängig werden, das hatte ich ja schon mit Schmerzmitteln erlebt. Ich wollte ohne Medikamente auskommen.« Aber es war riskant. Dr. Bloomfield machte ihr einen Vorschlag: ein natürliches Antidepressivum namens Johanniskraut oder Hypericum, das in Deutschland vielfach eingesetzt wird. »Zuerst war ich etwas skeptisch, aber dann dachte ich, okay, ich versuche es mal.« Sie wußte auch, daß sie wieder Seroxat nehmen konnte, falls sie wieder in eine schwere Depression fallen sollte. Dr. Bloomfield machte ihr einen Plan, nach dem sie das Seroxat langsam reduzierte und die Dosis an Johanniskraut allmählich steigerte. Ein paar Wochen später hatte sie das Seroxat ganz abgesetzt und fühlte sich so gut wie schon seit Jahren nicht mehr. »Die Wirkung des Johanniskraut trat sogar schneller ein, als Dr. Bloomfield ursprünglich gesagt hatte. Die Umstellung war völlig problemlos.«

»Ich fühle mich so wunderbar normal. Das klingt vielleicht banal, aber wenn man jahrelang chronische Schmerzen und Depressionen gehabt hat, fühlt sich das an, als wäre man high! Es ist unbeschreiblich. Ich bin nicht mehr benommen von Medikamenten, ich fühle mich sehr gesund. Und morgens wache ich mit einem Lächeln auf, was mir seit vielen Jahren nicht mehr passiert ist, nicht mal als ich Seroxat nahm. Es ist, als wäre ich nach langer Zeit endlich wieder ich selbst.« Elizabeth nimmt auch keine Schmerzmittel mehr. Sie hat mit Hilfe von Physiotherapie wieder gehen gelernt, und manchmal tanzt sie sogar ein bißchen. Elizabeth nimmt weiterhin dreimal täglich ein Johanniskraut-Dragee, und das Medikament kostet nur einen Bruchteil dessen, was Seroxat kostet.

Elizabeth ist von Johanniskraut hell begeistert. »Es ist einfach fabelhaft, ganz toll. Ich würde es jedem empfehlen! Es hat mir ein neues Leben geschenkt.«

JOEL
oder: »Es half, wo andere Medikamente versagt haben«

Joel Rutledge*, inzwischen dreiundvierzig, leidet schon sein ganzes Leben lang an Depressionen. Als Jugendlicher machte er eine Gesprächstherapie, und seit Anfang Zwanzig nimmt er Antidepressiva. Die Depression ließ sich durch diese Medikamente ganz gut in Schach halten, aber er mußte öfter auf andere umstellen, weil ihre Wirkung nachließ. Das war auch im Winter 1996 wieder der Fall. Er war ungeheuer erschöpft, geradezu apathisch, ohne Energie, und alles erschien ihm sinnlos und traurig. Er hatte kaum noch Freude an seiner Arbeit als Arzt oder am Leben überhaupt. Die Diagnose bei ihm lautete »Depression« – eine schwere Depression, verstärkt durch die sogenannte »Winterdepression« (auch SAD für »Seasonal Affectice Disorder«), bei der Veränderungen im Chemiehaushalt des Gehirns, verursacht durch Mangel an Sonnenlicht, depressive Verstimmungen auslösen. Joel wurde von Dr. Norman Rosenthal betreut, einem Experten für Winterdepression und Forscher am National Institute of Mental Health. Dr. Rosenthal kennt die neuesten Forschungsergebnisse aus Europa über Johanniskraut und dachte, daß dieses pflanzliche Medikament Joel helfen könnte, seine Depression zu überwinden. Im Januar begann Joel dreimal täglich ein 300-Milligramm-Dragee Hypericum (so der medizinische Name) zu nehmen, zusätzlich zu seinen anderen Medikamenten, einer Licht- und Gesprächstherapie. Eine solche

*Der Name wurde geändert, die medizinischen Details sind jedoch korrekt.

Kombination verschiedener Therapien ist bei Depressionen durchaus üblich, und es werden oft mehrere Antidepressiva miteinander kombiniert, um die bestmögliche Wirkung zu erzielen. Es ist nicht einfach, das richtige Medikament zu finden, wenn ein anderes nicht mehr wirkt, aber wenn es gelingt, kann es eine ungeheuer positive Wirkung haben.

Und so war es bei Joel, als er mit der Einnahme von Johanniskraut begann. Der Umschwung stellte sich unerwartet schnell ein, und ganz radikal. Schon nach wenigen Tagen, erzählt Joel, hob sich seine Stimmung, und er hatte wieder mehr Energie. »Er fühlte sich schon nach einer oder zwei Wochen wesentlich besser. Es ging sehr schnell«, bestätigt Dr. Rosenthal. Das Johanniskraut hilft Joel so gut, daß er es immer noch mit Begeisterung nimmt, und Dr. Rosenthal hat schon viele andere Patienten erfolgreich damit behandelt. Er möchte weiter darüber forschen, denn er verspricht sich sehr viel von Johanniskraut, weil es sich seiner Ansicht nach bei vielen Patienten einsetzen ließe, bei denen ihre Medikamente nicht anschlagen wie erwartet. »Es ist ein hervorragendes Mittel«, sagt Dr. Rosenthal. Schließlich hatte Joel trotz aller herkömmlichen Antidepressiva mit Depressionen zu kämpfen, und erst ein pflanzliches Heilmittel schaffte es, sozusagen »in Zusammenarbeit« mit konventionellen Medikamenten, Joel aus seiner tiefen Niedergeschlagenheit und Apathie herauszuholen. »Die Wirkung ist wirklich beeindruckend«, meint Dr. Rosenthal.

Was ist es?

Johanniskraut (botanischer Name: *Hypericum perforatum*) ist eine wildwachsende Pflanze mit tiefgelben Blüten, die kleine schwarze Pünktchen am Rand haben.

Wenn man sie zerreibt, tritt ein roter Farbstoff aus, und dieser enthält Hypericin, die pharmakologisch wirksame Substanz. Der Name kommt aus dem christlichen Volksglauben. Die roten Tüpfelchen sollen das Blut symbolisieren, das Johannes der Täufer vergoß, als er enthauptet wurde. In Deutschland blüht die Pflanze um den 24. Juni, dem Geburtstag von Johannes dem Täufer.

Was sagt die Wissenschaft?

Die Wirksamkeit von Johanniskraut in der Behandlung leichter bis mittelschwerer Depressionen ist durch zahlreiche Studien belegt, bei denen sowohl Vergleiche zu Placebos (Präparat ohne Wirkstoff) wie zu anderen Antidepressiva gezogen wurden. Insbesondere in Deutschland und Österreich wird viel darüber geforscht, und zwar mit LI 160, einem Johanniskrautpräparat, das unter dem Handelsnamen Jarsin auf dem Markt ist. Streng wissenschaftlich konzipierte Studien haben ergeben, daß sich die Depressionen bei 60 bis 80 Prozent der Betroffenen bessern, und das entspricht in etwa der Erfolgsquote herkömmlicher synthetischer Antidepressiva. Bei einer kürzlich in Deutschland durchgeführten Umfrage unter 3250 depressiven Patienten und ihren Ärzten berichteten nach vierwöchiger Einnahme von Johanniskraut 80 Prozent über eine Besserung oder völliges Verschwinden der Symptome.

Es besteht kein Zweifel darüber, daß Johanniskraut hilft, das belegen eine ganze Reihe von Studien. Bei einer von Forschern der Universität Salzburg durchgeführten Studie an 105 depressiven Patienten schnitt Johanniskraut um 250 Prozent besser ab als ein Placebo. Bei täglicher Einnahme von 900 Milligramm Johanniskraut über einen Zeitraum von vier Wochen berichteten 67 Prozent der Probanden eine deutliche Besserung, gegenüber 28 Prozent der Testpersonen mit Placebo. Das pflanzliche Antidepressivum wirkte stimmungsaufhellend und linderte Ängste und psychosomatische Beschwerden wie Schlafstörungen, Kopfschmerzen, Herzbeklemmung und Erschöpfung.

Eine ähnliche Studie an 39 Patienten ergab, daß 70 Prozent nach einem Monat frei von Depressionen waren. Folgende Symptome lassen sich sehr gut behandeln: Antriebslosigkeit, Müdigkeit, Erschöpfung, Schlafstörungen. Bei einer weiteren großangelegten deutschen Studie an mehreren Kliniken wurden 135 depressive Patienten untersucht, die zum Teil mit 900 Milligramm Johanniskraut täglich, zum Teil mit 75 Milligramm Imipramin, einem gängigen trizyklischen Antidepressivum, behandelt wurden. Das pflanzliche Heilmittel schnitt dabei ebensogut ab – in manchen Aspekten sogar um 25 Prozent besser – wie das synthetische Medikament, und es war wesentlich sicherer, mit weniger und leichteren Nebenwirkungen verbunden.

Anderen Untersuchungen zufolge wirkt Johanniskraut ebensogut oder sogar besser als das Medikament Maprotilin, was den depressionslindernden Effekt und die Verbesserung der kognitiven (Denk-)Funktionen angeht. Hirnstrommessungen (EEG) bestätigen dies.

Johanniskraut lindert auch die sogenannte Winterdepression (SAD), eine häufige, durch Mangel an Sonnenlicht verursachte psychische Störung, die üblicherweise mit Lichttherapie behandelt wird. Aber auch hier hilft Johanniskraut, wie Dr. Siegfried Kasper von der Universität Wien und Begoña Martínez von der Psychiatrischen Universitätsklinik Bonn berichten. Sie gaben SAD-Patienten 900 Milligramm Johanniskraut täglich (in Form des Extraktes mit der Bezeichnung LI 160) und beurteilten seine Wirkung so positiv, daß sie es als gute Alternative zur Lichttherapie empfahlen. Noch besser war die Wirksamkeit des pflanzlichen Medikaments jedoch in Kombination mit Lichttherapie.

Das wissenschaftliche Material über die Wirksamkeit von Johanniskraut als Antidepressivum ist in der Auswertung von dreiundzwanzig randomisierten klinischen Versuchen an 1757 Patienten zusammengefaßt, die 1996 im renommierten *British Medical Journal* veröffentlicht wurde. Die Forscher Gilbert Ramirez vom Health Science Center der University of North Texas in Fort Worth und Klaus Linde von der Ludwig-Maximilians-Universität in München prüften Johanniskraut und herkömmliche synthetische Medikamente nach den gleichen streng wissenschaftlichen Kriterien. Ihre Schlußfolgerung: Johanniskraut wirkt gleich gut wie konventionelle Antidepressiva. Mit anderen Worten, Johanniskraut kann eine »normale« Depression ebenso wirksam lindern wie ein synthetisches Antidepressivum. Entscheidender Unterschied: Im Gegensatz zu chemischen Medikamenten treten bei Johanniskraut so gut wie keine unerwünschten Nebenwirkungen auf.

Die beiden Wissenschaftler durchforsteten die medizinische Literatur nach relevanten Studien über Johanniskraut. Interessant ist dabei ihre Aussage, daß sie, hätten sie sich bei ihrer Suche auf Publikationen in Englisch beschränkt, keine einzige Studie gefunden hätten. Die meisten waren in Deutsch verfaßt und amerikanischen, britischen und anderen englischsprachigen Ärzten damit nicht zugänglich – folglich auch nicht ihren Patienten.

In Deutschland ist Johanniskraut für die Behandlung

von leichten bis mittelschweren Depressionen, Angst und nervöser Unruhe zugelassen.

Wie wirkt es?

Theoretisch könnte Johanniskraut aufgrund verschiedener chemischer Bestandteile auf viele Abläufe im Gehirn gleichzeitig einwirken. »Zur Zeit weiß noch niemand, auf welche Weise die Pflanze genau Depressionen lindert«, sagt der Psychopharmakologe Jerry Cott vom National Institute of Mental Health, obwohl die Forschungsergebnisse darauf hinweisen, daß der Pflanzenextrakt eine ähnliche Wirkung wie bestimmte synthetische Antidepressiva besitzt. Zuerst nahmen die Forscher an, daß Johanniskraut in der gleichen Weise wirkt wie die sogenannten MAO-Hemmer, zum Beispiel Nardil, die das Enzym Monoaminooxidase am Abbau zweier wichtiger Wohlfühl-Substanzen im Gehirn, Serotonin und Norepinephrin, hindern. Neuere Untersuchungen zeigen jedoch, daß Johanniskraut kein MAO-Hemmer ist, es sei denn in extrem hoher Dosierung vom etwa Hundertfachen der Dosis, die für die Behandlung von Depressionen empfohlen wird. Jüngste Studien weisen darauf hin, daß Johanniskraut im Prinzip ein »Serotonin-Wiederaufnahme-Hemmer« ähnlich Prozac ist. Welche Inhaltsstoffe des Johanniskraut tatsächlich die antidepressive Wirkung erzeugen, ist unklar, sagt Dr. Cott. Als wahrscheinlichster Kandidat galt lange Zeit das Hypericin, der rote Farbstoff in der Pflanze, dessen psychotrope Wirkung belegt ist. Neueste Untersuchungen haben jedoch ergeben, daß Hypericin kein so potentes Antidepressivum wie der Extrakt aus der ganzen Pflanze ist, was darauf schließen läßt, daß die komplexe Mischung an Inhaltsstoffen, darunter Xanthone und Flavonoide, für die pharmakologische Wirkung der Pflanze entscheidend ist.

Wieviel brauchen Sie?

Die empfohlene Dosis für Erwachsene bei leichter bis mittelschwerer Depression ist, wie in Untersuchungen ermittelt, ein Dragée bzw. eine Kapsel mit 300 Milligramm Johanniskrautextrakt (standardisiert auf 0,3 Prozent Hypericin), dreimal täglich. Das entspricht einer Tagesdosis von rund 1 Milligramm Hypericin, einem der Hauptwirkstoffe des Extraktes. Erkundigen Sie sich in der Apotheke, ob das gewünschte Präparat auf die richtige Menge an Hypericin standardisiert ist.

Dr. E. U. Vorbach von der Klinik für Psychiatrie und Psychotherapie in Darmstadt hat in einer neueren Untersuchung festgestellt, daß Johanniskraut in höherer Dosierung – 1800 Milligramm täglich, das ist die doppelte sonst übliche Dosis – auch *schwere* Depressionen lindern kann, wenn der Patient keine psychotischen Symptome oder Wahnvorstellungen zeigt. Verstärkte Nebenwirkungen aufgrund der höheren Dosierung traten nicht auf.

Wie schnell wirkt es?

Manche Menschen spüren relativ schnell eine Besserung, innerhalb von zwei Wochen, aber in der Regel dauert es einige Wochen länger. Eine entsprechende Studie ergab, daß die Wirkung von Johanniskraut größtenteils nach vier bis acht Wochen spürbar wird. Tierversuche weisen darauf hin, daß Hypericum sich im Gehirn anreichert, und damit auch seine depressionslösende Wirkung. Gehen Sie davon aus, daß es mindestens sechs Wochen dauert, bis das pflanzliche Heilmittel wirkt, sagen Experten.

Was können Sie erwarten?

Johanniskraut hilft vielleicht nicht jedem oder nicht ebensogut wie synthetische Antidepressiva bei manchen Patienten. Studien haben jedoch gezeigt, daß sich bei immerhin 80 Prozent der Patienten eine Besserung einstellt. Einschlägige Tests ergaben bei 70 bis 90 Prozent der Patienten eine Stimmungsaufhellung bei Einnahme von Johanniskraut, im Vergleich zu 42 bis 55 Prozent bei Einnahme eines Placebos. Bei einer Untersuchung an 3250 Patienten zeigten nur 15 Prozent keine Reaktion.

Die Sicherheit

Eine besonders positive Eigenschaft von Johanniskraut ist, daß sich selten Nebenwirkungen zeigen und wenn, dann sind sie relativ harmlos, schreibt Dr. Michael A. Jenike im *Journal of Geriatric Psychiatry and Neurology*. Am häufigsten werden Magen-Darm-Beschwerden genannt. Allergische Reaktionen auf Johanniskraut sind selten. Wie berichtet, klingen alle Nebenwirkungen rasch ab, wenn das Präparat abgesetzt wird. Bleibende Schädigungen sind nicht bekannt. Einschlägige Studien verzeichnen bei Johanniskraut leichte reversible Nebenwirkungen bei weniger als ein bis zu zehn Prozent der Patienten. Hingegen liegt die Zahl der Patienten, die synthetische Antidepressiva nehmen und manchmal sehr schwere und dauerhafte Schäden davontragen, bei 36 Prozent. Manchmal muß die Dosis auch nur geringfügig reduziert werden, damit der Körper sich an das pflanzliche Medikament gewöhnen kann, und dann verschwinden die Nebenwirkungen wieder.

Manche Ärzte empfehlen, bei Einnahme von Hypericum nicht in die Sonne zu gehen, denn die Haut reagiert aufgrund der sogenannten Photosensibilisierung empfindlicher als sonst. Schädigungen durch Sonnenlicht wurden bei hellfarbigen Tieren beobachtet, die auf Weiden mit Johanniskraut grasten. Untersuchungen zufolge würde dieses Problem bei Menschen jedoch erst auftreten, wenn sie die dreißig- bis siebzigfache Menge der bei Depressionen empfohlenen Dosis nehmen. In Deutschland liegen keine Erkenntnisse über eine kurz- oder langfristige Toxizität vor, wenn Johanniskraut in der empfohlenen therapeutischen Dosierung eingenommen wird.

Menschen, die andere Antidepressiva nehmen oder schwere Depressionen, psychotische Symptome oder Selbstmordgedanken haben, sollten Johanniskraut nur nach Rücksprache mit und unter Aufsicht ihres Arztes einnehmen. Eine Depression kann eine schwerwiegende Erkrankung sein, deshalb sind Selbstdiagnose und Selbstmedikation in einem solchen Fall gefährlich. Auch schwangere oder stillende Frauen sollten kein Johanniskraut nehmen, ebensowenig Kinder, außer auf Anraten des Arztes. In Verbindung mit rezeptpflichtigen Antidepressiva sollte es nur unter ärztlicher Aufsicht genommen werden.

Und die Alternative?

Leichte bis mittelschwere Depressionen werden in der Regel mit verschiedenen psychotherapeutischen Methoden behandelt, unter anderem kognitiver Verhaltenstherapie, Lichttherapie und Schlafentzug, und vor allen Dingen mit rezeptpflichtigen Antidepressiva. Es sind rund vierzig solcher synthetischer Antidepressiva auf dem Markt. Ihr Hauptproblem sind die möglichen schweren Nebenwirkungen, die hauptsächlich das Nervensystem, aber auch das Herz-Kreislauf-System betreffen.

Wenn Sie Johanniskraut ausprobieren möchten

Hier einige Ratschläge von Dr. Norman Rosenthal, Psychiater und Forscher am National Institute of Mental Health und international anerkannte Kapazität auf dem Gebiet der Depressionen. Dr. Rosenthal rät dringend, bei Depressionen erst einen Arzt zu konsultieren, denn eine Selbstbehandlung kann riskant sein. Viele Ärzte kennen Johanniskraut jedoch noch gar nicht, und deshalb empfiehlt Dr. Rosenthal: Verlassen Sie sich nicht allein auf Johanniskraut als »Wunderwaffe« gegen Depressionen. Die beste Wirkung erzielen Sie in Verbindung mit anderen Therapien, zum Beispiel einer Gesprächstherapie, und manchmal auch anderen Medikamenten. Setzen Sie synthetische Antidepressiva nicht abrupt ab, wenn sie Ihnen verordnet wurden, und nehmen statt dessen nur Johanniskraut. Ein plötzlicher Entzug kann bei solchen Medikamenten einen »Rebound«-Effekt mit möglicherweise ernsten Folgen bewirken.

Wenn Sie Antidepressiva wie Prozac oder Seroxat absetzen wollen, sollten Sie die Dosis langsam reduzieren und gleichzeitig mit der Einnahme von Johanniskraut beginnen. Johanniskraut wird vor allem zur Behandlung leichter bis mittelschwerer Depressionen empfohlen. Hierüber liegen die meisten Erkenntnisse vor. Neuere Untersuchungen weisen darauf hin, daß Johanniskraut auch manche Formen schwerer Depressionen lindern kann (nicht jedoch eine manisch-depressive Erkrankung), aber in diesem Bereich hat die Forschung noch keine so umfassenden, gesicherten Ergebnisse. Nehmen Sie Johanniskraut mindestens sechs Wochen, ehe Sie über die weitere Einnahme entscheiden. Es dauert eine Weile, bis Johanniskraut seine volle Wirkung entfaltet, ebenso wie bei anderen Antidepressiva, und vorher aufzuhören wäre zu früh.

Hören Sie mit der Einnahme auf, wenn sich die Depression verschlimmert, Selbstmordgedanken oder schwere Nebenwirkungen auftreten, und gehen Sie möglichst bald zum Arzt. Leichte Nebenwirkungen verschwinden meistens, sobald sich der Körper an das Präparat gewöhnt hat; wenn nicht, sollten Sie Ihren Arzt konsultieren.

Verbraucherinformation

Daß Sie eine gleichbleibende, meßbare Dosis an Wirkstoff bekommen, können Sie mit einem standardisierten, qualitativ hochwertigen Präparat sicherstellen. Am besten getestet und auch am häufigsten verkauft ist in Deutschland das Johanniskrautpräparat Jarsin (Handelsname) – 200000 Verordnungen pro Monat gegenüber 30000 bei Prozac –, eine unter der Bezeichnung LI 160 getestete Rezeptur. Ein vom Forschungsstand her gleichwertiges Präparat ist Kira (Handelsname) von Lichtwer Pharma in Berlin.

Das Neueste über Johanniskrautprodukte und einschlägige Forschungsergebnisse erfahren Sie übrigens unter der Internetadresse http://www.hypericum.com des kalifornischen Psychiaters Harold H. Bloomfield, einem Experten für Johanniskraut und Autor des Buches *Hypericum & Depression*.

Die exotische Gedächtnispille

(Ginkgo)

Dieses hochwirksame Mittel kann Ihr Gedächtnis retten, wenn Sie es früh genug nehmen. Warten Sie also nicht, bis es zu spät ist.

Wenn das Gedächtnis immer mehr nachläßt oder andere Anzeichen den altersbedingten geistigen Abbau ankündigen, fühlen sich die meisten Menschen diesem Schicksal – dem unerbittlichen Verfall bis zur Senilität, den offenbar nichts aufhalten kann –, hilflos ausgeliefert. Das allmähliche Nachlassen des Gedächtnisses und der geistigen Fähigkeiten, in der Medizin als Demenz bezeichnet, wird meistens als zwar grausame, aber unvermeidliche Folge des Altwerdens angesehen. Stimmt das? Gibt es wirklich nichts – kein Medikament, keine Pille –, das den geistigen Abbau im Alter hinauszögern könnte? Sind wir wirklich wehrlose Opfer der Degeneration unserer Gehirnzellen, die uns mit der Zeit all unserer geistigen Fähigkeiten beraubt oder uns in die dunkle Nacht der Alzheimerkrankheit stößt?

Daß die Blätter eines ganz normalen Baumes eine Substanz enthalten, mit der sich Hirnleistungsstörungen behandeln lassen, mag erst einmal völlig unglaubhaft erscheinen. Aber es gibt dieses pflanzliche Heilmittel, es wird in Europa und Asien vielfach eingesetzt und steht von jeher in dem Ruf, den altersbedingten geistigen Abbau günstig zu beeinflussen. Langsam, aber sicher findet es seinen Weg in die ärztlichen Praxen und die höchsten wissenschaftlichen Kreise. Es heißt Ginkgo biloba, und seine positive Wirkung auf Durchblutung und Hirnfunktion macht es zu einem ganz bemerkenswerten Medikament. Es hilft bei degenerativen Nervenleiden wie bei Gefäßerkrankungen, zum Beispiel bei schlechter Durchblutung des Gehirns aufgrund verengter Gefäße – häufig die Ursache für Gedächtnisschwäche und andere Symptome der sogenannten Senilität. In Deutschland und Frankreich wird Ginkgo sehr häufig zur Behandlung altersbedingter Hirnleistungsstörungen eingesetzt, auch bei allgemeiner Demenz und Alzheimer. Seine Wirksamkeit und Unbedenklichkeit sind umfassend und überzeugend belegt, und die Schulmedizin bietet kaum Alternativen. Die in den USA für Gedächtnisstörungen und Alzheimer zugelassenen Medikamente sind nur begrenzt wirksam und haben schwere Nebenwirkungen.

Ginkgo wirkt geradezu Wunder im Gehirn: Es kann den geistigen Abbau aufhalten, den Beginn der Senilität hinauszögern und vielleicht sogar manche geistigen Fähigkeiten neu beleben, und es treten kaum Nebenwirkungen auf. Erstaunlicherweise könnten wir es uns ohne weiteres beschaffen, dieses einfache pflanzliche Medikament, das unser wichtigstes Körperorgan, das Gehirn, Sitz unserer Persönlichkeit und unseres Menschseins, vor dem zunehmendem Verfall im Alter nachgewiesenermaßen schützen hilft, großes persönliches Leid und gesellschaftliches Elend verhindern kann. Leider hat, außerhalb wissenschaftlicher Kreise, noch kaum jemand davon gehört.

DR. JERRY COTT
oder »Ginkgo bewahrte meine Mutter vor dem völligen Verfall«

Dr. Jerry Cott, Psychopharmakologe und Leiter des pharmakologischen Forschungsprogramms am National Institute of Mental Health, hat die pharmakologische Wirkung von Ginkgo auf die Gehirnzellen untersucht und kennt das umfangreiche wissenschaftliche Material europäischer Studien, die seine Wirksamkeit bestätigen. Er ist überzeugt, daß Ginkgo den Verlust des Gedächtnisses und der geistigen Fähigkeiten aufgrund von Mini-Schlaganfällen und sogar Alzheimer hinauszögern hilft.

Seine Mutter, Eula Cott, war Ende Siebzig, als die ersten Probleme mit dem Gedächtnis auftraten. Vier Jahre später wurde Alzheimer diagnostiziert, worauf sie zur experimentellen Behandlung mit verschiedenen Medikamenten in die NIMH-Klinik in Bethesda/Maryland ging. Keines der Medikamente half, und nach sechs Monaten wurde sie wieder zu ihrer Familie nach Hause entlassen. Ihr Sohn, der Wissenschaftler, begann ihr dann täglich Ginkgo biloba zu geben, und zwar in standardisierten Dosen von 240 Milligramm täglich, wie sie in Deutschland zur Behandlung von Alzheimer eingesetzt werden. Das verlorene Gedächtnis war zwar nicht plötzlich wieder da, denn Ginkgo kann schließlich abgestorbene Gehirnzellen nicht einfach wiederbeleben, sagte Dr. Cott. Aber es geschah etwas ganz Außergewöhnliches. Die Alzheimer-Erkrankung schritt nicht weiter fort, was sonst zwangsläufig der Fall ist.

»Normalerweise läßt sich alle sechs Monate eine meßbare Verschlechterung feststellen. Der Zustand meiner Mutter verschlechterte sich im Laufe von vier Jahren nicht das kleinste bißchen, und das ist wirklich bemerkenswert, wie ich und auch ihre anderen Ärzte meinen«, erklärt Dr. Cott. Seiner Ansicht nach ist genau das die große Stärke von Ginkgo: daß es in den progressiven Abbau der Gehirnzellen eingreifen und damit den Verlust des Erinnerungsvermögens und andere Symptome einer der schrecklichsten Erkrankungen, für die es sonst keine richtige Behandlung gibt, aufhalten oder zumindest erheblich verlangsamen kann. »Ich würde meiner Mutter niemals Tacrin geben (ein von der FDA für die Alzheimer-Behandlung zugelassenes Medikament), weil es furchtbare Nebenwirkungen hat, und ähnliche Medikamente schlugen nicht an.« Ginkgo ist jedoch völlig unschädlich. Dr. Cott ist überzeugt, daß es diesem pflanzlichen Medikament zu verdanken ist, daß seine Mutter, inzwischen achtundachtzig, mit entsprechender Betreuung noch ein menschenwürdiges Leben führen kann und weit besser und länger lebt, als sonst zu erwarten gewesen wäre.

Was ist es?

Das Medikament namens Ginkgo biloba wird aus den Blättern des Ginkgobaumes gewonnen, eines dekorativen, in gemäßigten Klimazonen wachsenden Baumes. Der stärkste Wirkstoff der Pflanze, die Ginkgolide, wird im allgemeinen aus den Blättern extrahiert und zu Präparaten unterschiedlicher Wirksamkeit verarbeitet. Nur der Ginkgobaum liefert die hochwirksamen Ginkgolide, sie kommen sonst nirgendwo in der Natur vor.

Was sagt die Wissenschaft?

Manche Experten bezeichnen Ginkgo als das wichtigste aller pflanzlichen Heilmittel. Seit den fünfziger Jahren sind in der medizinischen Literatur mehr als 400 Arbeiten über Ginkgo, meist von deutschen Forschern, veröffentlicht worden. Über 50 kontrollierte klinische Studien bestätigen die Wirksamkeit von Ginkgo biloba zur Behandlung von Gedächtnis- und Konzentrationsstörungen, zunehmender Zerstreutheit, Verwirrung, Energiemangel, Müdigkeit, Depression, Schwindel und Tinnitus (Ohrensausen). Insbesondere die Wirksamkeit von Ginkgo in der Behandlung von Demenzerkrankungen, zum Beispiel Alzheimer, ist gut belegt.

Ginkgo entwickelt oft eine enorm positive Wirkung. Es regt die Gehirntätigkeit an und stoppt oder bessert eine ganze Reihe von Symptomen, die durch mangelnde Durchblutung verursacht werden. Einer deutschen Studie zufolge erhöhte sich die Durchblutung eine Stunde nach Einnahme von Ginkgo, in den Kapillargefäßen der Testpersonen gemessen, um 57 Prozent. Bei zwei weiteren neueren deutschen Studien zeigte Ginkgo bei regelmäßiger Einnahme beeindruckende Wirkungen. Die eine erbrachte bei 99 älteren Patienten, die seit etwa zwei Jahren an Hirnleistungsstörungen litten, nach dreimonatiger Einnahme eine Verbesserung der Gehirnfunktion von durchschnittlich 72 Prozent. Bei einer anderen Studie an 200 Patienten im Durchschnittsalter von 69 Jahren, die seit etwa vier Jahren über Gedächtnisprobleme klagten, zeigte sich nach dreimonatiger Einnahme von Ginkgo bei 71 Prozent eine Besserung; bei der Placebo-Kontrollgruppe waren es 32 Prozent.

Eine überzeugende Bestätigung der Wirksamkeit von Ginkgo kommt von Dr. Jos Kleijnen und Dr. Paul Knipschild an der Universität Limburg in Maastricht/Niederlande. Sie analysierten 1992 – die führende britische Fachzeitschrift für Mediziner *The Lancet* berichtete darüber – vierzig kontrollierte Studien am Menschen und kamen zu dem Schluß, daß Ginkgo eine genauso wirksame Therapie bei »zerebraler Insuffizienz« (verminderte Durchblutung des Gehirns, die zu Demenz führen kann) ist wie der Wirkstoff Co-Dergocrine (Dihydroliqotoxin), der in Europa häufig bei diesem Leiden verordnet wird. Die holländischen Forscher waren derart überzeugt von Ginkgo, daß sie schworen, sie würden es selbst nehmen, sollte ihr Gedächtnis einmal nachlassen oder andere Symptome »zerebraler Insuffizienz« auftreten. Sie stellten zudem fest, daß Ginkgo keine gefährlichen Nebenwirkungen hat. Die bei den Studien üblicherweise angewandte Dosis: 120 Milligramm täglich. Eine erkennbare Verbesserung trat in der Regel nach vier bis sechs Wochen ein.

Eine neue Therapie bei Alzheimer

Eine häufige Ursache des altersbedingten geistigen Abbaus ist die rätselhafte und gefürchtete Alzheimerkrankheit, bei der die Gehirnzellen langsam zerstört werden. Neue und vielversprechende Untersuchungen zeigen, daß Ginkgo das Fortschreiten einer durch Alzheimer oder eine andere Krankheit verursachten Demenz stoppen kann. Das heißt nicht, daß das pflanzliche Medikament die zugrundeliegende Ursache des Gehirnzerfalls heilt oder bereits eingetretene Schäden behebt, aber mehrere Studien haben bei Alzheimer-Patienten, die Ginkgo bekamen, eine deutliche Besserung festgestellt.

Forscher der Freien Universität Berlin beobachteten

in einer großen, sehr sorgfältig aufgebauten Studie – sie wurde 1996 veröffentlicht – an 41 Instituten in ganz Deutschland 222 ambulante Patienten. Die Testpersonen, alle über fünfundfünfzig, litten an leichter bis mittelschwerer Demenz vom Alzheimertyp; zum Teil war sie auch die Folge einer Reihe kleiner Schlaganfälle, sogenannter Multi-Infarkte. Die Patienten bekamen sechs Monate lang entweder ein Placebo oder eine Tagesdosis von 240 Milligramm standardisiertem Ginkgo-biloba-Extrakt (EGb 761), zweimal täglich vor den Mahlzeiten.

Die Patienten, die Ginkgo bekamen, schnitten unbestreitbar wesentlich besser ab. Wie spezielle Tests zeigten, war der Allgemeinzustand, aber auch das »Erinnerungs- und Auffassungsvermögen«, bei der Ginkgo-Patientengruppe etwa dreimal besser als bei den Placebo-Patienten. Die Wirkung des pflanzlichen Medikaments war nach sechs Monaten größer als nach drei Monaten. Nebenwirkungen traten selten auf und wenn, waren es fast immer geringfügige Beschwerden wie eine allergische Reaktion, Magenprobleme oder Kopfschmerzen von der Art, wie sie auch bei anderen Medikamenten vorkommen. Nur ein Fall einer möglichen schweren Nebenwirkung wurde verzeichnet: ein Schlaganfall, obwohl der Zusammenhang mit Ginkgo nicht bestätigt wurde. Die Behandlung von Demenz-Erkrankungen mit Ginkgo könnte den Betroffenen und der Gesellschaft enorme Vorteile bringen, so das Fazit der Forscher, weil dadurch die Lebensqualität der Patienten verbessert, der Verlust der Selbständigkeit und die Notwendigkeit einer Rund-um-die-Uhr-Pflege möglichst lange hinausgeschoben werden können.

Vielversprechende neue Erkenntnisse in den USA

Dr. Turan M. Itil, Neuropsychiater in New York, ist weltweit anerkannter Experte für die Pharmakologie des Gehirns und führend in der Entwicklung pharmazeutischer Therapien für Gehirnleiden. Er ist Vorsitzender der Internationalen WHO-Gutachterkommission für Diagnose, Vorbeugung und Behandlung der Alzheimerkrankheit. Dr. Itil ist außerdem klinischer Professor für Psychiatrie an der New York University und Vorsitzender des New York Institute for Medical Research in Tarrytown. Dr. Itil nimmt Ginkgo, um einem Verlust des Gedächtnisses vorzubeugen, ebenso seine Frau und »die meisten meiner Freunde über fünfundsechzig«, wie er sagt. Er kennt sich also mit der positiven Wirkung von Ginkgo auf das Gehirn bestens aus.

Dr. Itil hat die Gehirnaktivität bei Einnahme von Ginkgo-Extrakt kartographiert, hat rund 300 Patienten mit erheblichen Gedächtnisstörungen getestet und ist überzeugt, daß Ginkgo das Fortschreiten von altersbedingtem Gedächtnisverlust, Demenz und Alzheimer stoppen oder zumindest verlangsamen kann. »Wie könnte ich den Patienten guten Gewissens Ginkgo biloba geben, wenn ich nicht so überzeugt davon wäre, daß ich es selbst nehme?« meint Dr. Itil. Die vorliegenden Erkenntnisse sind so überzeugend, daß er weltweite klinische Versuche mit Ginkgo fordert, die zum Teil von der US-Regierung finanziert und an rund zwanzig WHO-Kliniken auf der ganzen Welt durchgeführt werden sollen. Dr. Itil weiß, daß Ginkgo im Gehirn eine bemerkenswerte pharmakologische Wirkung entfaltet, das beweisen Elektroenzephalogramme (EEGs). Bei einem Test zur Erforschung der Wirkung auf das zentrale Nervensystem maß Dr. Itil bei einer Gruppe gesunder junger Männer im Durchschnittsalter von 32 Jahren die Gehirnwellenaktivität nach Einnahme drei verschiedener Ginkgo-Präparate. Ein deutsches Produkt, das in den USA unter dem Namen »Ginkgold« verkauft wird, zeigte einen so deutlichen Effekt, daß es als »kognitiver Aktivator« eingestuft wurde, gleichwertig zu rezeptpflichtigen Medikamenten. Diese kognitiven Aktivatoren sind Stoffe, die Gedächtnisstörungen beheben können, und sie werden als psychotrope oder »Antidemenz«-Medikamente eingesetzt. Eine Stunde nach Verabreichung von Ginkgold stieg bei den Testpersonen die Aktivität der Alphawellen in allen Bereichen des Gehirns, wie die EEGs zeigten. Im wesentlichen das gleiche geschah nach Einnahme von Tacrin, dem ersten in den USA zugelassenen Medikament zur Behandlung von Demenz.

Die nächste Frage war: Würde Ginkgo die Gehirntätigkeit bei Menschen mit Gedächtnisstörungen in einem Parallelversuch ebenso positiv beeinflussen wie synthetische Medikamente? Dr. Itil verglich, wiederum mit EEGs, die Profile der Gehirnaktivität bei Probanden, die Ginkgo bzw. das Medikament Tacrin bekommen hatten. Die Testpersonen waren diesmal ältere Männer und Frauen im Durchschnittsalter von siebenundsechzig Jahren mit Gedächtnisproblemen, bei denen eine leichte bis mittelschwere Demenz diagnostiziert worden war. Die EEGs zeigten ähnliche Profile, nachdem sie Ginkgo oder Tacrin oder mehrere andere in Europa zugelassene »kognitiv aktivierende« Antidemenz-Medikamente genommen hatten.

Aber Ginkgo schnitt am besten ab. Es bewirkte zweifelsfrei bei dreimal mehr Probanden Veränderungen im Gehirn. Bei 66 Prozent der Testpersonen, die eine einmalige Dosis von 240 Milligramm Ginkgold bekommen hatten, stieg die Aktivität der Alphawellen nach drei Stunden in manchen Fällen sogar ganz erheblich. Bei Einnahme von Tacrin betrug die Erfolgsquote nur 22 Prozent. Diese Tests machen das große Potential von Ginkgo deutlich. Dr. Itil stellte bei früheren Tests fest, daß die EEG-Kurven bei Personen in einem verwirrten, deliranten Zustand aufgrund von Demenz von der Norm abweichen und sich wieder normalisieren, wenn sie regelmäßig Tacrin nehmen. Gleichzeitig verschwinden Verwirrtheit und Delirium. Das größere Potential von Ginkgo, die Hirnströme zu normalisieren, würden also bedeuten, daß es einige Symptome nachlassender geistiger Leistungsfähigkeit womöglich noch wirksamer bekämpfen kann als zugelassene synthetische Medikamente mit zum Teil gefährlichen Nebenwirkungen.

Wie wirkt es?

Ginkgo ist vor allem ein sehr potentes Antioxidans, das heißt, es schützt die Zellen vor einer Schädigung, der Ursache aller körperlichen Abbauprozesse, also auch bereits beeinträchtigte Gehirnzellen und verengte Blutgefäße in Gehirn, Herz und Extremitäten. Die wichtigsten pharmakologisch wirksamen Bestandteile von Ginkgo sind Flavonolglykoside und Terpenlaktone, insbesondere aber die einzigartigen Ginkgolide. Ginkgo verringert die Neigung der Blutplättchen, miteinander zu verkleben, und beugt damit der Bildung gefährlicher Blutgerinnsel und Ablagerungen (Plaque) in den Gefäßen vor. Neuere Untersuchungen belegen, daß Ginkgo auch eine entzündungshemmende Wirkung besitzt und die Arterien somit vor weiterer Schädigung schützen kann. Französische Versuche zeigen, daß Ginkgo die Fähigkeit der Gehirnzellen, Signale der Neurotransmitter – sie steuern die Gehirntätigkeit – zu empfangen und weiterzugeben, tatsächlich wiederherstellen kann. Ob die direkte therapeutische Wirkung auf das Gehirn letztlich die Folge einer besseren Durchblutung ist, weiß man noch nicht. Dr. Itil merkt an, daß Ginkgo den Glukose-(Zucker-)Stoffwechsel im Gehirn erhöht und damit dem »Gehirn mehr Energie zur Verfügung stellt. Warum das so ist, wissen wir nicht. Es könnte auf die stärkere Durchblutung des Gehirns zurückzuführen sein, aber mit letzter Sicherheit kann ich es nicht sagen.«

Interessante neue Studien der Universität von Kentucky unter Leitung von Dr. David Snowdon stützen diese Theorie. Dr. Snowdon stellte bei der Autopsie der Gehirne älterer katholischer Nonnen mit Alzheimer-Diagnose fest, daß möglicherweise nicht ausschließlich eine bestimmte Schädigung der Gehirnzellen (»neuropathologische Läsionen«) für Gedächtnisverlust und Demenz verantwortlich ist, sondern Begleitschäden aufgrund von Infarkten oder »Mini-Schlaganfällen«, bei denen die Durchblutung unterbrochen wird. Diese Feststellung ist höchst bemerkenswert, denn es bedeutet, daß man, wenn schon nicht die zugrundeliegende Alzheimer-Erkrankung, dann zumindest die Kreislaufschäden in den Griff bekommen könnte. Die schreckliche Krankheit läßt sich also möglicherweise behandeln, indem solchen »Mini-Schlaganfällen« mit Hilfe von Aspirin und anderen gerinnungshemmenden Medikamenten vorgebeugt und die Durchblutung verbessert wird, was Ginkgo hervorragend macht. Diese neuen Erkenntnisse bestätigen auch, daß die verbesserte Durchblutung des Gehirns der Hauptgrund dafür ist, daß Ginkgo sich in der Behandlung von Störungen der Gehirnleistung als so erfolgreich erweist.

Wer sollte es nehmen?

Jeder, der an Gedächtnisstörungen leidet, sollte in Betracht ziehen, das allmähliche Nachlassen der geistigen Fähigkeiten bis hin zu Gedächtnisverlust oder sogar einer irreversiblen Demenz durch Einnahme eines Ginkgo-Präparates zu stoppen.

Abwarten kann katastrophale Folgen haben, meint Dr. Itil. Er weist darauf hin, daß ein allgemeiner geistiger Abbau – die Mediziner haben dafür das schreckliche Wort »Demenz« – um so wahrscheinlicher wird, je länger man lebt. Und diejenigen, die am ehesten Probleme mit dem Gedächtnis bekommen, gehören später zu den am schwersten beeinträchtigten Patienten. Vierzig- und Fünfzigjährige, vor allem aber Sechzig- und Siebzigjährige, die solche Störungen haben, könnten fünf bis zehn Jahre später »mit gewisser Wahrscheinlichkeit« an Alzheimer erkranken. Ursache der altersbedingten Demenz sind in den allermeisten Fällen Gefäßerkrankungen des Gehirns, unter anderem Schlaganfälle, und Alzheimer. Erste Anzeichen sind in der Regel Ausfälle im Kurzzeitgedächtnis, Verwirrtheit und Persönlichkeitsveränderungen, später Paranoia, Depression und psychotische Wahnvorstellungen, bis der Patient schließlich auf den Stand eines kleinen Kindes zurückfällt und rund um die Uhr gepflegt werden muß. Am besten beginnt man mit der Einnahme von Ginkgo bei den ersten Anzeichen von Gedächtnisstörungen, sagt Dr. Itil, denn sie zeigen, daß mit dem Gehirn nicht alles in Ordnung ist. Frühzeitiges Eingreifen kann einen weiteren geistigen Abbau erheblich hinauszögern.

Ist Ginkgo denn allgemein ab der Lebensmitte als Schutz für die Gehirnzellen zu empfehlen? »Das ist keine schlechte Idee«, meint Dr. Cott. Er ist fünfzig Jahre alt und nimmt Ginkgo, um einem Nachlassen des Gedächtnisses vorzubeugen. »Ich fand, daß ich alt genug war, um damit anzufangen«, so sein Kommentar.

Wieviel brauchen Sie?

Die wirksame Dosis, durch Versuche gut belegt, bei altersbedingten Problemen mit dem Kurzzeitgedächtnis und anderen leichten Symptomen einer Hirnleistungsstörung sind insgesamt 120 Milligramm täglich, verteilt auf drei Dosen zu jeweils 40 Milligramm. Bei schwerer Demenz und Alzheimer bringt eine höhere Dosis, neueren Untersuchungen zufolge, jedoch eine bessere Wirkung. Die erprobte Dosis in diesen Fällen ist insgesamt 240 Milligramm täglich. Es ist nach Meinung von Experten aber nicht notwendig, gleich von Anfang an die Höchstdosis zu nehmen. Am besten beginnt man mit einer niedrigeren Dosis, beobachtet, ob sich eine Besserung einstellt, und erhöht die Dosis dann nötigenfalls, sagt Dr. Itil.

Wie schnell wirkt es?

Eine Verbesserung der Gedächtnisleistung tritt in der Regel nach vier bis sechs Wochen ein, obwohl Ginkgo im Gehirn sofort Wirkung zeigt: Es bringt die Gehirntätigkeit bereits innerhalb einer Stunde nach Einnahme in Schwung, wie EEG-Studien am Menschen belegen. Manche Patienten sind schon nach etwa einer Stunde weniger desorientiert, heißt es in einigen Berichten.

Eine großangelegte Studie erbrachte allerdings auch eine gewisse Speicherwirkung, und die positiven Effekte bei Demenz sind offenbar nach sechs Monaten größer als nach drei Monaten. »Man sollte Geduld haben, denn oft zeigen sich die eindrucksvollsten Veränderungen erst nach ein paar Monaten«, sagt Dr. Itil. Auch er ist der Meinung, daß die Wirkung von Ginkgo über längere Zeit anhält. »Wir konnten noch bis zu neun Stunden nach einer Einzeldosis Ginkgo eine Wirkung feststellen«, fügt er hinzu.

Die Sicherheit

Gelegentlich wird über sehr leichte und reversible Nebenwirkungen wie Magenbeschwerden und Kopfschmerzen berichtet. In einer großangelegten Studie mit 8500 Personen zeigten sich bei 0,5 Prozent derartige Reaktionen. Bei hohen Dosen kann anfangs leichter Schwindel auftreten. Experten empfehlen in einem solchen Fall, mit einer niedrigeren Dosis zu beginnen und sie langsam zu steigern. Dr. Itil hat bei den rund 300 Patienten, die er mit Ginkgo behandelt hat, niemals schwere Nebenwirkungen festgestellt. Es ist seiner Ansicht nach sicherer als Vitamin E, das als äußerst sicher gilt. In der medizinischen Literatur wird jedoch über zwei Fälle berichtet, bei denen Blutungen hinter dem Auge und im Gehirn auftraten. Die Ursache dieser beiden Vorfälle ist zwar nicht bestätigt, aber Ginkgo verlängert die Blutungszeit und verstärkt den Blutfluß, deshalb sind hohe Dosen für Menschen, die gerinnungshemmende Medikamente nehmen, unter nicht kontrolliertem Bluthochdruck leiden, Blutgerinnungsstörungen oder bereits einmal eine Hirnblutung hatten, möglicherweise kontraindiziert. In diesen Fällen sollte Ginkgo nur unter ärztlicher Aufsicht genommen werden.

Achtung: Suchen Sie möglichst bald einen Arzt auf,

wenn Sie deutliche Gedächtnisstörungen haben. Es könnte eine andere Ursache dahinterstecken, zum Beispiel ein Gehirntumor, der einer medizinischen Behandlung bedarf. Gehen Sie nicht automatisch davon aus, daß Sie an altersbedingter Gedächtnisschwäche leiden, die Sie selbst mit Ginkgo behandeln können.

Und die Alternative?

In den USA sind derzeit zwei rezeptpflichtige Antidemenz-Medikamente auf dem Wege der Zulassung, die jedoch wegen ihrer schweren Nebenwirkungen nur als letztes Mittel empfohlen werden, und nur bei sehr fortgeschrittenen Gedächtnis- und Hirnleistungsstörungen. Es gibt kein synthetisches Äquivalent zu Ginkgo, das Sie dann nehmen könnten, wenn Sie es am meisten brauchen – bei den allerersten Anzeichen von Gedächtnisstörungen oder um einem altersbedingten Gedächtnisverlust vorzubeugen.

Woran erkennen Sie, ob Ginkgo hilft? Der beste Maßstab sind Verbesserungen der Gedächtnisleistung oder anderer Alltagsfunktionen bei jemand, der Ginkgo nimmt. Alle noch so raffinierten Tests und Gehirnwellenmessungen können diese Beweise aus dem realen Leben nicht ersetzen. – Dr. Jerry Cott, National Institute of Mental Health

Verbraucherinformation

Welches Ginkgo-Präparat ist das beste? Nicht alle haben die gleiche Potenz. Von den drei Marken, die Dr. Itil getestet hat, hat nur Ginkgold die Wirksamkeit eines synthetischen Medikaments. Alle drei getesteten Präparate waren auf einen Gehalt von 24 Prozent Flavonolglykoside und 6 Prozent Terpene standardisiert.

Die größere Bioverfügbarkeit und pharmakologische Wirkung zeigte dennoch Ginkgold. Es ist identisch mit EGb 761, einem in Deutschland und Frankreich vielfach getesteten Ginkgo-Präparat, das in Deutschland zur Behandlung der Symptome von arteriosklerotischer und degenerativer Demenz, Gedächtnis- und Konzentrationsstörungen, Tinnitus und dem sogenannten »intermittierenden Hinken« (Claudicatio intermittens; Beinschmerzen aufgrund von Durchblutungsstörungen) zugelassen ist.

Wofür ist es außerdem gut?

Untersuchungen zufolge hilft Ginkgo offenbar auch bei anderen neurologischen Problemen, wie zum Beispiel Kopftrauma, Tinnitus aufgrund einer Gefäßerkrankung, altersbedingter Depression und bestimmten kognitiven Symptomen der Schizophrenie. Ginkgo wird auch zur Behandlung verschiedener Kreislauferkrankungen – unter anderem Arteriosklerose, Krampfadern, Claudicatio intermittens und Impotenz – eingesetzt, vermutlich weil es die Durchblutung fördert. Die durchblutungsfördernde Wirkung von Ginkgo kann weitreichende Folgen haben im positiven Sinne. Deutsche Urologen, die nach den Prinzipien der Naturheilkunde therapieren, behandeln seit kurzem auch impotente Männer erfolgreich mit Ginkgo. Das pflanzliche Medikament regt den Blutfluß zu den Penisarterien an und unterstützt damit die Erektion. Von fünfzig Männern mit »arterieller erektiler Impotenz« berichteten nach neunmonatiger Einnahme von 240 Milligramm Ginkgo-biloba-Extrakt täglich 78 Prozent von einer deutlichen Besserung, so die Forscher. Der Blutfluß zu den Penisarterien verbesserte sich im allgemeinen schon nach drei Monaten. Zwanzig Probanden bekamen nach sechs Monaten wieder spontane Erektionen. Neunzehn Männer gewannen ihre Potenz zurück, als sie neben bestimmten Medikamenten, die gespritzt werden, auch Ginkgo bekamen. Elf blieben impotent. In einer früheren Studie hatten die Forscher bereits bei einer Tagesdosis von nur 60 Milligramm Ginkgo eine gewisse Besserung festgestellt. Nebenwirkungen traten, unabhängig von der Dosis, in keinem Fall auf.

Hart gegen Cholesterin, gut für die Arterien

(Grapefruit-Pektin)

Es sieht so aus, als könnte es Ihren Cholesterinspiegel viel besser senken als alles andere, und es macht die Arterien frei – ganz ohne die Nebenwirkungen von Medikamenten.

Alles beginnt in der Kindheit und schreitet unerbittlich fort, bis Ihre Arterien restlos verschlissen sind – unelastisch, verhärtet und voller Ablagerungen. Um die Lebensmitte sind die meisten Leute dann so weit, daß sie auf ein medizinisches Wunder hoffen, damit ihnen die gefürchteten Folgen der Killerkrankheit Nummer eins, der Arteriosklerose, erspart bleiben. Natürlich können Sie mit strenger Diät, Medikamenten, Sport und Streßabbau einer weiteren Schädigung Ihrer Arterien vorbeugen. Aber wie wäre es, wenn Sie einfach nur ein Wunderpülverchen zu schlucken bräuchten, das die verstopften Arterien wieder viel freier macht, so daß Herz und Gehirn besser mit Blut versorgt werden, und Ihr Risiko erheblich sinkt, einen Herzinfarkt Schlaganfall, Angina pectoris oder eine der anderen

Krankheiten zu bekommen, die durch Arteriosklerose verursacht werden? Und wenn Sie den Cholesterinspiegel so einfach senken könnten, wie es selbst die neueste Erfindung der Pharmaindustrie nicht schafft? Ein solches Pulver gibt es, und nicht wenige, die es nehmen, sprechen von einem Wunder.

S. L GARRETT
oder »Wie meine Arterien wieder frei wurden – ohne Medikamente, ohne Operation«

S. L. Garrett hatte trotz seiner siebzig Jahre wenig Grund, vor einem Schlaganfall oder Herzinfarkt Angst zu haben. Sein Cholesterinspiegel war normal. Ein paar Jahre zuvor hatte er leichte Brustschmerzen gehabt, aber die Herzuntersuchung hatte nichts ergeben. Dann, im Dezember 1994, hatte er plötzlich Sehstörungen auf dem linken Auge, was auf eine transitorisch-ischämische Attacke (TIA) hindeutete, die häufig einem Schlaganfall vorangeht. Die Ärzte machten zuerst ein Computertomogramm, stellten keine Schädigung des Gehirns fest, und ordneten dann eine Ultraschalluntersuchung der Kopfarterien an, der Karotis, die beidseitig vom Hals zum Gehirn verlaufen. Sie vermuteten eine Blockade. Und tatsächlich war in der linken Arterie das charakteristische Geräusch zu hören, das eine Behinderung des Blutflusses anzeigt. Ein Arteriogramm – dabei wird unten am Hals ein Katheter eingeführt, um Röntgenbilder der Kopfarterien anzufertigen – bestätigte, daß die linke Arterie durch Plaque um 40 Prozent verengt war. Und es gab Anzeichen einer Geschwürbildung, eines Defekts an den Innenwänden der Arterie. Die rechte Kopfarterie war noch um einiges freier. Die Verengung war nicht so dramatisch, daß sie eine Ballondilatation (Angioplastie) gerechtfertigt hätte, um die Arterie aufzudehnen, aber doch beunruhigend. Verengte sich die Arterie weiter, konnte ihm als nächstes ein größerer Schlaganfall drohen. Die empfohlene Therapie: gerinnungshemmende Medikamente, um die Durchblutung zu verbessern, und eine konsequente medizinische Überwachung des Problembereichs.

Garrett konnte sich wegen der Nebenwirkungen nicht mit dem Gedanken anfreunden, gerinnungshemmende Medikamente zu nehmen. Und Aspirin, ein anderes Mittel zur Blutverdünnung, kam nicht in Frage, weil er dagegen allergisch war.

Sein Sohn, Dr. S. W. »Wayne« Garrett, Radiologe am Columbia Putnam Medical Center in Patatka/Florida, schlug ihm eine Alternative vor. Er wußte von Experimenten mit Faserstoffen der Grapefruit, genauer gesagt Pektin, mit denen Dr. James Cerda von der University of Florida beweisen wollte, daß Pektin die Arterien wieder durchgängig macht. Er hatte nämlich bei Dr. Cerda studiert. Dr. Garrett wußte auch, daß Pektin den Cholesterinspiegel drastisch senkt. »Ich beschloß, selbst einen Monat lang Pektin zu nehmen, nur um Dad zu zeigen, daß er wirklich kein Risiko damit eingeht. Außerdem stand demnächst ein Gesundheits-Check-up meiner Lebensversicherung an. Also dachte ich, schaden kann es ja nicht«, erzählt Dr. Garrett. Er fand es auch sehr positiv, daß Pektin im Gegensatz zu anderen cholesterinsenkenden oder Kreislaufmitteln keine gefährlichen Nebenwirkungen hat.

Er nahm einen Monat lang Dr. Cerdas Grapefruit-Pektin und war verblüfft von dem Erfolg. »Mein Cholesterinspiegel, der normalerweise zwischen 180 und 200 liegt, sank auf 150. Und was noch wichtiger ist: Das HDL (das gute Cholesterin) stieg derart an, daß es schließlich höher war als das LDL (das schlechte Cholesterin). Ich hatte einen unglaublich guten LDL/HDL-Quotienten – unter eins. Ich war erstaunt, wirklich erstaunt, daß es derart gut wirkte.« (Je niedriger die Verhältniszahl von LDL oder Gesamtcholesterin zum HDL ist, um so niedriger ist auch das Risiko einer Herzerkrankung. Ein Quotient von unter eins ist äußerst selten und bedeutet einen großen Schutz, vor allem bei Männern.)

Garrett senior, höchst beeindruckt, begann im Januar 1995 ebenfalls Grapefruit-Pektin zu nehmen – dreimal täglich, meistens in Wasser oder Saft verrührt. Sechzehn Monate später, im Mai 1996, wurden die Kopfarterien wieder per Ultraschall untersucht – ihr Inneres hatte sich dramatisch verändert. Die Plaque war erheblich zurückgegangen, um mehr als ein Drittel – die linke Kopfarterie war nur noch um 25 Prozent statt 40 Prozent verengt. Die Arterienwände, an denen die Ablagerungen vorher richtige kleine Buckel gebildet hatten, waren jetzt viel glatter. Die kleinen Geschwüre waren fast verschwunden. Da die Arterien nun wesentlich offener waren, war die Durchblutung wieder exzellent. Aber wo war die Plaque hinverschwunden? Sie hatte sich unter der Wirkung des Grapefruit-Pektins offenbar irgendwie aufgelöst und war weggeschwemmt worden. »Da mein Vater nichts anderes gemacht hat, müssen es diese Faserstoffe gewesen sein, ohne Frage«, meint sein Sohn, der Arzt. Außerdem hatten sie sicher auch andere Arterien im Körper freier gemacht, denn sie wirken nicht nur auf ein bestimmtes Blutgefäß. »Ich fühle mich richtig energiegeladen, wie schon seit Jahren nicht mehr«, sagt S. L. Garrett.

Ist es ein Wunder? Vielen, die Grapefruit-Pektin nehmen, kommt es bestimmt so vor. Niemand kennt ein synthetisches Medikament, das diese verfestigte Plaque hätte auflösen und die Arterien wieder durchgängig machen können. Solche Medikamente erhalten höchstens den Status quo, wenn man Glück hat, so daß die Arterien sich nicht noch weiter verengen. Aber daß etwas die Ablagerungen tatsächlich abbaut? Nach Meinung der Mediziner ist es unwahrscheinlich, wenn nicht unmöglich, insbesondere in so kurzer Zeit und insbesondere mit etwas so Sanftem wie Grapefruit-Pektin. Dr. Cerda meint dazu: »Wenn ein neues synthetisches Medikament das schaffen würde – ein Drittel der Plaque in alten, verschlissenen Arterien beseitigen –, dann würde es der Hersteller zum Wundermittel erklären, es für eine Billion Dollar verkaufen, und alle würden sich darum reißen.«

JOAN
oder »in einem Monat 90 Punkte weniger beim Cholesterin«

Joan Levin hat an der Johns Hopkins University ihren Magister in Jura und Öffentlicher Gesundheitspflege gemacht. Sie wußte also, was zu tun war, als ihr Cholesterinspiegel jenseits der Fünfzig ständig stieg: Sie machte jede Cholesterin-Diät, die sie in die Hände bekam. »Ich habe alles ausprobiert – ganz strenge fettarme Diäten und Sport, aber wirklich gebracht hat es nichts. Medikamente wie Mevinacor und Zocor wollte ich wegen der Nebenwirkungen – Schädigung der

Leber – nicht nehmen. Alles, was den Leberstoffwechsel beeinträchtigt, und das tun diese Medikamente, machte mir angst.« Aber ihr Cholesterinspiegel stieg und stieg, und ihr Arzt meinte, sie habe gar keine andere Wahl, als ein solches Medikament zu nehmen, weil nichts sonst half.

Dann, im Sommer 1996, hörte sie von einem speziellen Präparat mit Grapefruit-Pektin. Sie begann es zu nehmen, in Wasser aufgelöst. Auf der Packung stand zwar, man sollte es dreimal täglich nehmen, aber sie trank es meistens zweimal täglich, achtete aber darauf, daß sie immer auf die empfohlene Tagesdosis kam. Einen Monat später ließ sie ihren Cholesterinspiegel wieder überprüfen. Als sie die Auswertung per Post bekam, stieß sie einen begeisterten Schrei aus, weil das Ergebnis so unglaublich war. Ihr Cholesterinwert war von 295 auf 208 gesunken! »Das LDL (das schlechte Cholesterin) und die Triglyceride waren um fast 100 Punkte niedriger. Es war sagenhaft, wirklich fast ein Wunder. Ich kann mir nicht vorstellen, warum jemand die gefährlichen cholesterinsenkenden Medikamente nehmen sollte, wenn er dieses Grapefruit-Präparat noch nicht ausprobiert hat. Wenn es nach einem Monat nicht geholfen hat, kann man es immer noch mit etwas anderem versuchen.«

Und das Grapefruit-Pektin hatte noch eine sehr angenehme, unerwartete Nebenwirkung: Joan hatte, bei einer Körpergröße von 173 Zentimetern und 160 Pfund, nach drei Monaten ganze 15 Pfund abgenommen, ohne sich anzustrengen. »Ich merkte nach ein paar Wochen, daß ich nicht mehr so hungrig war. Ich nahm ganz langsam ab. Und ich habe nicht mehr diese wahnsinnige Gier nach bestimmten Sachen.« Außerdem hatte sie jetzt viel mehr Energie. Joan, die nie eine große Sportlerin gewesen war, begann mit Walking und machte im Herbst bei einem Wettbewerb in Chicago unter 350 Konkurrenten den zweiten Platz in ihrer Altersgruppe. »Ich habe alle Frauen in meiner Altersgruppe überrundet. Das Zeug hat mein Leben völlig verändert.«

Joan nimmt das Grapefruit-Pektin weiter und hofft, ihren Cholesterinspiegel damit auf 180 zu senken. Die meisten Leute, denen sie davon erzählt, sind begeistert, auch einige ihrer Freunde von der Universität, Mediziner und andere Wissenschaftler. Aber manche, denen das Präparat auch helfen könnte, sind skeptisch, sagt Joan bedauernd. »Wir werden leider einer derartigen Gehirnwäsche unterzogen, daß die meisten Leute denken, das einzige, was ihnen helfen kann, ist ein patentiertes Medikament, das der Arzt verschreibt«, meint sie. »Alles andere erscheint ihnen sofort suspekt. Es ist wirklich sehr schade, denn ich glaube, dieses Grapefruit-Pektin könnte vielen Menschen helfen.«

DIE MUTTER EINES HERZCHIRURGEN oder »Ich nehme kein Mevinacor mehr, nur noch Grapefruit-Pektin«

Dr. Daniel Knauf, Gefäßchirurg an der medizinischen Fakultät der University of Florida, sagt, der Cholesterinspiegel seiner 67jährigen Mutter sei so niedrig wie seit Jahren nicht mehr, nämlich unter 200, seit sie Grapefruit-Pektin nimmt. Sie konnte die synthetischen Medikamente bald ganz weglassen; sie hatte fünf Jahre lang Provochal und sechs Monate Mevinacor genommen, und diese Medikamente waren nicht so wirksam wie das Grapefruit-Pektin. Außerdem hatte das Mevinacor schon begonnen, die Leber zu schädigen. Mit Hilfe des Grapefruit-Pektin hat sie ihren Cholesterinspiegel nun schon zwei Jahre lang niedrig halten können, was ihren Sohn, den Herzchirurgen, zu dem Scherz veranlaßte, daß »dieses Zeug mich noch den Job kosten wird«.

Was ist es?

Das Grapefruit-Präparat, das Garretts Arterien wieder durchgängig machte und Joan Levins Cholesterinspiegel senkte, ist eine besondere Form von Pektin – eines wasserlöslichen Faserstoffes, der aus Schale, Mittellamellen und Zellwänden der Grapefruit gewonnen und mit Guar-Gummi, einem anderen löslichen Faserstoff, zu einem blaßgelben, geschmackslosen Pulver verarbeitet wird, das man in Flüssigkeit auflöst oder über das Essen streut. Das Präparat ist von der University of Florida und Dr. James Cerda patentiert und in den USA unter dem Namen ProFibe im Handel.

Was sagt die Wissenschaft?

Buchstäblich Dutzende exzellenter Studien aus den USA und anderen Ländern belegen, daß wasserlösliche Faserstoffe und ihre Nebenprodukte in verschiedenen Nahrungsmitteln, unter anderem die Beta-Glucane im Hafer und das Pektin in Früchten, den Cholesterinspiegel senken können. Dr. James Cerda, Gastroenterologe und Dozent an der medizinischen Fakultät der University of Florida, forscht seit zwanzig Jahren über die einzigartige Wirkung des Grapefruit-Pektin zur Vorbeugung und Behandlung von Arteriosklerose. Der erste Durchbruch gelang Dr. Cerda 1988 mit einem Tierversuch, denn es zeigte sich, daß Grapefruit-Pektin den Cholesterinspiegel bei Mini-Schweinen, die fettreiches Futter bekamen, drastisch senkte. Das Herz-Kreislaufsystem beim Schwein ist mit dem des Menschen nahezu identisch. Dr Cerda gab den Schweinen ein Futter mit 15 Prozent Schweineschmalz (das entspricht rund 40 Prozent der Kalorien in Fett). Wie zu erwarten, stieg ihr Cholesterinspiegel stark an, und die Arterien verschlossen sich. Als die Schweine jedoch auch Pektin bekamen, fiel ihr Cholesterinspiegel um 20 bis 25 Prozent. Aber das war noch nicht die größte Überraschung. Als Dr. Cerda sich ihre Arterien unter dem Mikroskop anschaute, konnte er zuerst gar nicht glauben, was er sah. Die Arterien der Schweine, die Pektin bekommen hatten, waren wesentlich weniger verstopft und allgemein wesentlich gesünder.

Dr. Cerda vermutete, daß das Grapefruit-Pektin nicht nur den Cholesterinspiegel senken, sondern auch Ablagerungen in den Arterien verhindern und sogar beseitigen kann. Also bekamen fünfzehn neue Schweine ein ganzes Jahr lang reichlich Schweineschmalz gefüttert. Anschließend gab Dr. Cerda bei der Hälfte der Schweine Grapefruit-Pektin ins Futter. Neun Monate später wurden die Schweine der Wissenschaft geopfert, ihre Arterien und Herzen genauestens untersucht. »Es war ungeheuer aufregend«, erzählt Dr. Cerda. Die Arterien der Schweine, die Pektin bekommen hatten, waren erheblich gesünder und zeigten kaum Schädigungen – herdförmig an den Innenwänden angelagerte Plaque und verengte Arterien, die das Blut nur tröpfchenweise durchließen –, wie sie die Schweine aufwiesen, die kein Pektin bekommen hatten. Die Forscher ermittelten, wieviel Oberfläche der Arterien von Plaque bedeckt und wie groß die Durchlaßöffnung war. Die erstaunliche Feststellung: Ganze 60 Prozent der mit Pektin gefütterten Schweine zeigten weniger arteriosklerotische Veränderungen an den Koronararterien und Aorten. Das bedeutete, daß Pektin eine äußerst günstige Wirkung auf Arterien hat, sie durchlässiger und glatter macht, oder daß es das Fortschreiten einer Arteriosklerose deutlich verlangsamt. Oder beides.

Der Cholesterinspiegel sinkt in jedem Fall

Dr. Cerda hat auch am Menschen nachgewiesen, daß Grapefruit-Pektin praktisch bei jedem den Cholesterinspiegel zu einem gewissen Grad senkt. In einer Studie maß er den Cholesterinspiegel der ersten 100 Patienten, die auf die Herzstation der Klinik kamen, an der er praktiziert, und empfahl ihnen dann eine Anfangsdosis von 15 Gramm Grapefruit-Pektin täglich. »Das Ergebnis war unglaublich«, sagt Dr. Cerda. »Der Cholesterinspiegel, der im Durchschnitt zwischen 220 und 300 lag, sank sehr schnell um 25 bis 30 Prozent, im Laufe eines Monats!« Das Grapefruit-Pektin kann auch einen extrem hohen Cholesterinspiegel senken, allerdings nicht so weit, daß der Arzt damit zufrieden wäre. In solchen Fällen könnte eine Kombination aus gängigen cholesterinsenkenden Medikamenten, wie Mevinacor und Zocor, plus Grapefruit-Pektin helfen.

In einer kleinen, unveröffentlichten Studie an sieben Patienten mit Cholesterinwerten zwischen 350 und 400 konnten entweder Grapefruit-Pektin oder Medikamente allein den Cholesterinspiegel auf 225 bis 300 senken. Mit den Standarddosen von Grapefruit-Pektin bzw. Medikamenten sank der Cholesterinspiegel häufig unter 200. Demnächst soll an mehreren amerikanischen Kliniken ein Doppelblindversuch an insgesamt 200 Patienten mit geschädigten Kopfarterien anlaufen, um die Fähigkeit von Grapefruit-Pektin, die Arterien wieder durchgängig zu machen, also Ablagerungen zu beseitigen, zu erforschen. Die Hälfte von ihnen wird achtzehn bis vierundzwanzig Monate lang Grapefruit-Pektin bekommen (das Produkt ProFibe), die andere Hälfte ein identisch aussehendes Placebo. Per Ultraschall wird überwacht, welche Veränderungen sich in den Arterien ergeben.

Wie wirkt es?

Noch weiß man nicht, in welcher Weise Grapefruit-Pektin den Cholesterinspiegel genau senkt. Hier einige der Theorien dazu: Das Pektin kleidet den Verdauungstrakt mit einer ultradünnen Wasserschicht aus und verhindert so die Aufnahme von Fetten, die den Cholesterinspiegel erhöhen. Das Pektin erzeugt als Nebenprodukt chemische Substanzen, die die Cholesterinbildung in der Leber unterdrücken, ähnlich wie synthetische Medikamente. Noch weniger weiß man darüber, auf welche Weise das Grapefruit-Pektin Ablagerungen in den Arterien auflöst und sie wieder durchgängig macht. Dr. Cerda vermutet eine chemische Wechselwirkung zwischen einem bestimmten Polysaccharid in der Grapefruit, der Galakturonsäure, mit den gefährlichen Ablagerungen in den Arterien, auch dem schlechten LDL-Cholesterin, und meint, daß Plaque auf diese Weise verhindert bzw. aufgelöst wird.

Einiges spricht auch dafür, daß eine drastische Senkung des Cholesterinspiegels die Arterien wieder durchgängig macht, die Durchblutung verbessert und zu einer Rückbildung der Arteriosklerose führt. Dr. Cerda ist jedoch überzeugt, daß die Fähigkeit von Grapefruit-Pektin, Ablagerungen in den Arterien aufzulösen, nichts mit seiner cholesterinsenkenden Wirkung zu tun hat.

Wieviel brauchen Sie?

Die Standarddosis bei klinischen Studien sind 15 Gramm Pektin, verteilt auf Frühstück, Mittag- und Abendessen. Soviel scheint nötig zu sein, damit sich die Ablagerungen in den Arterien auflösen. Bei manchen Menschen sinkt der Cholesterinspiegel aber auch schon bei nur 5 Gramm (ein Löffel) oder 10 Gramm (zwei Löffel) täglich ganz erheblich, sagt Dr. Cerda.

Die Sicherheit

Viele Leute bekommen anfangs Blähungen, denn der Körper muß sich erst an die erhöhte Ballaststoffzufuhr gewöhnen. Häufig wird der Stuhl dünner, und manchmal kommt es auch zu Durchfall. Verringern Sie in diesem Fall die Menge, oder beginnen Sie gleich mit einer niedrigeren Dosis, die Sie dann langsam steigern sowie sich der Körper an den Ballaststoff gewöhnt. Da es sich um Faserstoffe einer Frucht handelt, besteht auch langfristig nicht die Gefahr einer Schädigung.

Und die Alternative?

Gängige cholesterinsenkende Medikamente wie Mevinacor und Zocor bringen bei vielen Menschen einen Erfolg, sind jedoch teurer als Grapefruit-Pektin und können außerdem schwere Nebenwirkungen haben, zum Beispiel die Leber schädigen. Deshalb sollten bei Einnahme solcher Medikamente regelmäßig Leberfunktionstests gemacht werden, um eine Schädigung frühzeitig festzustellen. Der kalifornische Kardiologe Dean Ornish berichtet, daß sich Arteriosklerose mit streng fettarmer Diät, Sport und Streßabbau teilweise bessern läßt. Auch Knoblauch kann helfen, den Cholesterinspiegel zu senken, und Antioxidantien tragen möglicherweise ebenfalls dazu bei, daß sich keine Ablagerungen in den Arterien bilden und machen sie teilweise wieder durchgängiger. Ansonsten hilft bei stark verengten Arterien oder gar einem Verschluß nur eine Operation.

Verbraucherinformation

ProFibe Grapefruit-Pektin in Pulverform ist erst in wenigen Reformhäusern und Drogeriemärkten erhältlich. Sie können es in den USA unter der Telefonnummer 001-800-756-3999 bestellen. Es kostet rund 60 Dollar im Monat, wenn Sie die maximale Dosis nehmen wollen, oder zwei Dollar am Tag. Der Packung liegt ein kleiner Meßlöffel zur bequemen Dosierung bei.

Sollten Sie es ausprobieren?

Wenn Ihnen Ihr Cholesterinspiegel oder Ihre Arterien Sorgen machen, ist es sicherlich einen Versuch wert. Es scheint bei vielen Menschen mit einem hohen Cholesterinspiegel geradezu Wunder zu wirken, denn die Werte sind oft schon nach einem oder zwei Monaten um 50 Punkte niedriger oder noch mehr. Möglicherweise hilft das Grapefruit-Pektin auch Ablagerungen in den Arterien teilweise abbauen. Beraten Sie sich mit Ihrem Arzt, was in Ihrem Fall das beste ist. Eine Selbstbehandlung ohne ärztliche Beratung kann gerade bei Herzkrankheiten gefährlich sein.

Anmerkung: Viele Grapefruits zu essen, bringt übrigens *nicht* die gleiche positive Wirkung.

Das Super-Aspirin aus der Natur

(Mutterkraut)

Warum wollen Sie sich weiter mit Migräne herumquälen, wenn ein heilkräftiges Kraut Sie davon befreien kann?

Jeder Migränegeplagte weiß, daß Aspirin gegen diesen grauenhaften Kopfschmerz meist wenig ausrichtet. Aber die Natur hat noch etwas anderes auf Lager, das solche Kopfschmerzen tatsächlich beseitigt. Eingeweihte nennen es »Wunder-Aspirin«, denn es hat die bemerkenswerte Fähigkeit, diese unbeschreiblich schmerzhaften, anfallartigen Gewitter im Kopf zu stoppen, unter denen 23 Millionen Amerikaner leiden. Die Heilung steckt in den Blättern einer Pflanze namens Mutterkraut. Und es wirkt, wie Tausende von Migränepatienten bestätigen, die das Glück hatten, es ausprobieren zu können.

THERESA oder »Endlich keine Migräne mehr – nach zwanzig Jahren!«

Theresa Colonna, die in einem Vorort von Pittsburgh lebt und heute einundsechzig ist, war über zwanzig Jahre eine Gefangene ihrer Migräne. Sie hatte etwa einen Anfall in der Woche, und die Wochenenden oder Ferien mit ihrem Mann und den vier Kindern waren dann verdorben. »Die Migräneanfälle waren so schlimm, daß alle Angst davor hatten. Meistens mußte ich einen oder zwei Tage im Bett bleiben«, erzählt Theresa. Sie hatte die klassischen Symptome – Seh- und Sprachstörungen, Lichtempfindlichkeit, pochende Kopfschmerzen und Übelkeit. »Manchmal verbrachte ich den ganzen Tag in der Toilette, weil ich mich ständig übergeben mußte.«

Sie probierte alles aus, was die Schulmedizin zu bieten hat, um die Migräne loszuwerden. Wenn die Kopfschmerzen ganz unerträglich wurden, ging sie in die Krankenhaus-Ambulanz. »Sie spritzten mir Dolantin und schickten mich dann mit dem Rat nach Hause, daß ich den Anfall ausschlafen solle.« Ein Arzt verschrieb ihr Dociton, einen Beta-Blocker, der bei Bluthochdruck und oft auch bei Migräne verordnet wird. Es half nichts. »Ich ging zum Chiropraktiker. Ich probierte jedes Medikament aus, das es gibt.« Im Notfall ließ sie sich Imigran spritzen, ein neues Medikament. Wenn sie spürte, daß wieder ein Anfall im Anzug war, sah sie zu, daß sie so schnell wie möglich zum Arzt kam, damit er ihr eine Spritze gab. »Einmal mußte ich für den Weg in seine Praxis die Sonnenbrille aufsetzen, weil mir das Licht zu weh tat, und ich konnte kaum noch gehen, aber ich war zu einer Hochzeit eingeladen. Damals war die Spritze für mich ein Geschenk Gottes«, erzählt Theresa. Aber das war auch ihre letzte schwere Migräne, und sie kann seitdem auf die herkömmlichen Medikamente verzichten. Sie entdeckte nämlich das Mutterkraut.

Ihr Chef, der Direktor der Schule, an der sie als

Sekretärin arbeitet, brachte ihr einmal einen Zeitungsartikel über die Heilpflanze mit. Sie war zwar skeptisch, aber durchaus bereit, etwas Neues auszuprobieren, also holte sie sich in ihrem Reformhaus eine 100er-Packung Mutterkraut-Kapseln zu 380 Milligramm. »Die ersten drei Monate nahm ich dreimal eine Kapsel täglich«, berichtet Theresa. »Inzwischen nehme ich nur noch eine am Tag. Es war unglaublich. Ich hatte alles mögliche ausprobiert, und diese kleinen Dinger haben mich endlich von meiner Migräne erlöst. Heute bekomme ich vielleicht alle sechs Monate mal Kopfschmerzen, und nicht mehr jede Woche, aber sie sind gar nichts im Vergleich zu früher, und viel schneller vorbei. Eigentlich habe ich jetzt schon ein ganzes Jahr keine Migräne gehabt!«

Sie kennt die neuen Imigran-Tabletten, die rezeptpflichtig sind und einen Migräneanfall sofort abblocken können – und sie hat sogar ein paar in der Schublade für den Fall, daß wieder ein ganz schlimmer kommt. »Aber ich habe Angst vor den Nebenwirkungen, und ich nehme lieber nicht einmal in der Woche ein Medikament gegen die Kopfschmerzen, wenn ich ihnen ohne jede Nebenwirkung so einfach vorbeugen kann. Es geht mir mit dem Mutterkraut so gut, daß ich sicher dabei bleibe.«

Letztens besuchte Theresa den Vortrag eines Neurologen, der alle in der Migränetherapie eingesetzten Medikamente vorstellte. Sie fragte ihn zum Schluß, ob er schon von Mutterkraut gehört habe. »Nein, was ist das?« entgegnete er. »Ich versuchte, es ihm zu erklären, aber er schien gar nicht interessiert«, sagt Theresa. »Er ging darüber hinweg, als wäre es völlig irrelevant, obwohl mehrere Leute im Publikum sagten, daß sie es auch nehmen. Ich nehme an, er schreibt lieber Rezepte für starke Medikamente, und das finde ich wirklich schlimm.«

Was ist es?

Mutterkraut, eine wildwachsende Pflanze mit gefiederten Blättern aus der Korbblütlerfamilie, ist ein uraltes Heilmittel. Schon die alten Griechen nahmen es gegen die gleichen Beschwerden wie wir heute Aspirin – gegen Kopfschmerzen, Fieber und rheumatische Entzündungen. Englische Doktoren empfahlen es im 17. Jahrhundert als »sehr wirksam für alle Schmerzen [*sic*] im Kopf«. Der Arzt John Hill schrieb 1772 in seinem Buch *The Family Herbal*: »Selbst bei allerschlimmsten Kopfschmerzen hilft dieses Kraut wie kein anderes.« Dann aber kam Mutterkraut ein paar Jahrhunderte lang außer Gebrauch – weil es bei Fieber doch nicht richtig half. Es gelangte erst in den achtziger Jahren wieder zu Ansehen, als britische Forscher entdeckten, daß es tatsächlich ein hochwirksames Mittel gegen Migräne ist.

Was sagt die Wissenschaft?

Das Verdienst, dem Mutterkraut in der Medizin wieder zu Ansehen verholfen zu haben, gebührt zu einem Gutteil einer Britin, einer Mrs. Jenkins, die Ende der siebziger Jahre ihre Migräne damit behandelte und die erste wissenschaftliche Untersuchung dieser Heilpflanze anregte. Sie war die Frau des leitenden Amtsarztes der englischen Bergbaubehörde und hatte, inzwischen achtundsechzig, seit ihrem sechzehnten Lebensjahr an Migräne gelitten, also über fünfzig Jahre. Es heißt, daß eine Bekannte ihr ein altes Volksmittel empfahl – Mutterkrautblätter, die sie kauen sollte. Sie kaute von da an drei Blätter täglich, eine Menge, die angeblich sicher wirkte. Und es half tatsächlich. Ihre Kopfschmerzen wurden seltener und weniger schlimm, und nach zehn Monaten hörten sie ganz auf.

Ihr Mann, der Arzt, informierte Dr. E. Stewart Johnson an der City of London Migraine Clinic über diesen Erfolg, der die Sache sehr interessant fand und beschloß, sich mit diesem alten Migränemittel aus der Volksmedizin näher zu befassen. Er machte fast 300 Migränekranke ausfindig, die regelmäßig Mutterkrautblätter kauten, und befragte sie. Ihre Geschichten waren so überzeugend, daß er und andere Forscher mit wissenschaftlichen Studien begannen, die in den renommiertesten medizinischen Fachzeitschriften Englands veröffentlicht wurden und belegten, daß Mutterkraut ein wirksames Mittel gegen Migräne ist.

Im Jahr 1985 berichtete Dr. Johnson im angesehenen *British Medical Journal* über das Ergebnis seiner Untersuchungen. Von den 270 in seiner Studie erfaßten Migränepatienten gaben 72 Prozent an, daß ihre Migräneanfälle weniger und leichter geworden waren, seit sie Mutterkrautblätter kauten. Dr. Johnson beschloß daraufhin herauszufinden, ob das nur auf Wunschdenken oder tatsächlich einer medizinischen Wirkung beruhte. Er suchte siebzehn Migränepatienten heraus, die regelmäßig Mutterkraut gegen ihre Beschwerden nahmen. Er ließ Testkapseln anfertigen, die getrocknetes, zerstoßenes Mutterkraut enthielten, und identisch aussehende Kapseln ohne Wirkstoff. Die Testpersonen, die nicht wußten, was sie bekamen, mußten etwa sechs Monate lang entweder das Placebo oder eine Kapsel mit Mutterkraut nehmen und über ihre Migräneanfälle genau Protokoll führen. Das Ergebnis war verblüffend und überzeugend, denn es bewies, daß das Mutterkraut tatsächlich wirkte. Die Probanden, die

Mutterkraut bekommen hatten, waren relativ migränefrei, wie vorher auch. Aber diejenigen, denen das Mutterkraut mit einem Schlag entzogen worden war, litten Höllenqualen. Die Migräneanfälle waren dreimal so häufig und derart schlimm, daß einige die Studie abbrachen. Als sie wieder Mutterkraut nahmen, ließ die Migräne nach oder verschwand ganz.

Den ausschlaggebenden Nachweis über die Wirksamkeit von Mutterkraut lieferte eine weitere kontrollierte, sogenannte Doppelblindstudie mit Migränepatienten, die noch nie Mutterkraut genommen hatten. Sie wurde 1988 in der britischen Medizinfachzeitschrift *The Lancet* von Forschern des Universitätskrankenhauses in Nottingham/England veröffentlicht. Die Migränepatienten bekamen dabei in zwei Abschnitten von je vier Monaten täglich eine Kapsel mit luftgetrockneten Mutterkrautblättern (etwa zwei mittelgroße Blätter) oder ein Placebo mit getrockneten Kohlblättern. Das Mutterkraut brachte auch hier wieder beachtliche Erfolge. Bei den Testpersonen, die das Heilkraut nahmen, ging die Häufigkeit der Migräneanfälle um ein Viertel zurück. Die Kopfschmerzen waren wesentlich leichter, Erbrechen und Sehstörungen seltener. Deshalb gibt es heute Mutterkraut in Tropfen- oder Kapselform zu kaufen, die als Mittel gegen quälende Migränekopfschmerzen den synthetischen, rezeptpflichtigen Medikamenten durchaus gleichwertig sind.

Seit ich meinen Patienten Mutterkraut empfehle, brauche ich praktisch keine Migräne mehr zu behandeln. – Dr. Daniel Tucker, Internist, Immunologe und Allergologe, West Palm Beach/Florida.

Wie wirkt es?

Der Wirkstoff im Mutterkraut, der so gut gegen Migräne hilft, ist höchstwahrscheinlich das Parthenolid. Und viele Experten sagen, daß es in relativ hoher Konzentration enthalten sein muß, um wirksam zu sein. Parthenolid blockiert nachgewiesenermaßen die Freisetzung von Serotonin. Ein Überschuß an Serotonin, einem in Zellen und Blutgefäßen des Gehirns aktiven Hormon, spielt als Auslöser von Migräne eine Rolle, vermutlich weil es die Blutgefäße zusammenzieht. Mutterkraut wirkt also in ganz ähnlicher Weise wie das Medikament Deseril (Methysergidmaleat), ein Serotonin-Antagonist, das zur Vorbeugung gegen Migräne eingesetzt wird.

Entsprechende Tests haben gezeigt, daß Mutterkraut auch eine entzündungshemmende Wirkung besitzt, die auch etwas mit Migräneanfällen zu tun haben könnten. Britische Forscher haben vor kurzem herausgefunden, daß die im Mutterkraut enthaltenen wirksamen Substanzen in ihrer komplexen Mischung »hochpotente« Hemmstoffe gegen Thromboxan B2 und Leukotrien B4 sind, Körpersubstanzen, die Entzündungen und Schmerzen fördern. Im Laborversuch haben Mutterkrautblätter die Freisetzung solcher entzündungsfördernder Substanzen zu 58 Prozent blockiert, was seine entzündungshemmende Wirkung erklärt. Und nicht zuletzt besitzt Mutterkraut auch gerinnungshemmende, antibakterielle und antiallergische Wirkung (es verhindert, daß die Mastzellen Histamine freisetzen.)

Wieviel brauchen Sie?

Bei getrockneten Blättern gelten zwei oder drei am Tag als wirksame Dosis. Kapseln mit Mutterkraut enthalten in der Regel mindestens 300 Milligramm. Auf dem

Beipackzettel werden drei Stück pro Tag empfohlen. Das ist als Anfangsdosis in Ordnung, sagen Experten, aber oft genügt zur Vorbeugung gegen einen Migräneanfall auch eine Kapsel.

Die Sicherheit

Mutterkraut hat im allgemeinen kaum Nebenwirkungen – einer Studie zufolge treten bei etwa acht Prozent der Patienten kleine Mundgeschwüre und leichte Magenbeschwerden auf. In Einzelfällen wurden auch allergische Reaktionen und ein beschleunigter Herzschlag berichtet. Aufgrund seiner jahrhundertelangen Anwendung gilt Mutterkraut bei kurzzeitigem Gebrauch als ungefährlich, Langzeitstudien über den Dauergebrauch liegen jedoch noch nicht vor. In Kanada, wo Mutterkraut als freiverkäufliches Migränemittel zugelassen ist, empfiehlt die Arzneimittelbehörde, es zur Vorbeugung – nur unter ärztlicher Aufsicht zu nehmen. Dr. Michael Murray, Arzt für Naturheilkunde in Seattle, rät davon ab, Mutterkraut zusammen mit sogenannten steroidfreien Entzündungshemmern, zum Beispiel Aspirin und Paracetamol, anzuwenden, denn sie können seine Wirksamkeit beeinträchtigen.

Wer sollte es nicht nehmen?

Schwangere Frauen (es könnte vorzeitige Wehen auslösen), stillende Mütter und Kinder unter zwei Jahren sollten kein Mutterkraut nehmen. Vorsicht ist geboten, wenn Sie gerinnungshemmende Medikamente nehmen, denn Mutterkraut wirkt auch blutverdünnend, so daß es in seltenen Fällen zu Blutungen kommen kann. Bei Menschen mit einer Empfindlichkeit gegen Korbblütler kann Mutterkraut allergische Reaktionen auslösen.

Verbraucherinformation

Die Blätter schmecken ziemlich bitter, deshalb sind Mutterkraut-Kapseln oder -Tropfen angenehmer und auch zuverlässiger in der Wirkung. Die Präparate sollten auf die richtige Dosis an pharmakologisch wirksamer Substanz, also Parthenolid, »standardisiert« sein. Ein qualitativ hochwertiges Mutterkraut-Präparat sollte 0,2 Prozent Parthenolid (250 Mikrogramm) enthalten, so die Empfehlung von Dr. Varro Tyler, Experte für Pflanzenheilkunde. Bei einer Analyse gängiger Produkte, die in einem Reformhaus in Louisiana angeboten wurden, stellte sich heraus, daß zwei von drei Mutterkraut-Präparaten überhaupt kein Parthenolid enthielten. Mutterkraut behält seine Wirksamkeit länger, wenn Sie es im Kühlschrank aufbewahren.

Sollten Sie es ausprobieren?

Mutterkraut sollte Ihr Mittel der ersten Wahl sein, wenn Sie unter Migräne leiden, denn es kann Kopfschmerzen zuverlässig vorbeugen und Migräneanfälle, sollten sie doch auftreten, deutlich mildern. Dazu ist das Risiko von Nebenwirkungen wesentlich geringer als bei synthetischen Medikamenten, und es ist erheblich preiswerter. Wenn es hilft, dann ist es auch Ihr »Wundermittel«. Wenn nicht, können Sie immer noch andere Alternativen ausprobieren, zum Beispiel herkömmliche Migränemedikamente. Ein Versuch schadet in keinem Fall.

Wofür ist es außerdem gut?

In England wird Mutterkraut auch häufig zur Schmerzlinderung bei Polyarthritis eingesetzt. Pharmakologisch gesehen macht das durchaus Sinn, denn die Symptome flammen immer wieder auf, wenn die Zellen von Leukotrienen überschwemmt werden, entzündungsfördernden Substanzen, auf die die Wirkstoffe im Mutterkraut hemmend einwirken. Es gibt keine fundierten Studien, die die Wirksamkeit von Mutterkraut bei Arthritis belegen, deshalb kann man auch nicht genau sagen, welche Dosis wirksam ist. (Bei einer Studie wurde überhaupt keine Wirkung festgestellt, aber vielleicht war die Dosis einfach zu niedrig.) Mutterkraut soll auch bei Asthma, Allergien, Dermatitis und Psoriasis helfen. Mit all diesen Erkrankungen gehen entzündliche Prozesse einher, daher erscheint eine Behandlung mit Mutterkraut durchaus sinnvoll. Wie gut Mutterkraut bei diesen Erkrankungen hilft, ist nicht bekannt, denn es wurden bisher keine klinischen Versuche durchgeführt.

Das »Wundermittel« gegen Osteoarthritis

(Glucosamin)

Es ist das einzige bekannte Mittel, das die schlimmste Gelenkerkrankung von allen, die Osteoarthritis, stoppen oder bessern kann. Und es ist absolut sicher!

Unter Arthritiskranken gilt es als *das* Mittel, und es ist nur allzu verständlich. Denn das ist es auch, wenn man es mit den anderen Möglichkeiten vergleicht, die die Schulmedizin zu bieten hat – »deformierte Gelenke, unerträgliche Schmerzen und kaum Aussicht auf Heilung«, wie ein Experte es treffend formuliert. Eine natürliche Substanz namens Glucosamin – manchmal mit einem zweiten Aufbaustoff, dem Chondroitin, kombiniert – ist das wirksamste bekannte Medikament zur ursächlichen Behandlung von Gelenkverschleiß, und hier in erster Linie der Osteoarthritis, die fast 90 Prozent von uns trifft, sofern wir alt genug werden.

Und so entwickelt sich die Erkrankung: Die Gelenkknorpel – das glatte, zähe gummiartige Gewebe, das wie eine Art Kissen oder Stoßdämpfer wirkt und verhindert, daß die Knochenenden in den Gelenken direkt aneinanderreiben – werden allmählich abgebaut und regenerieren sich nicht mehr. (Das gleiche Knorpelgewebe finden Sie an einer Hühnerkeule.)

Es verschleißt und trocknet aus, bis es wie alter Schaumgummi ist, der seine Elastizität verloren hat. Von Enzymen attackiert, wird das Knorpelgewebe spröde und zerfällt, in schweren Fällen löst es sich sogar völlig auf, so daß die Knochenenden ganz freiliegen. Mit zunehmendem Verschleiß treten Schmerzen auf, die Gelenke versteifen, und die Beweglichkeit läßt nach. Es ist eine Krankheit mit sehr schlechter Prognose, die ein Gelenk nach dem anderen angreift – meistens Finger, Knie und Hüfte – und bislang nicht heilbar ist.

Die übliche Behandlung: Schmerzmittel wie Acetaminophen (Paracetamol), Aspirin und stärkere steroidfreie Entzündungshemmer wie Indometacin (Indomet) und Ibuprofen (Aktren), die bei langfristiger Einnahme Magengeschwüre, Blutungen im Magen-Darmbereich und Nierenschäden verursachen können. Noch schlimmer ist, und das wissen die wenigsten, daß diese vom Arzt empfohlenen Schmerzmittel die Knorpel mit der Zeit zerstören und die Bildung von neuem Knorpelgewebe verhindern, wie neuere italienische Untersuchungen belegen. Es ist also nicht nur so, daß diese üblicherweise verordneten Medikamente gegen die zugrundeliegende Ursache der Osteoarthritis nichts ausrichten, sie verschlimmern sie in Wirklichkeit noch, obwohl die meisten Menschen gar nicht mitbekommen, was da tatsächlich in ihrem Körper vorgeht, weil sie ja weniger Schmerzen haben.

Wäre es nicht wunderbar, wenn Sie etwas nehmen könnten, das das Knorpelgewebe wieder aufbaut, regeneriert? Amerikanische Schulmediziner sagen, daß sich Osteoarthritis nicht bessern läßt, in den meisten Fällen nicht einmal stoppen – daß man sie nur mit starken Schmerzmitteln und Entzündungshemmern behandeln kann, um den Schmerz zu maskieren, und, als allerletzte Möglichkeit, das Gelenk operativ ersetzen. In anderen Ländern sieht man die Sache etwas anders. In Europa bekommen Patienten mit Osteoarthritis in der Regel besondere Aufbaustoffe – Glucosamin und Chondroitin –, um die Bildung von neuem Knorpelgewebe zu stimulieren, ein Fortschreiten der Krankheit zu verhindern und sie sogar zu bessern. Einige Ärzte und Patienten in den USA setzen diese Aufbaustoffe inzwischen ebenfalls mit außerordentlichem Erfolg ein. Dennoch wird Millionen von Amerikanern die Hoffnung auf Genesung verwehrt, weil sie diese sinnvollen, ungefährlichen und relativ preiswerten Aufbaustoffe gar nicht kennen.

PHYLLIS
oder »Es hat mir ein künstliches Hüftgelenk erspart«

Phyllis Eagelton*, noch keine Fünfzig und Spitzenanwältin mit eigener Kanzlei in Washington, quälten im Jahr 1989 heftige Schmerzen. Die Gelenke und Muskeln der linken Hüfte bauten zusehens ab. Sie hinkte so stark, daß sie einen Stock brauchte. »Ich konnte keine zwei Häuserblocks weit mehr gehen, ohne daß ich Schmerzen bekam«, erinnert sie sich. Reisen in andere Länder, wo Verhandlungen zu führen waren, wurden fast unmöglich. Und an Tennis, das sie seit ihrer Kind-

*Der Name wurde geändert, die medizinischen Details sind jedoch korrekt.

heit spielte, war nicht mehr zu denken. Sie suchte mehrere Experten auf. Die Röntgenbilder bestätigten einen starken Verlust an Knorpelgewebe und eine Schädigung des linken Hüftgelenks. Die Diagnose: progressive Osteoarthritis, nicht behandelbar, außer mit Schmerzmitteln und einer Operation. Sie begann dann, auf Empfehlung eines Rheumatologen, starke steroidfreie Entzündungshemmer zu nehmen, allerdings nur widerstrebend. Sie fühlte sich zwar »etwas besser«, hörte aber nach ein paar Wochen aus Angst vor Nebenwirkungen damit auf. Zwei Orthopäden in Washington empfahlen ihr, sich ein künstliches Hüftgelenk einsetzen zu lassen, weil sich ihre Beschwerden sonst so weit verschlimmern würden, daß sie überhaupt nicht mehr würde gehen können. Sie lehnte die Operation ab. »Ich war der Meinung, wenn ich so eine starke Arthritis in der Hüfte hätte, würde sie auch anderswo auftauchen, und das Problem wäre nicht gelöst, wenn man dieses eine Gelenk ersetzt.« Sie machte sich auf die Suche nach Alternativen und probierte es mit Chirotherapie, verschiedenen chinesischen Heilkräutern, Akupunktur, Stretching und Sport, um die Beweglichkeit zu verbessern und die Schmerzen zu lindern. Es schien auch alles zu helfen, aber zum Glück erfuhr sie von einer natürlichen, gegen Arthritis wirksamen Substanz, dem sogenannten Glucosamin, das ihr der in Stanford ausgebildete Washingtoner Arzt Robert Heffron empfahl. Sie begann es zu nehmen, worauf die Schmerzen innerhalb von drei Wochen nachließen und sich in den folgenden Monaten eine deutliche Besserung einstellte. »Es schlug wirklich hervorragend an bei ihr«, sagt Dr. Heffron, der Glucosamin schon vielen Patienten empfohlen hat, auch seinem Bruder, einem Profi-Baseballspieler mit Osteoarthritis im Knie.

Phyllis nimmt nun seit zwei Jahren eine Kombination aus Glucosamin, Chondroitinsulfat und Mangan (Cosamin), und das mit phänomenalem Erfolg, wie sie sagt. Ihre wirklich schlimme Arthritis hat sich so sehr gebessert, daß sie kaum noch etwas davon spürt. Sie kann ohne Schwierigkeiten gehen und braucht kein Aspirin oder andere Schmerzmittel mehr. Der Stock ist Vergangenheit, und ebenso die Schmerzen. »Ich habe noch nicht wieder die Beweglichkeit, die ich haben möchte, aber im Grunde genommen bin ich jetzt schmerzfrei«, erzählt Phyllis. »Letzten Sommer habe ich zum ersten Mal seit acht Jahren wieder Tennis gespielt – ich hatte schon gedacht, das wäre für immer vorbei –, und zwar dreimal die Woche. Es war wunderbar. Außerdem war ich wandern, in Arizona, und bin meine acht bis zehn Kilometer am Stück gelaufen, ganz ohne Schmerzen. Ich würde sagen, daß ich auf einer ebenen, harten Fläche wieder ewig weit gehen kann.«

Ein künstliches Hüftgelenk steht für Phyllis offenbar überhaupt nicht zur Debatte, das bestätigt auch Dr. Heffron. Aber jetzt macht ihr die Krankenkasse Schwierigkeiten. Obwohl die Arthritis sie in keiner Weise mehr einschränkt, will man ihre Versicherung nicht mehr verlängern, weil sie sich weigert, sich, wie empfohlen, ein künstliches Hüftgelenk einsetzen zu lassen – was sie natürlich nicht mehr braucht, da sie aller schulmedizinischen Prognosen zum Trotz ohne diese Operation wieder wunderbar laufen kann.

Was ist es?

Glucosamin ist eine Substanz, die in sehr geringen Mengen in der Nahrung vorkommt und auch von den Knorpelzellen hergestellt wird. Seine Hauptaufgabe ist, die Bildung langkettiger Zuckerverbindungen anzuregen, der sogenannten Glucosaminoglykane (GAGs), die zum Aufbau von Knorpelgewebe gebraucht werden. Seit 1992 behandeln Veterinäre Arthritis bei Rennpferden, Nutz- und Haustieren mit synthetischem Glucosamin, das ins Futter gegeben wird. Die Tatsache, daß es ihren Hunden half, inspirierte einige arthritisgeplagte Patienten und Ärzte dazu, Glucosamin bei sich selbst auszuprobieren. Ein weiterer wichtiger Knorpelaufbaustoff ist das Chondroitin, das aus Rinder-, Hai- und Walknorpeln hergestellt wird.

Was sagt die Wissenschaft?

In Portugal, Spanien und Italien gilt Glucosamin seit Anfang der achtziger Jahre bei der Behandlung von Osteoarthritis als Mittel der Wahl. Es erreicht, oral verabreicht, sehr schnell seinen Zielort – Bindegewebe und Knorpel –, was sich mit Hilfe von radioaktiv markierten Stoffen nachweisen läßt. Fünf streng wissenschaftlich angelegte Doppelblindstudien in den achtziger Jahren mit Glucosamin als einzigem Wirkstoff erbrachten beeindruckende Resultate. Bei einer Studie italienischer Forscher am Ospedale Giustiniano in Venedig zeigte sich schon nach einundzwanzig Tagen bei 80 Prozent der Patienten eine insgesamte Reduzierung der Symptome von chronischer Osteoarthritis. Eine Verbesserung war bereits nach sieben Tagen feststellbar. Drei Wochen nach Beginn der Behandlung mit Glucosamin waren ein Viertel der Patienten symptomfrei.

Eine weitere kontrollierte Studie an Patienten mit Osteoarthritis im Knie, durchgeführt am National Orthopedic Hospital in Manila auf den Philippinen, ergab bei 80 bis 100 Prozent der Probanden, die Glucosamin bekamen, eine Besserung, in der Regel innerhalb von zwei Wochen. Besonders bemerkenswert und überzeugend ist eine Studie von Forschern der Universität Pavia und des Rota Forschungsinstituts in Italien, bei der achtzig Patienten, mit schweren akuten Symptomen von Osteoarthritis (im Bereich von Nacken und Wirbelsäule oder mehreren Gelenken) in stationärer Behandlung, entweder 1500 Milligramm Glucosaminsulfat täglich oder aber ein Placebo bekamen. Die Ärzte bewerteten das Glucosamin als etwa doppelt so wirksam wie das Placebo, und 72 Prozent der Glucosamin-Patienten wurden nach drei Wochen als »ausgezeichnet oder gut« gebessert eingestuft. Rund 20 Prozent waren frei von Schmerzen und anderen Symptomen.

Besonders aufschlußreich waren die Knorpelproben von Hüfte und Knie, die den Glucosamin- und Placebo-Patienten entnommen und unter dem Elektronenmikroskop untersucht wurden. Es zeigten sich nämlich erhebliche Unterschiede. Das Knorpelgewebe der Placebo-Patienten wies die typischen Kavernen und rauhen, faserigen Oberflächen auf, wie sie für schwere Osteoarthritis kennzeichnend sind. Das Knorpelgewebe der Glucosamin-Patienten hingegen »zeigte fast glatte Oberflächen« und nur leichte Anzeichen von Osteoarthritis. Die Studie liefert den direkten, sichtbaren Beweis, daß Glucosamin das Knorpelgewebe tatsächlich »repariert«, also auf die zugrundeliegende Ursache der Osteoarthritis eingewirkt hat. Und die Knorpel hatten sich innerhalb von dreißig Tagen regeneriert!

Besser als Ibuprofen

Einschlägige Untersuchungen in Portugal, Deutschland und Italien haben außerdem ergeben, daß Glucosamin die Symptome der Osteoarthritis gleich gut oder besser lindert als die normalerweise verordneten Medikamente, hauptsächlich Ibuprofen. Bei einer portugiesischen Studie an vierzig Patienten unter Leitung von Dr. António Lopes Vaz am Hospital São João in Porto stellte sich heraus, daß Ibuprofen in den ersten beiden Wochen eine schnellere Schmerzlinderung brachte. Nach acht Wochen jedoch hatten die Patienten der Glucosamin-Gruppe eine durchschnittlich dreimal niedrigere Schmerzrate als die Ibuprofen-Patienten.

Bei 20 Prozent der Glucosamin-Gruppe gingen Schwellungen am Knie ganz zurück, bei der Ibuprofen-Gruppe zeigte sich hier überhaupt keine Besserung. Insgesamt brachte Glucosamin bei 29 Prozent der Patienten, was Schmerzlinderung und Abschwellwirkung betraf, bessere Ergebnisse als Ibuprofen.

In einer großangelegten neunmonatigen Studie an mehreren Kliniken in Portugal verglichen 252 Ärzte bei 1506 Patienten mit Osteoarthritis die Wirkung von Glucosaminsulfat (1500 Milligramm täglich) mit herkömmlichen Behandlungsmethoden. Glucosamin übertraf alle entzündungshemmenden Mittel, injizierbare Knorpelextrakte, Vitamine und sonstige oral verabreichte Medikamente und brachte bei 95 Prozent der Testpersonen eine Besserung, darunter sogar viele, bei denen keine andere Behandlung angeschlagen hatte. Lediglich bei fünf Prozent ergab sich keine Besserung. Die Forscher kamen zu dem Schluß, daß die »orale Behandlung mit Glucosaminsulfat bei den meisten Arthrose-[Arthritis-]Patienten zu einer vollständigen oder teilweisen Genesung führt«.

In einer 1994 durchgeführten Studie erwies sich Glucosamin auch wirksamer als Piroxicam, ein ebenfalls häufig verordnetes Arthritismittel. Dr. Luigi Rovati vom Rota Forschungsinstitut in Italien, der Anfang der sechziger Jahre das Glucosaminsulfat-Molekül entdeckte, stellte bei einer Untersuchung an 329 Patienten mit Osteoarthritis fest, daß Glucosamin die Krankheitsaktivität wirksamer eindämmte als ein Placebo oder Piroxicam allein oder in Kombination mit Glucosamin.

Weit überlegen ist Glucosamin anderen Medikamenten auch deshalb, weil es kaum Nebenwirkungen hat. In der neuesten, von Dr. Rovati durchgeführten Studie berichteten zum Beispiel nur 15 Prozent der Glucosamin-Patienten von Nebenwirkungen, bei den Piroxicam-Patienten waren es 41 Prozent, und bei der Placebo-Gruppe 24 Prozent. Eine weitere Studie aus dem Jahr 1994 an 200 Patienten in drei deutschen Kliniken und einem italienischen Krankenhaus ergab, daß Glucosaminsulfat Schmerzen ebenso wirksam unterdrückte wie Ibuprofen. Jedoch klagen 35 Prozent der Ibuprofen-Patienten über Nebenwirkungen gegenüber nur sechs Prozent der Glucosamin-Patienten.

Neue wissenschaftliche Beweise in den USA

Vor einigen Jahren entdeckte Dr. Amal Das, Orthopäde und auf Knie- und Hüftarthroplastik spezialisierter Chirurg in Hendersonville/North Carolina, in einer medizinischen Fachzeitschrift aus Europa einen hochinteressanten Artikel, in dem über die erfolgreiche Behandlung Tausender von Patienten mit einem neuen Wirkstoff berichtet wurde, der das Fortschreiten der Osteoarthritis verlangsamt. »Ich war wie elektrisiert, denn ich suchte nach einer biologischen Alternative zum künstlichen Hüftgelenk. Die Medikamente, die wir in den USA einsetzen, verlangsamen den Krankheitsprozeß nicht wirklich; sie dämpfen lediglich die

Schmerzen.« Besonders interessant fand Dr. Das eine europäische Studie, der zufolge sich bei zwei Dritteln einer Patientengruppe eine Hüftoperation durch die Behandlung mit natürlichen Wirkstoffen erübrigte.

Dr. Das durchforstete per Computer die gesamte amerikanische Fachliteratur und konnte keine einzige Studie über den Einsatz der Wirkstoffe Glucosamin oder Chondroitin zur Behandlung von Arthritis finden. Er beschloß, selbst eine Studie nach höchstem wissenschaftlichen Standard durchzuführen. Vor zwei Jahren begann er, ausgehend von dem wissenschaftlichen Material aus Europa, eine Pilotstudie mit diesen Wirkstoffen und einigen seiner Osteoarthritis-Patienten, in erster Linie solchen, die an schweren Nebenwirkungen durch entzündungshemmende Medikamente litten.

Dr. Das betont zwar, daß man das Ergebnis nicht als wissenschaftlich relevant bezeichnen kann, aber es war dennoch äußerst beeindruckend. Bei vielen seiner Patienten trat eine beachtliche Besserung ein, wie in den europäischen Studien auch. »Es gab eine ganze Reihe von Patienten, die deutlich weniger Schmerzen hatten.« Bei mehreren Patienten konnte die Hüftoperation aufgeschoben werden, weil sie durch die Kombinationsbehandlung mit Glucosamin und Chondroitin nicht mehr notwendig war. »Einer unserer Physiotherapeuten in der Klinik hatte starke Schmerzen in beiden Knien. Jetzt sind sie weg.« Auch Dr. Das' Vater, ebenfalls Arzt, leidet an schwerer Osteoarthritis in den Knien, und es geht ihm wesentlich besser, seit er diese beiden Mittel nimmt.

Aber was ist mit stichhaltigen Beweisen? Kann Dr. Das anhand der Röntgenbilder zweifelsfrei sagen, daß das Glucosamin-Chondroitin tatsächlich die Bildung von neuem Knorpelgewebe stimuliert, die Osteoarthritis also wirklich gebessert hat? »Ja, ich habe deutliche Zeichen von Besserung darauf gesehen.« Dr. Das war bis dahin skeptisch gewesen, ob sich das Knorpelgewebe tatsächlich regeneriert, wie in den europäischen Studien behauptet wurde. Bei schwerer Osteoarthritis zeigt das Röntgenbild einen deutlich schmaleren Gelenkspalt – das ist der Raum zwischen den Gelenkflächen –, weil das Knorpelgewebe zunehmend abgebaut wird und die Knochen näher aneinanderrücken, erklärt er. »Einige europäische Studien besagen, daß dieser Gelenkspalt sich wieder vergrößert hat, aber das wollte ich nie so recht glauben. Ich muß nun jedoch einräumen, daß ich bei einigen meiner Patienten nach einjähriger Behandlung anhand der Röntgenbilder eine Normalisierung des Gelenkspalts feststellen kann.« Das ist ein unwiderlegbarer Beweis, daß sich neues Knorpelgewebe gebildet hat, also ein gewisser Heilerfolg erzielt wurde.

Diese Befunde waren es, die Dr. Das veranlaßten, mit der ersten kontrollierten Doppelblindstudie in den USA zu beginnen. Sie umfaßt 100 Patienten mit leichter bis schwerer Osteoarthritis, und getestet wird eine Kombination aus Glucosamin- und Chondroitinsulfat, Cosamin DS: »Es gibt ja schon mindestens achtzehn europäische Studien, die die Wirksamkeit [von Glucosamin] belegen. Wir entdecken hier also nichts Neues, wir stehlen nur von Europa«, meint Dr. Das. »Aber es ist nun mal so, daß amerikanische Mediziner europäischen Studien erst trauen, wenn sie sie selbst wiederholt haben.« Dr. Das' Studie soll 1998 abgeschlossen sein.

Wie wirkt es?

Die Wirkung von Glucosamin besteht hauptsächlich darin, daß es die Regeneration von geschädigtem Knorpelgewebe anregt. Es beeinflußt auch den Stoffwechsel der Knorpel und beugt damit ihrem Abbau vor. Außerdem besitzt es eine gewisse entzündungshemmende Wirkung, aber vor allem mindert es Schmerzen, Schwellungen und Druckempfindlichkeit, indem es versteiftes und angegriffenes Gelenkgewebe wieder aufbaut, und dieser Verschleiß ist ja die Ursache der Schmerzen. Chondroitin zieht Flüssigkeit in das Knorpelgewebe, und das ist wichtig, weil die Flüssigkeit Nährstoffe mitbringt und sich im Knorpel bindet, so daß er mehr Volumen bekommt. Chondroitin schützt altes Knorpelgewebe vor vorzeitigem Verschleiß und hilft neues, gesundes Gewebe aufbauen. Umfangreiche europäische Untersuchungen haben ergeben, daß Glucosamin allein, vorwiegend in Form von Glucosaminsulfat, überaus wirksam ist. Einige Experten sind jedoch der Meinung, daß sich in Kombination mit Chondroitin eine noch wesentlich bessere Wirkung erzielen läßt.

Wieviel brauchen Sie?

Sie können einfach die auf dem Beipackzettel empfohlene Dosierung nehmen, denn sie ist im allgemeinen für die meisten Menschen geeignet. Sie können sich aber auch, wenn Sie genauer dosieren möchten, an die Richtlinien von Dr. Jason Theodosakis halten, der diese Wirkstoffe bei sich selbst und rund 600 Patienten angewendet hat. Er empfiehlt in seinem Bestseller *The Arthritis Cure* folgende Dosierungen, ausgehend vom Körpergewicht: »Unter 120 Pfund: 1000 Milligramm Glucosamin und 800 Milligramm Chondroitinsulfat.

Zwischen 120 und 200 Pfund: 1500 Milligramm Glucosamin und 1200 Milligramm Chondroitinsulfat. Über 200 Pfund: 2000 Milligramm Glucosamin und 1600 Milligramm Chondroitinsulfat.« Diese Mengen an Glucosamin und Chondroitin sollen auf zwei bis vier Dosen pro Tag aufgeteilt und mit den Mahlzeiten genommen werden. Er und andere Experten raten auch, die Dosis der individuellen Reaktion anzupassen. Manchen Patienten geht es sofort besser, sagt Dr. Theodosakis, und sie reduzieren ihre Anfangsdosis um die Hälfte oder ein Drittel. Eine höhere Dosierung kann, einigen europäischen Studien zufolge, bei Übergewicht oder Einnahme harntreibender Mittel erforderlich sein.

Wie schnell wirkt es?

Manchen Patienten geht es schon nach einer oder zwei Wochen etwas besser. Innerhalb von acht Wochen sollte sich im allgemeinen eine deutliche Besserung zeigen. Es ist jedoch wichtig zu wissen, daß eine Linderung der Schmerzen und anderer Symptome zwar nahezu unmittelbar eintreten kann, der tatsächliche Wiederaufbau von Knorpelgewebe und damit die Beeinflussung der zugrundeliegenden Krankheitsursache jedoch einige Zeit braucht. Je länger diese Wirkstoffe genommen werden, um so größer daher der Nutzen. Glucosamin ist in Deutschland als »langsam wirkendes Medikament« eingestuft. Zwei Dinge werden damit beabsichtigt: die Symptome innerhalb weniger Tage oder Wochen zu lindern, damit weniger oder gar keine Schmerzmittel mehr genommen werden müssen, und den Abbau von Knorpelgewebe durch die langfristige Behandlung zu stoppen oder rückgängig zu machen.

Was können Sie erwarten?

Glucosamin-Chondroitin bringt nicht bei allen Patienten mit Osteoarthritis eine Besserung, und diese Wirkstoffe können auch keine Schmerzfreiheit oder wieder normale Beweglichkeit garantieren. Bei vielen Menschen schlägt die Behandlung jedoch ausgesprochen gut an, so daß sie ihre steroidfreien Entzündungshemmer oder andere Schmerzmittel reduzieren oder ganz weglassen und sich eine Gelenkoperation ersparen oder sie zumindest hinausschieben können. Förderlich für den Behandlungserfolg ist regelmäßiger Sport (am besten, wenn Sie wenig Schmerzen haben), Übergewicht abbauen und sich gesund ernähren (Fisch mit reichlich Omega-3-Fettsäuren ist günstig).

Je früher Sie mit Glucosamin beginnen, um so besser. Studien belegen, daß es besonders gut hilft bei früher oder leichter Osteoarthritis, weniger jedoch bei schwerer oder später Osteoarthritis. Der Grund: Wenn nur noch wenig oder gar kein Knorpelgewebe an den Gelenken mehr vorhanden ist, läßt es sich nicht mehr regenerieren oder aufbauen.

Die Sicherheit

Es treten nur minimale Nebenwirkungen auf, wenn überhaupt. Bei der großen portugiesischen Studie berichteten rund zwölf Prozent der Testpersonen Beschwerden nach Einnahme von Glucosamin, meistens leichte bis mäßige Magen-Darm-Probleme wie etwa Sodbrennen, Übelkeit, Magenschmerzen und Verdauungsstörungen. Was die Unbedenklichkeit bei Langzeitbehandlung angeht, so beurteilte ein italienisches Forscherteam Glucosamin nach Tierversuchen als mindestens 1000- bis 4000mal sicherer als Indometacin, ein bei Osteoarthritis häufig verordneter

steroidfreier Entzündungshemmer. Selbst kleine Versuchstiere, die über ein Jahr lang ganze 150 Gramm Glucosamin täglich verabreicht bekamen, zeigten keine Vergiftungserscheinungen. Wenn Sie schwanger sind, sollten Sie sich vor Anwendung von Glucosamin mit Ihrem Arzt beraten. Am besten nehmen Sie es zu den Mahlzeiten ein, vor allem wenn Sie ein Magengeschwür haben oder nach der Einnahme Magenbeschwerden auftreten.
Darf man es zusammen mit anderen Medikamenten nehmen? Glucosamin beeinträchtigt offenbar nicht die Wirkung von Aspirin, steroidfreien oder anderen Entzündungshemmern oder Schmerzmitteln. Einige Tierversuche lassen sogar vermuten, daß Glucosamin das Knorpelgewebe vor langfristigen Schäden durch entzündungshemmende Mittel schützt. Möglicherweise können solche Entzündungshemmer bei Einnahme von Glucosamin niedriger dosiert oder ganz abgesetzt werden.

Und die Alternative?

Die Arthritisbehandlung in den USA stützt sich vor allem auf eine Gruppe von Medikamenten, die sogenannten steroidfreien Entzündungshemmer, darunter Aspirin und Ibuprofen. Leider können sie auch großen Schaden anrichten. Daß sie so häufig in der Arthritisbehandlung eingesetzt werden, hat zu einer wahren Epidemie an blutenden Magengeschwüren geführt, sagt Dr. James F. Fries, Professor an der Stanford University und Arthritisexperte. Nach Aussage von Dr. Fries gehen jährlich 10000 bis 20000 Todesfälle auf das Konto der steroidfreien Entzündungshemmer, und sie machen 100000 bis 200000 stationäre Klinikaufenthalte notwendig. Etwa ein Viertel der Patienten, die wegen chronischer Schmerzen solche Medikamente nehmen, entwickeln ein Magengeschwür.

Verbraucherinformation

Glucosamin und Chondroitinsulfat sind unter verschiedenen Handelsnamen, einzeln und in unterschiedlicher Stärke erhältlich, wobei Glucosamin häufiger angeboten wird als Chondroitin. Nach Meinung von Dr. Theodosakis sind alle Formen von Glucosamin (Sulfat, Hydrochlorid, N-Acetyl, Chlorhydrat, D-Glucosamin) im wesentlichen gleich. Dem widerspricht jedoch ein anderer Glucosamin-Experte, Michael Murray, Arzt für Naturheilkunde in Seattle, ganz entschieden. Dr. Murray verweist darauf, daß bei fast allen europäischen Studien, die Erfolge in der Behandlung der Osteoarthritis erzielten, immer nur Glucosaminsulfat eingesetzt wurde, keine anderen Formen von Glucosamin und nicht in Kombination mit Chondroitin. Seiner Ansicht nach ist es klinisch keineswegs nachgewiesen, daß Glucosamin in Kombination mit Chondroitin besser wirkt als Glucosaminsulfat allein.

Das Präparat, das die beiden in diesem Kapitel erwähnten Patientinnen, Phyllis Eagelton und Mollie Hauck, nehmen – es ist das gleiche, das Dr. Das in seiner aktuellen Studie testet , ist eine Kombination aus Glucosamin und Chondroitin und wird unter dem Namen Cosamin DS (Doppelte Stärke) von der Firma Nutramax in Baltimore hergestellt. Jede Tablette enthält 500 Milligramm Glucosaminchlorhydrat, 400 Milligramm Chondroitinsulfat, 66 Milligramm Vitamin C und 10 Milligramm Mangan. Ärzte können es in den USA unter der Telefonnummer 001-800-925-5187 bestellen. Privatpersonen bekommen unter dieser Nummer mitgeteilt, welche Apotheke ihnen das

Präparat per Postversand zuschickt. Ein ähnliches Kombi-Präparat aus Glucosamin und HCl-Chondroitinsulfat bietet die Firma Sundown unter dem Namen Osteo-Bi-Flex 450, die Firma Thompson Nutritional Products als GlucoPro 900 an.

Sollten Sie es ausprobieren?

Unbedingt. Glucosamin sollte bei Osteoarthritis das Mittel der Wahl sein, das man als allererstes nimmt. Es kann Ihre Schmerzen lindern, eine Gelenkoperation zumindest hinausschieben oder ganz überflüssig machen. Ob es hilft oder nicht, wissen Sie innerhalb weniger Monate, und Schaden haben Sie dadurch keinen, denn die Nebenwirkungen sind minimal.

Welches Präparat sollten Sie nehmen?

Glucosaminsulfat allein scheint gut zu helfen (was viele gut konzipierte Studien belegen), ebenso eine Kombination aus Glucosamin und Chondroitin und auch Cosamin (das bestätigen viele Fallgeschichten). Welches Mittel bei Ihnen persönlich am besten anschlägt, können Sie eigentlich nur im »Selbstversuch« herausfinden. Probieren Sie die einzelnen Präparate aus und bleiben Sie bei dem, das Ihre Beschwerden am besten lindert.

Hilft es bei anderen Formen von Arthritis?

Möglicherweise. Der Pharmazeut Robert Henderson – er ist Aufsichtsratsvorsitzender bei Nutramax und hat das Cosamin entwickelt – berichtet, daß sein Glucosamin-Präparat bei jüngsten Versuchen an Ratten mit Polyarthritis erfolgreich war. Nur ein einziges Tier von vierundzwanzig, die Cosamin bekamen, entwickelte eine Autoimmunstörung mit nachfolgender Polyarthritis, gegenüber mehr als der Hälfte bei den Tieren, die kein Cosamin bekamen. Theoretisch sollte Glucosamin-Chondroitin die Zerstörung von Knorpelgewebe bei Polyarthritis ebenso aufhalten können wie bei Osteoarthritis, meint Dr. Henderson. Es müßten noch Studien dazu gemacht werden, aber einige Fälle von juveniler rheumatoider Arthritis konnten bereits erfolgreich behandelt werden.

MOLLIE
oder »Wenn es Rennpferden hilft, warum nicht auch mir?«

Als die dreijährige Mollie eines Morgens mit hohem Fieber aufwachte, dachten ihre Eltern, Kathy und Sam Hauck, es sei nur eine kurzfristige Viruserkrankung. Dem war aber nicht so. Mollie war bald so krank, daß sie sich »überhaupt nicht mehr bewegen konnte«, erzählte ihre Mutter. Wenige Wochen später lag sie im Krankenhaus ihrer Heimatstadt in Oregon auf der Intensivstation und kämpfte um ihr Leben. »Es ging ihr immer schlechter; sie hatte so furchtbare Schmerzen, und die Körperfunktionen begannen zu versagen. Wir waren sicher, daß wir sie verlieren würden.« Und niemand konnte sagen, was mit ihr los war.

Die verzweifelten Eltern ließen Mollie in eine andere Klinik verlegen, wo man eine juvenile rheumatoide Arthritis diagnostizierte und Mollie sofort mit Corticosteroiden (Prednison) behandelte. Zehn Tage später wußten sie, daß ihr Kind überleben würde. Das war vor vier Jahren, und die heute siebenjährige Mollie hat immer noch Schmerzen. Aber sie war wesentlich stärker beeinträchtigt, sagen ihre Eltern, als sie dieses ungewöhnliche Arthritismittel, das sonst Tieren – vor allem Rennpferden – vorbehalten ist, noch nicht nahm.

Es sind Stoffe, die der Körper von Natur aus herstellt – Glucosamin und Chondroitin. Mollies Pate, ein Tierarzt, hatte Sorge, daß die hochdosierten Steroide ihr Immunsystem mit der Zeit zerstören würden. Seine Idee: Man könnte doch die natürliche Substanz Glucosamin ausprobieren, mit der er Arthritis bei Tieren erfolgreich behandelte. Von da an gaben ihr die Eltern den ganzen Inhalt einer großen weißen Kapsel – eine »Roßkur« im wahrsten Sinn des Wortes –, den sie in Apfelsaft oder Limonade auflösten.

Heute, zwei Jahre später, nimmt Mollie dieses Mittel immer noch, denn ihre Eltern sagen, daß es ihre Schmerzen lindert, sie beweglicher macht und ihr Immunsystem enorm stärkt. Sie bekommt nicht mehr so schnell Schnupfen, Grippe oder andere Infektionen. Außerdem ist sie nicht mehr auf den Rollstuhl angewiesen; sie braucht ihn nur noch, wenn sie sehr müde ist oder ihre Beine einmal besonders weh tun. »Als sie noch kein Cosamin bekam, mußten wir Mollie ständig tragen, sie konnte keinen Schritt mehr gehen; aber das ist jetzt vorbei«, erzählt ihre Mutter. »Es stabilisiert Mollie soweit, daß sie gehen und auch sonst ein normales Leben führen kann. Sie hat nicht mehr vierundzwanzig Stunden am Tag so große Schmerzen, daß sie sich überhaupt nicht bewegen kann, und das war vorher die Regel. Ich war völlig perplex, als ich erfuhr, daß man Tieren dieses Mittel schon seit Jahren gibt, damit sie gesund bleiben und keine Arthritisschmerzen haben, aber Menschen bekommen es nicht. Eigentlich ein Unding. Man kann natürlich nicht einfach zum Tierarzt gehen und sagen: Ich habe Arthritis, geben Sie mir was von dem Zeug, das Sie den Pferden geben. Aber wenn es hilft, warum nicht?« Mollie nimmt auch noch herkömmliche Medikamente, aber ihre Eltern hoffen, sie irgendwann absetzen zu können, weil sie die langfristigen Nebenwirkungen fürchten. »Es ist traurig, daß unsere Gesellschaft auf synthetische Medikamente fixiert ist«, meint Kathy Hauck. Mollie ist, soweit bekannt, das erste Kind, das mit dieser Art Glucosamin behandelt wird. Dr. Henderson kennt inzwischen zwar andere Fälle von juveniler Arthritis mit ähnlich erfolgreichem Verlauf, aber es liegen noch keine kontrollierten Studien über seine Wirksamkeit vor.

Wofür ist es außerdem gut?

Man könnte Glucosamin praktisch bei jeder Form von Gelenkschmerz oder -schädigung einsetzen, sagt der Biochemiker Dr. Luke R. Bucci, Experte für Glucosamine und Autor des Buches *Pain-Free: The Definitive Guide to Healing Arthritis, Low-Back Pain and Sports Injuries Through Nutrition and Supplements*, dem ersten Buch zu diesem Thema. Behandeln ließe sich mit diesen Substanzen »jede Erkrankung, bei der Knorpelgewebe und Gelenke wieder aufgebaut werden sollen ... also auch Osteoarthritis, Polyarthritis, ankylosierende Spondylitis (Morbus Bechterew), Erkrankungen der Bandscheiben, Chondromalazie (Knorpelerweichung), Tendinitis (Sehenentzündung); Bursitis (Schleimbeutelentzündung) und Tenosynovitis (Sehnenscheidenentzündung). Ebenso könnte man sie postoperativ nach traumatischen Gelenkverletzungen und bei Gelenkverletzungen allgemein einsetzen.« Er meint, daß Glucosamin auch in der Behandlung von Knochenbrüchen, Sehnen- und Bänderzerrungen hilfreich sein könnte.

Natürliche »Wunderwaffe« gegen Infektionen

(Echinacea)

Es ist das bekannteste pflanzliche Heilmittel gegen Erkältung, Grippe, Viren, Infektionen aller Art. Wollen Sie wissen, warum 30 Millionen Amerikaner es nehmen? Und deutsche Forscher davon begeistert sind? Probieren Sie es doch selbst einmal aus.

Wenn Sie sich immer wieder bakterielle Infektionen einfangen, können Sie mit Antibiotika dagegen vorgehen, die aber ziemlich schnell nicht mehr helfen, weil die Bakterien dagegen resistent werden. Ist der Übeltäter ein Virus, sind Sie ihm praktisch wehrlos ausgeliefert, denn selbst den besten Pharmakologen ist es bis jetzt nicht gelungen, wirksame Antivirusmittel zu entwickeln, nicht einmal gegen eine banale Erkältung. Ist es nicht an der Zeit, einen anderen Weg auszuprobieren – zu versuchen, unseren Körper gegen die krankmachenden Eindringlinge stark zu machen, damit sie uns weniger anhaben können? Natürlich arbeiten viele Wissenschaftler bereits an Medikamenten oder Immunstimulanzien zur Stärkung unserer natürlichen

Abwehrkräfte gegen Infektionserreger, ebenso gegen Krebs. Aber es gibt ein natürliches Mittel, das schon vielfach angewendet wird. Es ist in jeder Apotheke zu haben, es ist preiswert, und sollte es Ihrer Infektion doch nicht Herr werden, so hat es zumindest nicht geschadet.

Echinacea wirkt in anderer Weise als die »Wunderwaffen« der konventionellen Medizin, und das macht es so einzigartig. Der Unterschied ist folgender: Wenn Sie eine Infektion haben, können Sie versuchen, sie wieder loszuwerden, indem Sie etwas nehmen, das entweder: die Symptome lindert; den jeweiligen Mikroorganismus, der die Infektion verursacht, unschädlich macht oder zerstört; oder Ihr Immunsystem insgesamt stärkt, das die Infektionserreger sozusagen überwältigt, wodurch schließlich auch die Symptome verschwinden. Wenn Sie zum Beispiel eine Erkältung haben, können abschwellende Mittel die Nase freier machen, aber gegen die Ursache der Erkrankung richten sie nichts aus. Antibiotika können die eigentlichen Bakterien abtöten, die zum Beispiel eine Krankheit wie Lungenentzündung verursachen. Auf der anderen Seite kann ein Medikament wie Interferon den Körper dazu anregen, eine ganze Armee von Soldaten aufmarschieren zu lassen – zum Beispiel Antikörper und Makrophagen, die Krankheitskeime praktisch auffressen –, und damit die allgemeine Abwehr gegen verschiedene unspezifische Infektionserreger stärken. Es ist ungefähr so, als würde man sich Feinde dadurch vom Hals schaffen, daß man entweder gezielt auf sie schießt, oder sich mit einer Rüstung gegen ihre Attacken schützt – und diese wehrt alle Angriffe ab, woher sie auch kommen.

Wenn Sie Ihr Immunsystem aktivieren wollen, um Infektionen zu vermeiden (und andere Krankheiten, die sich eine geschwächte Immunabwehr zunutze machen, wie etwa Krebs), dann ist Echinacea das richtige – das erste, womit Sie es versuchen sollten. Echinacea hat sich inzwischen und vor allem in Europa einen Namen als »Immunstimulans« gemacht, als Mittel zur Stärkung der körpereigenen Abwehr gegen Infektionserreger aller Art, ob Viren oder Bakterien. Echinacea wirkt nicht so, daß es krankmachende Bakterien direkt abtötet oder unschädlich macht. Neuere Untersuchungen legen jedoch nahe, daß Echinacea wohl Viren direkt angreift, und das macht es so einzigartig im Vergleich zu anderen Medikamenten, auch den synthetischen. Echinacea wird meist als Mittel gegen Erkältung und Grippe genommen, aber es sieht so aus, als könne es auch eine ganze Reihe anderer Krankheitskeime erfolgreich bekämpfen. In den USA ist Echinacea die Nummer eins unter den pflanzlichen Heilmitteln, die im Reformhaus verkauft werden, mit einer Umsatzsteigerung von 25 Prozent im Jahr 1996. Und Millionen Menschen sagen, daß es hilft, wenn alles andere nichts bringt.

GAYLE oder »Endlich war ich dieses rätselhafte Virus los«

Es war eine schlimme Zeit, an die sich Gayle Carter, eine 29jährige Redakteurin der Sonntagsbeilage *USA Weekend*, nur allzu gut erinnert. Gayle dachte, sie hätte sich eine Grippe geholt, damals, im März 1996. Aber die Krankheit zog sich wochenlang hin. »Es wurde einfach nicht besser.« Ein Arzt verschrieb ihr Antibiotika, aber daraufhin ging es ihr noch schlechter. »Ich bekam auf einmal furchtbare Nacken- und Ohrenschmerzen.« Da sie eine Ohrinfektion vermutete, suchte sie einen HNO-Spezialisten auf. Zu dem Zeitpunkt hatte sie »immerhin 38,9 Grad Celsius Fieber«. Nachts wachte sie schweißgebadet auf. Der neue Arzt schickte sie mit der Diagnose nach Hause, sie habe »irgendein Virus«, möglicherweise Epstein Barr, und solle sich »ins Bett legen und der Sache ihren Lauf lassen«. Die Schmerzen auf der rechten Halsseite waren so schlimm, daß sie kaum schlafen konnte. Nicht einmal das stärkste Schmerzmittel half. Acht Wochen später hatte sie noch immer fast 38 Grad Celsius Fieber, eine fürchterliche Halsentzündung und Schmerzen im ganzen Körper – sogar die Fußsohlen taten ihr weh. Sie ging zu einem Facharzt für Infektionskrankheiten, der, höchst beunruhigt wegen der Nackenschmerzen, ein Kernspintomogramm anordnete, um abzuklären, ob sie nicht einen Tumor hatte.

Dann erzählten ihr Bekannte von Echinacea. »Ich besorgte mir ein Buch über pflanzliche Heilmittel, las nach, kaufte mir eine Packung und begann es sofort zu nehmen – zwei Tabletten täglich zu 400 Milligramm, also insgesamt 800 Milligramm am Tag. Schon nach einer Woche hatte ich kein Fieber mehr.« Sie war begeistert. Auch die Halsentzündung klang langsam ab. Ein paar Tage nahm sie kein Echinacea, und das Fieber kam wieder. »Also fing ich wieder damit an, und das Fieber verschwand«, erzählt Gayle. »Sobald ich es nahm, ging es mir wieder gut.«

Das Fieber und die Halsentzündung waren weg, und sie konnte »endlich wieder leben«. Aber sie hatte immer noch etwas Schmerzen. Es war bei ihr auch eine Fibromyalgie diagnostiziert worden, möglicherweise eine Folge ihrer chronischen Epstein-Barr-Virusinfektion. Deshalb suchte sie im Juli 1996 Dr. James Gordon auf, klinischer Professor an der Georgetown University und Leiter des Center for Mind-Body Medicine in Washington. Er riet ihr, weitere drei bis vier Wochen Echinacea zu nehmen, um das Virus zu bekämpfen und ihr Immunsystem zu stärken. Außerdem empfahl er ihr, täglich 3000 Milligramm Vitamin C zu nehmen, eine Multivitamin-Mineralstofftablette, und viele Heilkräuter, darunter Tragant, Pfingstrose und Süßholzwurzel. Akupunktur, Yoga und Massagen von Nacken und Rücken sollten die Schmerzen weiter lindern. Ihre Schmerzen in Kiefer und Nacken waren nach Ansicht von Dr. Gordon größtenteils auf die Fibromyalgie zurückzuführen, zum Teil aber auch auf eine Verschiebung der Wirbelsäule infolge eines Autounfalls. Mit der Zeit verschwanden die Schmerzen, und die leidgeprüfte Patientin war endlich wieder ganz gesund.

Gayle ist absolut überzeugt von Echinacea. »Es hat mir schon so oft geholfen, und ich weiß, daß es mein Immunsystem auf Trab bringt.« Dr. Gordon stimmt zu. »Echinacea hat ihr sicherlich sehr geholfen, was nicht weiter verwunderlich ist, denn Untersuchungen belegen, daß es gegen Viren wirkt und die Immunabwehr stärkt. Ich nehme es selbst, wenn ich die ersten Anzeichen einer Erkältung oder Grippe spüre.« Er betont aber, daß Echinacea dennoch kein Wundermittel für chronische Erkrankungen wie Fibromyalgie ist. »Wir brauchen umfassende, ganzheitliche Therapien«, erklärt Dr. Gordon, »die bei den komplexen Krankheitsursachen ansetzen und nicht bei den Symptomen.« Leider behandeln Ärzte, die ausschließlich auf die westliche Schulmedizin setzen, häufig nur die einzelnen Symptome, und dabei verlieren sie das große Ganze aus den Augen, fügt Dr. Gordon hinzu.

Gayle Carter suchte vier Monate lang nach jemandem, der ihr helfen konnte, und sah in dieser Zeit zwölf Ärzte – vier Internisten, zwei HNO-Fachärzte, drei Spezialisten für Infektionskrankheiten, einen Rheumatologen, einen Radiologen und, als letzten, Dr. Gordon.

Was ist es?

Echinacea oder Purpursonnenhut ist eine in Nordamerika heimische Pflanze. Ihre medizinische Anwendung in den USA ist 1887 erstmals belegt, und sie wurde rund vier Jahrzehnte lang häufig bei kleineren Infektionen wie Erkältung und Grippe eingesetzt. Im Jahr 1938 begann eine deutsche Pharmafirma mit der wissenschaftlichen Erforschung des Purpursonnenhuts und entwickelte daraus ein medizinisches Produkt, das weltweites Interesse an der Pflanze auslöste. Die meisten wissenschaftlichen Versuche mit dieser Heilpflanze sind in Deutschland durchgeführt worden, wo es als freiverkäufliches Arzneimittel zur Stärkung der Immunabwehr, zur Behandlung von Infektionen der Atemwege und des Harnapparates zugelassen ist.

Was sagt die Wissenschaft?

Echinacea bekämpft Infektionen, indem es die Immunabwehr stärkt, sagt Dr. Varro Tyler, führender Experte auf dem Gebiet der Heilpflanzen und ehemaliger Dekan der pharmazeutischen Fakultät der Purdue University, und verweist auf neuere deutsche Studien. So kamen zum Beispiel zwei 1992 in Deutschland durchgeführte Studien zu dem Ergebnis, daß Erkältungen und Grippeerkrankungen bei Einnahme von Echinacea schneller vorbeigehen und leichter verlaufen. Besonders gut half es bei Menschen mit einem geschwächten Immunsystem. In einer Studie wurden 108 Personen im Alter zwischen 13 und 84 Jahren getestet, die zu Infektionen neigten – sie hatten im vorangegangenen Winter mindestens drei mit einer Erkältung verbundene Infektionen gehabt. Die Hälfte der Testgruppe bekam acht Wochen lang zweimal täglich 4 Milliliter Echinacea-purpurea-Saft (Echinacin Liquidum), die andere Hälfte einen unwirksamen Extrakt (Placebo).

Das Resultat: Die Zahl der Erkältungen bei der Echinacea-Gruppe sank um 36 Prozent. Außerdem war es in der Regel nur eine »leichte« Erkältung. Diese Gruppe zeigte auch um ein Drittel weniger »mittelschwere bis schwere« Erkältungssymptome. Die Forscher schlossen aus dieser nach strengstem wissenschaftlichen Standard durchgeführten Studie, daß Echinacea die Abwehrkräfte stärkt, Erkältungen vorbeugt und ihre Dauer verkürzt. Den größten Nutzen brachte Echinacea den am meisten anfälligen Personen – denjenigen mit einem »geschwächten Immunsystem«, die wesentlich weniger T-Zellen (sie bekämpfen Infektionen) im Blut hatten als normal.

Eine ähnliche Studie, ebenfalls in Deutschland, an 180 gesunden freiwilligen Versuchsteilnehmern im Alter von 18 bis 60 Jahren ergab, daß Echinacea die Dauer einer Grippeerkrankung verkürzt und die Symptome der oberen Atemwege mildert. Wichtig war dabei die richtige Dosis, die höher war als üblich. Bei einer niedrigeren Dosis von 90 Tropfen oder 450 Milligramm täglich schnitt Echinacea nicht besser ab als das Placebo. Die doppelte Tagesdosis (180 Tropfen oder 900 Milligramm) erbrachte jedoch »gute bis sehr gute« Resultate, sagten die betreuenden Ärzte, und reduzierte die allgemeinen Grippesymptome innerhalb von drei bis vier Tagen erheblich. Bei der Echinacea-Gruppe traten Symptome wie eine verstopfte Nase,

Niesen, Frösteln, Abgeschlagenheit, Halsentzündung, Kopf- und Muskelschmerzen um 75 Prozent weniger auf, bei der Placebo-Gruppe waren es 37 Prozent. Mit anderen Worten: Echinacea linderte die Grippesymptome doppelt so wirksam wie das Placebo.

Deutsche Forscher geben grünes Licht

Eine der Möglichkeiten, zu einer wissenschaftlich fundierten Aussage über ein Medikament zu kommen, ist die Auswertung aller jemals zu einer bestimmten Substanz durchgeführten Versuche am Menschen – alter Studien, neuer Studien, weniger streng konzipierter Studien und solcher, die dem höchsten Standard moderner Wirkstoffprüfung entsprechen. Genau so ging 1994 ein deutsches Forscherteam unter Leitung von Professor Hildebert Wagner von der Münchner Universität in bezug auf Echinacea vor. Die Forscher fanden sechsundzwanzig kontrollierte Versuche, und die meisten älteren Studien waren, was nicht sonderlich überrascht, von »bescheidener« Qualität. Dr. Wagner kam jedoch zu dem Schluß, daß mehrere neuere Untersuchungen die Wirksamkeit von Echinacea als Mittel zur Stärkung der Abwehrkräfte und Bekämpfung von Infektionen, allein oder in Kombination mit anderen Heilpflanzen, eindeutig bestätigen. Drei gute Studien belegen, daß Echinacea ein wirksames Mittel zur Vorbeugung und Behandlung von Infektionen der oberen Atemwege ist – wie etwa Erkältungen. Die beste Studie über Echinacea als Einzelwirkstoff spricht für die hohe Dosis von 900 Milligramm täglich. Die allgemein so geschätzte Wirkung von Echinacea als Immunstimulans ist wissenschaftlich stichhaltig belegt, erklärt Dr. Wagner. Jedoch sei noch nicht klar, in welcher Form und Dosierung es am wirksamsten ist.

Wie wirkt es?

Echinacea scheint Infektionen in erster Linie durch Aktivierung der Abwehrkräfte zu bekämpfen und sekundär, indem es die Viren angreift. Zwar haben mehrere Bestandteile der Pflanze in Dutzenden von Laborversuchen eine immunstimulierende und antivirale Wirkung gegen eine Vielzahl von Infektionserregern – unter anderem Grippe-, Herpes- und Polioviren – gezeigt, aber wie das im einzelnen vor sich geht und welche Substanzen in der Heilpflanze die deutliche Steigerung der Immunabwehr bewirken, ist noch unklar.

Dr. Wagner von der Universität München vertritt die Theorie, daß Echinacea die Stammzellen im Knochenmark und den lymphatischen Organen zur vermehrten Bildung weißer Blutkörperchen und T-Lymphozyten anregt, die Infektionen bekämpfen. Eine Studie ergab, daß Echinacea die Aktivität der T-Lymphozyten um 20 bis 30 Prozent mehr steigerte als ein speziell dafür entwickelter Wirkstoff. Bei einer anderen Studie stieg die Zahl bestimmter weißer Blutkörperchen, die Infektionen bekämpfen – der Leukozyten –, bei Testpersonen mit ausschließlich Virusinfektionen nach Einnahme von Echinacea schneller als bei solchen, die überwiegend an bakteriellen Infektionen litten, was darauf schließen läßt, daß Echinacea gegen Virusinfektionen wirksamer ist als gegen bakterielle Infektionen.

Eine andere interessante Erklärung: Echinacea regt die Bildung von Interferon an, einer körpereigenen, für das gesamte Abwehrsystem äußerst wichtigen Substanz. Interferon aktiviert insbesondere natürliche Killerzellen, die an virusinfizierten oder Tumorzellen andocken und sie auf diese Weise unschädlich machen. Außerdem bewirkt Interferon die Freisetzung von Enzymen, die in das genetische Programm (DNS) von

Viren eingreifen, ihre Reproduktionsfähigkeit und Ausbreitung hemmen. Wenn das Virus sich nicht reproduzieren kann, wird die Infektion gestoppt bzw. ist nur von kurzer Dauer. Echinacea besitzt also offenbar auch die Fähigkeit, Viren zu blockieren. Natürlich ist jeder Wirkstoff, der die Bildung von Interferon steigern kann, eine großartige Sache. Wie Sie sich erinnern werden, wurde auch intensiv über den Einsatz von synthetischem Interferon zur Stärkung des Immunsystems in der Krebstherapie geforscht.

MATTHEW
oder Die Alternative zu Antibiotika

Wie viele zweijährige Kinder, bekam auch der kleine Matthew Saunders*eine Mittelohrentzündung, in der Fachsprache Otitis media. Die Standardtherapie sind Antibiotika. Schlagen die Medikamente nicht an, muß der Arzt den Eiter mittels eines dünnen Röhrchens aus dem Ohr ableiten, eine sogenannte Drainage legen. Diese Behandlung ist aufwendig und bringt langfristig kaum Erfolg. Matthew blieb das zum Glück erspart. Sein Kinderarzt ist Dr. Jay Gordon vom Cedars Sinai Medical Center, der auch Dozent am UCLA Medical Center ist. (Dr. Jay Gordon ist nicht verwandt mit dem bereits erwähnten Dr. James Gordon.) Statt dessen bekam der kleine Matthew dreimal täglich fünf bis zehn Tropfen Echinacea in einem Glas Saft. Die Ohrenentzündung klang innerhalb von zwei oder drei Tagen ab. Außerdem blieb Matthew seitdem von Erkältung,

*Der Name wurde geändert, die medizinischen Details sind jedoch korrekt.

Husten und anderen Infektionen verschont. Dr. Gordon behandelt Ohrinfektionen bei Kindern seit etwa fünfzehn Jahren sehr erfolgreich mit Echinacea. »Ich habe inzwischen Hunderte, vielleicht Tausende von Ohrinfektionen mit Echinacea behandelt, und ich weiß, daß es wirkt. Ich muß nur ganz selten Antibiotika geben oder eine Drainage legen.«

Dr. Gordon hat zwar keine statistischen Daten erhoben oder kontrollierte Studien durchgeführt, aber seiner Einschätzung nach hilft Echinacea in den meisten Fällen von Ohrinfektion. Es ist also eine wesentlich wirksamere und preiswertere Lösung als die herkömmliche Therapie mit Medikamenten oder einer Drainage. Zwar bewirkt es nicht in jedem Fall eine Heilung, und auch Antibiotikagaben macht es nicht immer überflüssig, in jedem Fall unterstützt es aber den Heilungsprozeß durch die Stärkung des Immunsystems. Dr. Gordon behandelt Kinder und Jugendliche auch bei sonstigen Infektionen mit Echinacea, zum Beispiel bei Erkältung und Grippe. Er empfiehlt in der Regel, das Mittel abwechselnd zwei Wochen lang zu nehmen, dann zwei Wochen Pause zu machen, und so weiter, solange es notwendig ist.

Wieviel brauchen Sie?

Da Echinacea in unterschiedlicher Form angeboten wird – aus der Blüte oder Wurzel hergestellt, als Tropfen, Saft oder Tabletten –, variiert auch die empfohlene Dosierung. Lesen Sie deshalb die Dosierungsanleitung auf dem Beipackzettel. Zur Abwehr von Erkältungen, Grippe oder anderen Infektionen empfehlen Experten jedoch bei Erwachsenen im allgemeinen 900 Milligramm standardisierten Trockenextrakt täglich, auf drei Gaben zu 300 Milligramm verteilt. Für Kinder unter sechs Jahren empfiehlt Dr. Donald Brown, Seattle, die halbe Erwachsenendosis. Dr. Brown rät außerdem, Echinacea bei den ersten Anzeichen einer Erkältung oder Grippe zehn bis vierzehn Tage lang ohne Unterbrechung einzunehmen.

Die Sicherheit

Echinacea kann leichte Nebenwirkungen verursachen, etwa Magenbeschwerden und Durchfall. Über eine toxische Wirkung ist nichts bekannt. Experten warnen jedoch davor, Echinacea bei Autoimmunerkrankungen zu nehmen, zum Beispiel Lupus, oder anderen progressiven Systemerkrankungen wie Tuberkulose, Multipler Sklerose, Diabetes und insbesondere Aids. (Es gibt Hinweise darauf, daß Echinacea eine HIV-Infektion sogar beschleunigen kann.) Auch bei einer Allergie gegen Korbblütler sollten Sie Echinacea nicht anwenden, sagt Dr. Brown.

Die Kommission E, das deutsche Expertengremium für Naturheilmittel, empfiehlt auch, Echinacea nicht länger als acht Wochen ohne Unterbrechung einzunehmen. Der Grund ist nicht etwa, daß Echinacea bei Dauergebrauch schaden würde, und es büßt auch seine Wirksamkeit nicht ein. Der Kommission E ging es dabei nur um das allgemein gültige Prinzip, daß man kein Medikament nehmen sollte, wenn es nicht wirklich notwendig ist, erklärt Dr. Varro Tyler.

Sollten Sie es ausprobieren?

Ja, insbesondere bei Erkältung und Grippe und akuten Infektionen der Atemwege, am besten schon im Anfangsstadium. Nehmen Sie Echinacea bei den ersten Anzeichen einer Erkältung oder Grippe etwa zwei Wochen lang jeden Tag, oder bis die Symptome ganz abgeklungen sind. Echinacea kann auch bei anderen bakteriellen oder Virusinfektionen helfen, zum Beispiel bei Streptokokkenangina, Staphylokkeninfektion, wiederkehrenden Scheideninfektionen durch Hefepilze, Harnwegsinfektionen, Herpes, Bronchitis und Ohrinfektionen.

Achtung: Erkältung und Grippe können Sie ohne Bedenken mit Echinacea behandeln, bei chronischen Infekten könnte eine Selbstdiagnose und -behandlung mit Echinacea jedoch von Nachteil sein. Solche Infekte können verschiedene Ursachen haben und erfordern eine medizinische Behandlung. Am besten besprechen Sie mit einem Fachmann, ob Sie Echinacea nehmen sollten, und gehen zum Arzt, wenn die Symptome einer Infektion einige Wochen nach Einnahme von Echinacea noch nicht abgeklungen sind.

KERRY
oder »Das Kind bekommt keine Infektionen mehr«

Darf man Echinacea auch ständig nehmen, um neuen Infektionen vorzubeugen oder chronische Infekte unter Kontrolle zu halten? Zwar wird häufig eine turnusmäßige Einnahme von Echinacea empfohlen – also nach ein paar Wochen Pause machen und dann wieder nehmen –, aber viele Experten sagen, daß man es ohne Bedenken auch auf Dauer nehmen kann, ohne daß es in der Wirksamkeit nachläßt. Der international anerkannte Fachmann Kerry Bone, Pflanzenheilkundler und Gründer von MediHerb, dem größten Hersteller pflanzlicher Heilmittel in Australien, sagt, daß er und viele Australier »Echinacea über lange Zeit zur allgemeinen Stärkung der Abwehrkräfte nehmen, und es bleibt genauso wirksam«.

Er schildert dazu den Fall eines dreijährigen Mädchens, das seine verzweifelte Mutter zu ihm brachte. »Die Mutter weinte und wußte sich keinen Rat mehr. Das kleine Mädchen war so anfällig für Infektionen, daß sie mit ihren drei Jahren schon fünfundzwanzig Mal mit Antibiotika behandelt worden war! Sie hatte fast ständig Infekte der unteren und oberen Atemwege, Erkältung und Bronchitis, und außerdem war sie Asthmatikerin.« Bone behandelte zuerst die Bronchitits, und anschließend sollte das Kind täglich Echinacea nehmen. »Die Kleine hatte das ganze Jahr, das sie bei mir in Behandlung war, keine einzige Infektion mehr«, erzählt Kerry Bone. »Wenn ein pflanzliches Heilmittel so eine Wirkung hat, spricht sich das herum.« Für ihre Mutter war es ein Wunder. Nach Ansicht von Bone macht dieser Fall den Unterschied zwischen Pflanzenheilkunde und Schulmedizin deutlich. »Die Pflanzenheilkunde geht die Grundursache des Problems an, nicht nur oberflächliche Symptome«, erklärt er. »Der Arzt, der ein Antibiotikum gibt, kann damit zwar die eine Infektion beseitigen, aber die nächste nicht verhindern, weil das Immunsystem des Patienten nicht richtig arbeitet. Wer mit Heilpflanzen behandelt, versucht das geschwächte Immunsystem zu unterstützen, damit es nicht wieder zu einer Infektion kommt.«

Dr. Luke Bucci, amerikanischer Experte für pflanzliche Heilmittel, pflichtet Kerry Bone bei und meint: »Daß man Echinacea nur jeweils einige Wochen im Wechsel mit Pausen nehmen soll, ist ein Dogma und wissenschaftlich nicht begründet. Ich halte es für durchaus in Ordnung, Echinacea als Mittel zur Stärkung der Abwehrkräfte ständig zu nehmen, sofern nötig.«

Verbraucherinformation

Echinacea ist in unterschiedlicher Zubereitung – als Saft, Tropfen, Tabletten und Lutschpastillen – und unter verschiedenen Handelsnamen erhältlich. Am umfassendsten getestet und weltweit am meisten verkauft ist das deutsche Präparat Echinacin.

Gottes Valium

(Baldrian)

Es ist ein wunderbares Schlafmittel, hilft bei Unruhe und Nervosität, und es macht keinen »dicken Kopf«. Mehr kann man doch nicht verlangen!

Möchten Sie nachts gut schlafen, ohne am nächsten Morgen mit dem bei Schlaftabletten häufigen »dicken Kopf« aufzuwachen? Oder Unruhe und Nervosität dämpfen, ohne durch hochwirksame Beruhigungsmittel halb benommen zu sein? Oder brauchen Sie ein Mittel zur Muskelentspannung, ohne die Nebenwirkungen von Valium? Dann könnte Baldrian, ein natürliches, sanftes pflanzliches Sedatium, eine Lösung sein.

Rund 40 Millionen Amerikaner leiden an chronischen Schlafstörungen, weitere 30 Millionen haben gelegentlich Ein- und Durchschlafprobleme. Die Verkaufszahlen bei rezeptpflichtigen Sedativa und Tranquilizern, wie Valium und Halcion, sind astronomisch: Rund zehn Millionen Amerikaner nehmen sie jährlich, vor allem wegen Schlafschwierigkeiten. Die Medikamente haben erschreckende Nebenwirkungen, unter anderem das Risiko einer Abhängigkeit oder Überdosierung und Entzugserscheinungen nach dem Absetzen. In einigen Fällen zeigte Halcion ganz furchtbare Nebenwirkungen wie psychotische Störungen, Gedächtnisverlust und Halluzinationen. Das Problem ist so gravierend, daß man sich fragt, warum nicht endlich jemand ein gutes, sicheres und sanftes Schlafmittel erfindet.

Das hat schon jemand getan, vor einer Ewigkeit von Jahren, und Millionen Menschen kennen und nehmen dieses Mittel. Das Heilkraut Baldrian beruhigt auf sanfte und sichere Weise, ohne das Risiko einer Abhängigkeit, und es wird in vielen Ländern als Alternative zu den potenten, gefährlichen synthetischen Sedativa eingesetzt. Manche nennen es »Gottes Valium«. Und es ist wissenschaftlich vielfach nachgewiesen, daß es beruhigt, Angst und Nervosität abbaut, den Schlaf fördert, Streß lindert und sogar die Muskeln entspannt, ohne einen »dicken Kopf« am nächsten Morgen oder bleibende Schäden. Deshalb sollten Sie vielleicht der Urversion eine Chance geben – immerhin vertrauen Menschen seit Tausenden von Jahren darauf –, wenn Sie die Wahl haben zwischen dem vom Menschen erfundenen Valium und Gottes Valium, ehe Sie sich für die späten Imitationen entscheiden.

DR. BROWN
oder »Baldrian befreite ihn von seinen Angstattacken – und er braucht kein Xanax mehr«

Dr. Donald J. Brown, angesehener Arzt für Naturheilkunde, lehrt an der Bastyr University in Seattle und hält oft auch vor Ärzten an anderen medizinischen Fakultäten Vorlesungen über Naturheilmittel. Er ist außerdem Autor mehrerer Bücher, unter anderem *Herbal Prescriptions for Better Health*. Ein Naturheilmittel, über das Dr. Brown häufig spricht, ist Baldrian, denn er ist ein großer Fan dieses natürlichen Angstlösers und empfiehlt ihn allen Patienten mit Schlafstörungen als *das* Mittel der Wahl. »Baldrian ist viel besser und sicherer als, sagen wir mal Melatonin.« Dr. Brown erzählt anderen Ärzten gerne von seinen großen Erfolgen mit Baldrian bei der Behandlung von Angst- und Panikattacken, insbesondere wenn Patienten rezeptpflichtige Angstlöser wie zum Beispiel Xanax absetzen wollen.

Er schildert den Fall eines 34jährigen Jazzmusikers, der gegen seine Nervosität und Angstanfälle Xanax zu nehmen begann, besonders wenn er auf Tournee war. Auf langen Flügen waren die Panikattacken besonders schlimm, und er hatte bereits seit etwa eineinhalb Jahren Xanax genommen, sogar in relativ hoher Dosierung. Zweimal hatte er es abzusetzen versucht, weil er befürchtete, abhängig zu werden. Um sich langsam zu entwöhnen, reduzierte er die Dosis auf die geringe Menge von 0,5 Milligramm täglich. Als er jedoch ganz damit aufhörte, stellte sich der sogenannte »Rebound«-Effekt ein. Die Angst- und Panikattacken kamen ganz massiv wieder, fast schlimmer als zuvor. Es ging ihm so schlecht, daß er überhaupt nicht mehr auf Tour gehen konnte und doch wieder Xanax nehmen mußte, um es irgendwie zu schaffen. Entmutigt und beunruhigt, suchte er Dr. Brown auf, der ihm vorschlug, mit der Einnahme von Baldrian zu beginnen und gleichzeitig die Xanax-Dosis allmählich zu verringern. Nach etwa fünf Wochen setzte der Musiker das Xanax ganz ab, nahm aber weiter Baldrian. Zu seiner großen Erleichterung kehrten die Angst- und Panikattacken nicht wieder. Er kam wunderbar mit Baldrian allein zurecht. Und als er beschloß, ihn nicht mehr regelmäßig zu nehmen, hatte er keine Entzugserscheinungen. Heute nimmt er nur noch gelegentlich Baldrian, um in einer schwierigen Situation, zum Beispiel bei einer Flugreise, einem Angstanfall vorzubeugen.

Wie kommt es, daß man starke Medikamente mit Baldrian problemlos absetzen kann? Dr. Brown vermutet, daß das pflanzliche Heilmittel sich an dieselben Rezeptoren der Gehirnzellen bindet wie Xanax. Wird kein Xanax mehr »geliefert«, erklärt Dr. Brown, »schreien die Rezeptoren nach etwas, das sich an sie bindet«. Kommt nichts, drehen sie durch. Bietet man ihnen Baldrian an, stellt sie das zufrieden, so daß sie sich beruhigen. Wie Dr. Brown sagt, setzen inzwischen viele Ärzte für den sanften Entzug von Xanax mit seinen schlimmen Nebenwirkungen Baldrian ein.

Was ist es?

Die Wurzel des Baldrian, einer hochwachsenden, farnähnlichen Pflanze, wird schon seit Tausenden von Jahren als mildes Sedativum genutzt. Von 1820 bis 1942 war Baldrian im Amerikanischen Arzneibuch als Beruhigungsmittel verzeichnet. Er wird in Europa vielfach als leichtes Hypnotikum eingesetzt, das den Schlaf fördert, Unruhe und Nervosität dämpft. In Deutschland werden jedes Jahr über fünf Millionen Packungen Baldrian verkauft, in Frankreich rund zehn Millionen. Auch in Großbritannien ist Baldrian ein beliebtes Schlafmittel. Ebenfalls als freiverkäufliches Medikament gegen Schlaflosigkeit zugelassen ist Baldrian in Belgien, der Schweiz und Italien.

Was sagt die Wissenschaft?

Baldrian scheint das wirksamste aller pflanzlichen Beruhigungsmittel zu sein, sagt Dr. Varro Tyler, Experte für Heilpflanzen. Die Belege für seine Wirksamkeit und Unbedenklichkeit sind derart überzeugend, daß eine Gruppe europäischer Hersteller von Phytopharmaka (pflanzlicher Arzneimittel) bei der amerikanischen Arzneimittelbehörde den Antrag gestellt hat, Baldrian als freiverkäufliche Schlaf-»hilfe« zuzulassen, definiert als Wirkstoff, der entspannt und leicht sediert. In der medizinischen Literatur finden sich über 200 wissenschaftliche Studien über die pharmakologische Wirkung von Baldrian, überwiegend aus Europa und in den letzten dreißig Jahren durchgeführt.

Baldrian ist als schlafförderndes Mittel umfassend getestet. Mindestens sechs kontrollierte klinische Versuche aus Europa belegen, daß Baldrian die Einschlafzeit verkürzt, die Schlafzeit verlängert, den Schlaf vertieft, die Traumphasen intensiviert, nächtliches Aufwachen reduziert und die Schlafqualität sowohl bei Normalschläfern wie bei Schlafgestörten verbessert. Als vorbildlich gilt die Studie an 128 freiwilligen Testpersonen, die Mitte der achtziger Jahre am Nestlé Forschungslabor in der Schweiz durchgeführt wurde. Sie bekamen drei Nächte hintereinander entweder Baldrianextrakt oder ein Placebo. Baldrian setzte sich durch; 37 Prozent der Baldrian-Gruppe gaben an, sie seien schneller eingeschlafen; bei der Placebo-Gruppe waren es 23 Prozent. Außerdem sagten 43 Prozent, sie hätten besser geschlafen; bei der Placebo-Gruppe waren es 25 Prozent. Selbst 45 Prozent der guten Schläfer berichteten, sie hätten mit Baldrian »besser als sonst geschlafen«. Am meisten profitierten jedoch diejenigen, die gewöhnlich schlecht schliefen. Ein schwedischer Doppelblindversuch brachte das gleiche Ergebnis. Hier sagten 45 Prozent der schlechten Schläfer, sie hätten nach Einnahme eines Präparates mit 400 Milligramm Baldrian »wunderbar geschlafen«. Ganze 89 Prozent gaben an, sie hätten besser geschlafen.

Baldrian oder Halcion?

Baldrian kommt in der schlaffördernden Wirkung sogar dem starken synthetischen Medikament Halcion gleich. In einer deutschen Studie wurde 1992 ein Baldrian-Kombinationspräparat (160 Milligramm Baldrian und 80 Milligramm Zitronenmelisse) mit Halcion (0,125 Milligramm Triazolam) an zwanzig Personen im Alter zwischen dreißig und fünfzig Jahren verglichen. Das Baldrianpräparat bewirkte über einen Zeitraum von neun Nächten ein ebenso schnelles Einschlafen und ebenso guten Schlaf wie Halcion. Am besten half es bei sogenannten schlechten Schläfern. Allerdings klagte die Halcion-Gruppe am nächsten Tag über einen »dicken Kopf« und Konzentrationsstörungen; die Baldrian-Gruppe hatte diese Probleme nicht.

Praktisch alle Tests machen den großen Unterschied zwischen Baldrian und rezeptpflichtigen Medikamenten wie Valium und Halcion deutlich. Das pflanzliche Mittel macht am nächsten Morgen keine »Hangover«-Symptome wie Benommenheit, Konzentrationsschwäche und Einschränkung der körperlichen Leistungsfähigkeit. Ebensowenig besteht eine Wechselwirkung mit Alkohol, die diese Beeinträchtigungen verstärken würde, wie es bei rezeptpflichtigen Medikamenten häufig der Fall ist. Durch eine 1995 in Deutschland durchgeführte Studie fand man keine Wechselwirkung zwischen Alkohol und Baldrian, die die Konzentrationsfähigkeit, Aufmerksamkeit, Reaktionszeit oder

Verkehrstüchtigkeit verringert hätte. Kurzum: Sie können Baldrian ohne Bedenken nehmen, wenn Sie wach und aktiv sind, aber ebenso, wenn Sie schlafen wollen. Er ist also besonders auch in Fällen zu empfehlen, wenn man tagsüber Streß und Nervosität etwas dämpfen möchte.

Experten weisen vor allem darauf hin, daß Baldrian erheblich weniger Nebenwirkungen hat, eben weil er das Gehirn nicht wie mit dem Hammer betäubt, was ja viele synthetische Medikamente machen. Mit anderen Worten, Baldrian wirkt wesentlich sanfter. »Baldrian und andere pflanzliche Mittel haben nicht den Intensitätsgrad synthetischer Medikamente, und auch nicht ihre Nachteile«, meint der Experte Dr. Varro Tyler.

Wie wirkt es?

Der Wirkungsmechanismus von Baldrian scheint ähnlich wie bei den Benzodiazepinen – Halcion und Valium. Sie sedieren, indem sie den Neurotransmitter GABA (Gammaaminobuttersäure) aktivieren, der das Erregungssystem im Gehirn dämpft. Im Tierversuch bewirkt Baldrian das gleiche, nämlich daß die Großhirnrinde GABA freisetzt. Bei Mäusen verlängern beide, Baldrian und Valium, die Schlafdauer. Untersuchungen am Institut für pharmazeutische Biologie in Marburg haben ergeben, daß sich die sedierenden Bestandteile des Baldrian an dieselben Rezeptoren der Gehirnzellen binden können wie Barbiturate und Benzodiazepine. Im Tierversuch ließ Baldrian Benzodiazepine sogar von den Rezeptoren abprallen.

Welche Stoffe im Baldrian das zentrale Nervensystem dämpfen, ist noch umstritten. Einige sind bereits identifiziert, darunter Valeriansäure und Valepotriate, Substanzen, die ausschließlich in Baldrian enthalten sind. Valeriansäure ist ein Hauptbestandteil bei europäischen Baldrianpräparaten und wird häufig mit anderen mild beruhigenden Heilpflanzen wie Zitronenmelisse, Passionsblume und Kamille kombiniert. Dem Pflanzenexperten Stephen Forster zufolge hat man im Baldrian über 120 Wirkstoffe gefunden. Der sedierende Effekt ergibt sich seiner Ansicht nach aus dem synergistischen Zusammenwirken verschiedener Inhaltsstoffe.

Wer sollte es nehmen?

Sie können Baldrian nehmen, wenn Sie besser entspannen und schlafen wollen, um bei Nervosität, Angst und Streß ruhiger zu werden – sogar bevor Sie zum Beispiel eine Rede halten oder ins Flugzeug steigen, wenn Sie Angst vor dem Fliegen haben –, oder als Mittel zur Muskelentspannung. Sie können ihn tagsüber nehmen oder abends zum Schlafen. Baldrian kann auch Entzugserscheinungen mildern, wenn Medikamente wie Xanax, Valium und andere Benzodiazepine abgesetzt werden, und kann statt solcher Medikamente zur Behandlung leichter bis mittelschwerer Angstzustände und Schlaflosigkeit eingesetzt werden.

DR. DANE
oder Schnelle Heilung ohne Schmerzen

Skip Dane, Professor für Sportwissenschaft mit einem Dr. phil. von der University of Chicago, stemmte das 600-Pfund-Gewicht aus dem Ständer, legte es sich auf die Schultern, ging in die Knie und richtete sich langsam wieder auf. Zwei Jahre zuvor, an seinem 50.

Geburtstag, hatte er an der Universität einen Rekord im Gewichtheben aufgestellt, ihn inzwischen aber schon mit 725 Pfund selbst überboten. An jenem Abend im Jahr 1995 spürte er jedoch, als er sich langsam aufzurichten begann, daß er sich den Quadrizeps im linken Oberschenkel gezerrt hatte. Er brach sofort ab und ließ das Gewicht zu Boden gehen. Die Schmerzen waren fürchterlich. »Es tat wirklich ziemlich weh«, erinnert er sich. Er schaffte es, den Muskel soweit zu strecken, daß er, wenn auch humpelnd, nach Hause kam. Die Nacht stand er ohne Schmerzmittel durch.

Dane als Champion im Gewichtheben, der an der Universität auch über »Ausdauertraining« forscht, wußte natürlich, daß es normalerweise drei oder vier Wochen dauert, bis eine Verletzung dieser Art ausgeheilt ist, wenn sie mit den üblichen Schmerzmitteln behandelt wird. Aber das hatte sein Arzt, Dr. Dennis Remington, der auch eine Ausbildung in Naturheilkunde gemacht hat, gar nicht vor. Er verordnete ihm viel mehr Baldrianwurzel und Sägepalme, dazu Massagen. »Sechs Tage später konnte ich schon wieder meine 550 Pfund Gewicht stemmen«, wundert sich Dane. Der Baldrian habe wie ein Muskelrelaxans gewirkt und so den Schmerz gelindert, die entzündungshemmende Sägepalme den Heilungsprozeß beschleunigt. »Wenn Sie einen verletzten Muskel haben, ihn ganz entspannen können und dafür sorgen, daß die Schwellung zurückgeht, heilt er wesentlich schneller«, fügt Dr. Dane hinzu. Und genau das haben die beiden Heilpflanzen gemacht. Er konnte während der sechs Tage Pause sogar weiter trainieren, allerdings nur Bankdrücken, keine Arbeit mit Gewichten oder Beinpressen.

Wieviel brauchen Sie?

Beginnen Sie mit einer niedrigen Dosis, die Sie nach Bedarf steigern können. Wenn Sie besser schlafen wollen, empfiehlt Dr. Donald Brown, etwa eine Stunde vor dem Schlafengehen 300 bis 500 Milligramm standardisierten Baldrianextrakt zu nehmen. Als leichtes Beruhigungsmittel bei Unruhe und Nervosität genügt tagsüber die halbe Dosis. Die Dosis von 150 bis 300 Milligramm entspricht einem halben bis ganzen Teelöffel Flüssigextrakt, und einem bis eineinhalb Teelöffel Tinktur. Innerhalb von 30 bis 45 Minuten sollten Sie eine Wirkung spüren.

Die Sicherheit

Nebenwirkungen treten bei der empfohlenen Dosierung kaum auf und wenn, sind gelegentliche Magenbeschwerden am häufigsten. In hoher Dosis kann Baldrian jedoch Kopfschmerzen, nervöse Unruhe, Übelkeit und morgendliche Benommenheit verursachen. (Wenn Sie am nächsten Morgen schläfrig oder benommen sind, ist die Dosis vielleicht zu hoch für Sie; nehmen Sie dann einfach weniger, sagen Experten.) Baldrian macht, im Gegensatz zu rezeptpflichtigen synthetischen Schlafmitteln, nicht abhängig, und er bewirkt keine geistigen Störungen. Es liegen keine Berichte vor, daß Baldrian in zu hoher Dosis bei Tieren oder Menschen schon einmal zu Vergiftung oder gar Tod geführt hätte. Einige Ärzte haben jedoch beobachtet, daß manche Patienten idiosynkratisch (überempfindlich, gegenteilig als erwartet) auf Baldrian reagieren; sie werden nervöser und aufgedrehter statt entspannt und ruhig. Der einzig bekannte Fall einer Baldrian-Überdosis ist der Selbstmordversuch einer Frau, die vierzig bis fünfzig Kapseln à 470 Milligramm Baldrianwurzelextrakt genommen hatte. Eine halbe Stunde später wurde sie extrem müde und benommen, bekam Bauchkrämpfe, ein Engegefühl in der Brust und Muskelzittern in Füßen und Händen. Innerhalb von vierundzwanzig Stunden hatte sich ihr Zustand wieder normalisiert. Die Ärzte schlossen daraus, daß eine Überdosis von 20 Gramm (20 000 Milligramm) nicht zu akuter Vergiftung führt. Die amerikanische Arzneimittelbehörde FDA stuft Baldrian generell als unbedenklich ein.

Achtung: Unruhe oder Nervosität und Schlafprobleme können Sie ohne Bedenken mit Baldrian selbst behandeln. Wenn Sie an einer schweren Angst- oder Schlafstörung leiden, bei Ihnen eine psychische Erkrankung besteht oder behandelt wird, oder wenn Sie synthetische Psychopharmaka nehmen, sollten Sie vor einer Eigenbehandlung mit Baldrian mit Ihrem Arzt sprechen. Bei der Umstellung von rezeptpflichtigen Medikamenten auf Baldrian können Entzugserscheinungen auftreten, deshalb sollte dies nur unter ärztlicher Aufsicht geschehen.

Wer sollte es nicht nehmen?

Baldrian ist nicht geeignet für schwangere oder stillende Frauen und Kinder unter zwei Jahren. Ebensowenig sollte man ihn zusammen mit anderen freiverkäuflichen oder rezeptpflichtigen Tranquilizern oder Sedativa nehmen. Wichtig: Wenn Sie an chronischen Schlafstörungen leiden, sollten Sie sich beim Koffein zurückhalten, denn es kann, in größerer Menge, die beruhigende Wirkung von Baldrian zum Teil aufheben.

Verbraucherinformation

Die europäischen Untersuchungen beziehen sich zum größten Teil auf standardisierte Baldrianpräparate.

Achten Sie deshalb darauf, daß bei dem jeweiligen Produkt der »standardisierte« Gehalt an Valeriansäure (0,8 Prozent) im Trockenextrakt angegeben ist, wenn Sie »geprüfte Qualität« haben möchten.

Kleine Leberpillen mit großer Wirkung

(Mariendistel)

Heutzutage braucht fast jede Leber Hilfe, denn Leberschäden sind die Geißel des modernen Lebens. Aber auch hier weiß die Natur Rat.

Ihre arme Leber ist zu bedauern. All die Gifte, die Sie in sich aufnehmen, müssen diese Entgiftungsfabrik passieren. Kommt mehr an Giftstoffen zusammen, als Ihre Leber bewältigen kann, gehen Leberzellen zugrunde und die Leberfunktion verschlechtert sich, bis dieses ungeheuer wichtige Organ schließlich vielleicht ganz ausfällt. Sie machen sich wahrscheinlich keine großen Gedanken über Ihre Leber, wie die meisten Menschen, aber ein bißchen sollten Sie sich schon darum kümmern. Die vielen toxischen Produkte des modernen Lebens belasten Ihre Leber: Umweltgifte, Luftschadstoffe, Pestizide, Autoabgase, rezeptpflichtige wie freiverkäufliche Medikamente und Alkohol – all das kann zu einer schweren Leberschädigung führen, mit der Sie gar nicht rechnen. Es ist allerdings der Alkohol, der für 80 Prozent aller Lebererkrankungen in westlichen Ländern verantwortlich ist. Selbst mäßige Trinker haben häufig eine Fettleber, erstes Anzeichen einer beginnenden Leberschädigung. Und wenn Ihre Leber bereits krank ist, gibt Ihnen die konventionelle Medizin wenig Hoffnung auf Genesung. Die Behandlung der Wahl: starke Steroide und Immunsuppressiva und, als letzte Möglichkeit, eine Lebertransplantation.

Deshalb sollten Sie, wenn Sie ein bißchen mehr Alkohol trinken, als Ihnen guttut; oder Medikamente nehmen, die die Leber schädigen können, wie etwa cholesterinsenkende Mittel, Paracetamol und Antidepressiva; oder mit Pestiziden hantieren; oder in einem Industriebetrieb arbeiten, in dem Tetrachlorkohlenstoff verwendet wird; oder bereits Anzeichen einer Leberschädigung haben, unbedingt die wunderbaren Samenfrüchte einer ganz besonderen Pflanze namens *Silybum marianum* oder Mariendistel kennenlernen. Sie ist nämlich die Antwort der Natur auf das ständige Bombardement mit toxischen Substanzen, dem unser Körper im modernen Leben ausgesetzt ist.

In Europa, wo die Menschen ihrer Leber wesentlich mehr Aufmerksamkeit schenken als in den USA und sie häufig mit leberstärkenden Mitteln und Behandlungen unterstützen, ist die Mariendistel eine beliebte pflanzliche Lebermedizin, deren Wirksamkeit in der Vorbeugung von Leberschäden, der Regeneration von Leberzellen und größeren Gewebebereichen wissenschaftlich nachgewiesen ist. Besonders in Deutschland wird viel darüber geforscht, und hier ist die Pflanze von der Arzneimittelbehörde auch zur unterstützenden Behandlung von chronisch-entzündlichen Lebererkrankungen und -zirrhose zugelassen.

Die Mariendistel sollte als vorbeugendes Mittel gegen schwere Leberschäden, wie sie das moderne Leben mit sich bringen kann, ernsthaft in Betracht gezogen werden. Sie könnte Ihre größte Chance auf eine »Wunderheilung« sein – oder es Ihnen von vornherein ersparen, daß Sie auf eine solche hoffen müssen.

Was ist es?

Die Mariendistel ist, wie der Name vermuten läßt, ein Unkraut, eine Distelart mit stacheligen violetten Blüten, in denen die pharmakologisch so wertvollen Samen sitzen. Sie wird von alters her als Lebermedizin hoch geschätzt. Plinius der Ältere, der römische Naturkundler aus dem ersten Jahrhundert n. Chr., empfahl sie wärmstens, ebenso wie Ärzte im Mittelalter und bis in das 19. Jahrhundert hinein. Im 20. Jahrhundert geriet sie fast ganz in Vergessenheit, bis sie, dank der bahnbrechenden Forschungsarbeiten in Deutschland, vor einigen Jahren wiederentdeckt wurde.

Was sagt die Wissenschaft?

Forscher der Universität München bestätigten in den siebziger Jahren, was die Volksmedizin schon seit jeher wußte: daß die Mariendistel ein ausgezeichnetes Lebermittel ist. Sie konnten die leberschützenden Substanzen in den Samen oder Früchten der Pflanze identifizieren und sogar detailliert nachweisen, wie sie gegen die gefährlichsten uns bekannten Lebertoxine wirken. Sie führten wegweisende Versuche durch, bei denen Laborratten einen langsam wirkenden, die Leber zerstörenden chemischen Stoff bekamen. Nach 130 Tagen waren 100 Prozent von ihnen tot. Als die Tiere jedoch gleichzeitig Mariendistel bekamen, überlebten ganze 70 Prozent!

Die über 200 experimentellen und klinischen Studien seither lassen darauf schließen, daß Mariendistel eine wirksame Therapie für verschiedene Lebererkrankungen ist, auch bei Fettleber – selbst bei mäßigen Trinkern recht häufig –, akuter und chronischer Hepatitis, Leberschädigung durch Medikamente oder toxische Chemikalien und sogar bei fortgeschrittener Zirrhose, die im allgemeinen irreversibel ist und bei der kaum ein synthetisches Medikament etwas bewirkt. Eine 1992 durchgeführte, großangelegte deutsche Studie an 2637 Patienten mit Erkrankungen wie Fettleber, Hepatitis und Zirrhose, die mit Mariendistel behandelt wurden, konnte phantastische Erfolge nachweisen. Nach achtwöchiger Einnahme eines standardisierten Mariendistelpräparats in Kapselform berichteten 63 Prozent der Patienten, daß ihre Symptome (Übelkeit, Erschöpfung, Appetitmangel, Druck- und Völlegefühl im Bauch) verschwunden waren. Labortests bestätigten, daß die erhöhten Leberwerte, ein Zeichen für die Schädigung, erheblich gesunken waren, nämlich um ganze 46 Prozent. Außerdem war bei 27 Prozent der Patienten die vergrößerte Leber wieder auf Normalmaß geschrumpft, bei 56 Prozent hatte sie sich erheblich verkleinert. Und weniger als ein Prozent der Patienten hörten wegen Nebenwirkungen – Magenverstimmung, Übelkeit und leichter Durchfall – mit der Einnahme von Mariendistel auf.

Hilfe für die alkoholkranke Leber

Zum Glück hilft Mariendistel genau dort am meisten, wo es am wichtigsten ist, nämlich bei den durch Alkohol geschädigten Leberzellen. Untersuchungen zufolge kann sie kranke Leberzellen tatsächlich reparieren und regenerieren. In einer aussagefähigen (Doppelblind-) Studie an 116 Patienten mit alkoholbedingten Leberschäden testeten deutsche Forscher ein Mariendistelpräparat in der Dosierung von 420 Milligramm täglich. Das Präparat zeigte innerhalb von zwei Wochen eine tiefgreifende Heilwirkung, was anhand der positiv veränderten Enzyme, Indikatoren einer toxischen Leberschädigung, nachzuweisen war. Eine Besserung trat bereits innerhalb von sieben Tagen ein. Die Forscher schlossen daraus, daß Mariendistel die normale Leberfunktion wiederherstellen und eine weitere Schädigung verhindern hilft. In einer ähnlich qualifizierten, 1981 in einer deutschen Medizinfachzeitschrift veröffentlichten Studie wurde Mariendistel an neunundzwanzig Patienten mit alkoholbedingten Lebererkrankungen wie Fettleber, alkoholischen Hepatitis und Zirrhose getestet. Der Zustand dieser Patienten hatte sich nach zweimonatiger Einnahme erheblich gebessert, wie Leberfunktionstests zeigten. Sie waren außerdem wesentlich kräftiger geworden, hatten einen besseren Appetit und litten weniger an Übelkeit. Bei einer weiteren Untersuchung an siebenundfünfzig Patienten mit Fettleber aufgrund von Alkoholmißbrauch sank der erhöhte GOT-Wert – er zeigt eine Leberschädigung an – durch die Behandlung mit Mariendistel um 80 Prozent.

Wie ist es mit Hepatitis?

Es weist einiges darauf hin, daß Mariendistel auch den Heilungsprozeß bei virus- oder alkoholbedingter Hepatitis beschleunigen kann. Einer deutschen Untersuchung zufolge unterstützt Mariendistel die Heilung bei Hepatitis B, der häufigsten, meist durch ein Virus verursachten Form von Hepatitis. Möglicherweise läßt sich auch Hepatitis C erfolgreich damit behandeln. Entsprechende Studien sind im Gange. Gut belegt ist die Wirksamkeit von Mariendistel in der Behandlung der chronischen Virushepatitis. In mehreren deutschen Studien bekamen Patienten mit dieser Form von Hepatitis über einen Zeitraum von durchschnittlich neun Monaten 420 Milligramm Silymarin (Wirkstoffkomplex der Mariendistel) täglich. Die geschädigte Leber regenerierte sich, wie Biopsien und niedrigere Transaminase-Werte zeigten. Transaminase ist ein Leberenzym, dessen Spiegel bei Hepatitis erhöht ist, und einer der Hauptindikatoren für den Schweregrad der Erkrankung. Die Forscher beurteilten Mariendistel als wirksames Mittel zur Behandlung der chronischen Hepatitis.

Italienische Wissenschaftler haben auch ein relativ neues Mariendistelpräparat getestet, das besonders gut resorbiert werden soll. Es ist eine Kombination aus Silybin, dem wirksamsten Bestandteil des Silymarin-Komplexes, und der chemischen Substanz Phosphatidylcholin und läuft unter der Bezeichnung IdB 1016 oder Silipid. Dieses Präparat wurde 1993 von Forschern des Instituts für Klinische Medizin in Florenz an sechzig Patienten mit entweder virus- oder alkoholbedingter chronischer Hepatitis getestet. Es bewirkte eine beachtliche Normalisierung der Enzymwerte und in der Folge eine erheblich verbesserte Leberfunktion. Bei einem kleinen Versuch an acht älteren Patienten mit chronisch aktiver Hepatitis B und Hepatitis C verbesserte sich die Leberfunktion durch Behandlung mit dem gleichen Mariendistelpräparat um 15 Prozent, wie die Enzymwerte zeigten.

Hilft Mariendistel auch bei Zirrhose?

Bei Zirrhose im fortgeschrittenen Stadium mit Symptomen wie Aszites (Ansammlung von Flüssigkeit im Bauch), Speiseröhren- oder Rektalblutungen scheint Mariendistel nicht mehr wirksam helfen zu können. Allerdings haben aussagekräftige (Doppelblind-)Studien gezeigt, daß eine Dauerbehandlung mit Mariendistel das Fortschreiten der Krankheit, an der in den USA jährlich rund 30000 Menschen sterben, verlangsamen kann. Eine große deutsche Studie aus dem Jahr 1987 an 170 Patienten mit Zirrhose belegt, daß solche Patienten länger leben, wenn sie mit Mariendistel behandelt werden. Die Patienten bekamen zwei Jahre lang entweder 420 Milligramm Silymarin täglich oder ein unwirksames Placebo. Die Sterberate unter denjenigen Patienten, die das Placebo eingenommen hatten, war nach den zwei Jahren um 60 Prozent höher als bei denen, die mit Mariendistel behandelt worden waren. Die beste Wirkung zeigte sich in den Fällen, in denen die Zirrhose durch Alkoholmißbrauch verursacht war.

Daß Mariendistel bei Zirrhose am besten hilft, wenn ganz auf Alkohol verzichtet wird, liegt auf der Hand. Man kann die ohnehin schon kranke zirrhotische Leber nicht weiter schädigen und sich einfach darauf verlassen, daß dieses pflanzliche Heilmittel einen schon »retten« wird.

Synthetische Medikamente können die Leber ebenfalls schädigen, und auch hier scheint Mariendistel hilfreich einzugreifen. Bei einer italienischen Untersuchung bekamen sechzig Frauen auf einer psychiatrischen Station drei Monate lang zweimal täglich 400 Milligramm Silymarin. Es zeigte sich, daß die leberschädigende Wirkung der Psychopharmaka Phenothiazin und Butyrophenon, die sie seit mindestens fünf Jahren nahmen, gemildert wurde. Mariendistel scheint auch einen gewissen Schutz gegen die Leberschädlichkeit von Paracetamol zu bieten. In hoher Dosierung kann das Schmerzmittel nämlich die Leberzellen schädigen. Kanadische und deutsche Studien an menschlichen Zellen haben gezeigt, daß Mariendistel einer Schädigung durch dieses Medikament vorbeugt. Bei Mäusen wurde diese Schutzwirkung auch gegenüber dem Krebsmittel Cisplatin nachgewiesen.

Für Menschen, die mit gefährlichen Chemikalien arbeiten und deren Dämpfe einatmen, gibt es eine gute Nachricht: Mariendistel schützt auch hier vor Leberschäden. Rund 25 Prozent einer Gruppe von 200 Arbeitern einer ungarischen Chemiefabrik, die zwischen fünf und 20 Jahren Toluol- und Xyloldämpfen ausgesetzt waren, zeigten Anzeichen einer Leberschädigung. Ein Teil der Gruppe bekam 30 Tage lang ein Mariendistelpräparat, die anderen nicht. An-schließende Leberfunktionstests ergaben eine eindeutige Besserung bei der behandelten Gruppe.

Und was ist mit Krebs?

Chronische Hepatitis ist häufig eine Vorstufe zum Leberkrebs, deshalb müßte eigentlich eine Behandlung der Entzündung, zum Beispiel mit Mariendistel, diese Entwicklung frühzeitig stoppen können. Ob Mariendistel bei Leberkrebs, einem besonders schwierigen Krebs, hilfreich sein kann, weiß man noch nicht. Einige Leute haben im Internet darüber berichtet, daß sie ihren Leberkrebs auch mit Mariendistel behandeln, aber es sind in diesem Zusammenhang bislang keine Studien über ihre Wirksamkeit durchgeführt worden. Im Tierversuch konnte die Heilpflanze jedoch Mäuse vor Nieren- und Hautkrebs schützen. Dabei hat man festgestellt, daß Mariendistel nur bei gesunden Zellen die Regeneration anregt, nicht bei Krebszellen. Eine Ausbreitung des Krebses dürfte demnach nicht gefördert werden. Es gibt in Deutschland einige Ärzte, die ihren Leberkrebspatienten Mariendistel empfehlen, weil sie der Ansicht sind, daß sie sicher nicht schaden, möglicherweise aber helfen kann, vor allem in Fällen, in denen die Möglichkeiten konventioneller Therapien ausgeschöpft sind.

DER ZIMMERMANN
oder Wie der Leberkrebs verschwand

Als der 52jährige Zimmermann im Juli 1990 in eine Münchener Universitätsklinik überwiesen wurde, stand sehr schnell fest, daß er Leberkrebs hatte. Auf dem Computertomogramm war deutlich ein großer Tumor (4,5 Zentimeter) am rechten Leberlappen zu erkennen, und eine Biopsie bestätigte, daß der Krebs sich nicht nur dort ausgedehnt, sondern auch bereits auf den linken Leberlappen übergegriffen hatte. Der Mann war starker Trinker und Raucher. Er hatte seit seiner Jugend jeden Tag, also etwa zwanzig Jahre lang, an die drei Liter Bier getrunken und zwanzig Zigaretten geraucht. Die behandelnden Ärzte, darunter Dr. Mathis Grossmann, der inzwischen am Medical Biotechnology Center der University of Maryland arbeitet, hielten eine Operation angesichts des fortgeschrittenen Stadiums für aussichtslos. Sie entließen den Patienten nach Hause, da zu erwarten war, daß er bald sterben würde. Patienten mit inoperablem Leberkrebs haben in der Regel nur noch drei bis sechs Monate zu leben.

Die Ärzte waren deshalb ziemlich überrascht, als er sich ein Jahr später, im Juni 1991, wieder in der Klinik vorstellte und wesentlich besser aussah. Er hatte, wie er sagte, das ganze Jahr seit der Krebsdiagnose keinen Alkohol mehr getrunken und nicht mehr geraucht, 16 Pfund zugenommen und fühlte sich sehr gut. Und am erstaunlichsten: der Leberkrebs war vollkommen verschwunden. Auf dem Ultraschall war kein Tumor mehr zu sehen, und das Computertomogramm zeigte nur die Spuren der früheren Geschwulst. Es wurden mehrere Biopsien im Bereich des früheren großen Tumors gemacht, aber keine Krebszellen mehr gefunden. Er war vollkommen geschrumpft, verschwunden. Eine solche Spontanremission sei »ein seltenes Phänomen« bei jeder Krebsform, sagten die Ärzte, und nur bei einem von 60000 bis 100000 Patienten zu beobachten. Weltweit seien in der medizinischen Literatur nur acht Fälle einer Vollremission bei Leberkrebs veröffentlicht worden.

Was war geschehen? Was hatte den Leberkrebs verschwinden lassen? Gab es irgend etwas, das diese Spontanremission ausgelöst haben konnte? Die Ärzte standen vor einem Rätsel und stellten folgende Hypothesen auf: Vielleicht war der Tumor, warum auch immer, einfach verhungert. Vielleicht hatte der Verzicht auf Alkohol und Tabak etwas mit der Genesung zu tun. Aber es gab noch etwas, das man in Betracht ziehen mußte: Der Patient hatte, gleich nachdem er 1990 mit seinem unheilbaren Leberkrebs aus der Klinik entlassen worden war, mit Silymarin (Mariendistel) begonnen und täglich 450 Milligramm genommen, wie von seinem Hausarzt verordnet. Und zwar ganz konsequent, wie er sagte, elf Monate lang, Tag für Tag. Den Ärzten war kein anderer Fall bekannt, in dem Leberkrebs erfolgreich mit Mariendistel behandelt worden wäre, und auch in der medizinischen Literatur war nichts zu finden. War diese Remission nur ein Zufall? Oder hatte das Mariendistelpräparat tatsächlich den Krebs heilen helfen? Niemand weiß es. Die Ärzte waren jedoch übereinstimmend der Meinung, daß man es bei unheilbarem Leberkrebs durchaus damit versuchen sollte, denn schaden kann es in keinem Fall. Und daß Mariendistel die sogenannten Freien Radikalen neutralisiert und die Regeneration von Leberzellen fördert, ist bekannt.

Leider starb der Zimmermann, der seinen Leberkrebs offenbar selbst hatte heilen können, 1991 dennoch wegen medizinischer Komplikationen infolge von Magenkrebs, der aber in keinem Zusammenhang mit dem Leberkrebs stand. Damit ist die mögliche krebshemmende Wirkung von Mariendistel bei Leberkrebs jedoch nicht widerlegt. Man kann von dieser Pflanze, deren Heilwirkung sich vor allem auf die Leber konzentriert, schließlich nicht erwarten, daß sie alle Arten von Krebs erfolgreich abwehrt.

Wie wirkt es?

Die Wirkung der Mariendistel beruht auf einem Gemisch oxidationshemmender Bioflavonoide, dem sogenannten Silymarin. Dieser einzigartige Wirkstoffkomplex hilft der Schädigung gesunder Leberzellen vorbeugen und fördert die Regeneration bereits geschädigter Zellen, wie umfassende Untersuchungen belegen. Genauer gesagt hält das Silymarin vor den Rezeptoren der Zellen Wache und hindert Giftstoffe daran, die gelartige Zellmembran zu durchbrechen und ins Innere einzudringen. Und es neutralisiert auch toxische Substanzen, denen das dennoch gelingt.

Silymarin besitzt zudem die einzigartige Fähigkeit,

die Proteinsynthese in den Leberzellen anzuregen, indem es die genetische (DNS- und RNS-)Aktivität erhöht, und genau das fördert die Regeneration geschädigter Zellen. Außerdem unterstützt Mariendistel auch andere oxidationshemmende Substanzen in den Leberzellen in der Abwehr toxischer Eindringlinge. Eines der wichtigsten Antioxidantien im Körper, das wesentlich zur Entgiftung in der Leber beiträgt, ist das Glutathion. Bei gesunden Menschen konnte Silymarin die Glutathionkonzentration in der Leber um 35 Prozent steigern. Bei Menschen mit einer Lebererkrankung konnte Mariendistel auch die Aktivität eines anderen wichtigen Antioxidans, der Superoxiddismutase, in den Zellen deutlich anregen. Interessanterweise scheint dieses Antioxidans besonders darauf trainiert, den Typ schädlicher Freier Radikale zu beseitigen, die durch Alkohol in der Leber entstehen.

Genesung nach Pilzvergiftung

Die Wirkung der Mariendistel ist nicht zuletzt dadurch bewiesen, daß vielen Menschen nach einer häufig tödlichen Vergiftung durch den Grünen Knollenblätterpilz (auch Gichtschwamm genannt) damit das Leben gerettet werden konnte. Dr. G. Vogel von der Universität München führte 1981 eine Studie an neunundvierzig Patienten in mehreren Ländern durch – in Deutschland, Österreich, Italien, Frankreich und der Schweiz –, die sich eine Vergiftung durch diesen Pilz zugezogen hatten. Alle bekamen zusätzlich zur normalen Therapie täglich Spritzen mit dem Wirkstoffkomplex der Mariendistel. Dr. Vogel pries das Resultat zu Recht als »verblüffend bis spektakulär«. Normalerweise liegt die Sterbeziffer in solchen Fällen bei 30 bis 40 Prozent. Das Mariendistelpräparat reduzierte sie auf Null. Kein einziger der Patienten starb, obwohl fast alle erst zwei oder drei Tage nach der Vergiftung behandelt wurden. Das beweise, meint Dr. Vogel, daß Mariendistel die Ausbreitung des Gifts in den Leberzellen verhindere, sie vor weiterer Schädigung schütze und bereits geschädigte Zellen regeneriere.

Wieviel brauchen Sie?

Mariendistelextrakt ist in Form von Dragées und Tropfen erhältlich. Der standardisierte Extrakt – in Europa vielfach getestet und in Deutschland zur Behandlung von Lebererkrankungen und -funktionsstörungen zugelassen – enthält 70 bis 80 Prozent Silymarin. Die allgemein empfohlene Dosis sind 420 Milligramm Silymarin täglich, auf drei Gaben verteilt. Sobald eine Besserung eingetreten ist, was sich mit einem Leberfunktionstest feststellen läßt, können Sie die Tagesdosis auf 280 Milligramm Silymarin reduzieren. Diese niedrigere Dosis von 280 Milligramm empfehlen manche Ärzte auch zur Vorbeugung gegen eine Leberfunktionsstörung oder -schädigung.

Wie schnell wirkt es?

Ein qualitativ hochwertiges Mariendistelpräparat wird vom Körper schnell aufgenommen und erreicht bereits etwa eine Stunde nach Einnahme die maximale Konzentration im Blut. Erstaunlicherweise zeigt sich oft schon nach fünf bis acht Tagen eine deutliche Besserung – die erhöhten Enzymwerte sinken, der Umfang der Leber beginnt sich zu normalisieren, und die Gelbfärbung der Haut, ein Zeichen der Gelbsucht, läßt nach. Bei alkoholbedingter Leberschädigung kann es einen bis zwei Monate dauern, wie entsprechende Studien zeigen, bis sich eine signifikante Besserung einstellt. Ausschlaggebend für die Beurteilung des Behandlungserfolgs sind Bluttests, mit denen die Leberwerte ermittelt werden, und eine Leberbiopsie. Mariendistel senkt erhöhte Enzymwerte, ein Beleg für die Regeneration der Leberzellen. Alkoholkranke Patienten müssen den Mariendistelextrakt im allgemeinen über mehrere Monate nehmen. Bei chronischer persistierender Hepatitis konnte eine Remission nach sechs Monaten bis einem Jahr erreicht werden.

Die Sicherheit

Im Gegensatz zu anderen Lebertherapeutika hat Mariendistel nur leichte Nebenwirkungen, etwa Magenbeschwerden, und das bei weniger als einem Prozent der Patienten, wie Studien belegen. Am häufigsten wird über eine leicht abführende Wirkung berichtet, vorwiegend in den ersten Tagen der Anwendung. Anhaltspunkte für eine Schädlichkeit oder Wechselwirkung mit anderen Medikamenten liegen nicht vor. Im Tierversuch wurde bei sehr hoher Dosierung weder eine kurz- noch langfristige Toxizität festgestellt, auch keine negativen Auswirkungen auf die Fortpflanzungsfähigkeit oder mutagene (also krebsfördernde) Wirkung. In Deutschland ist Mariendistel sogar als so sicher eingestuft, daß die Arzneimittelbehörde keinerlei Gegenanzeigen dafür festgelegt hat, nicht einmal während Schwangerschaft und Stillzeit.

Verbraucherinformation

Ein gutes Mariendistelpräparat ist Legalon, das 70 Prozent Silymarin enthält. Es wird von Madaus, einer großen deutschen Firma, hergestellt und ist in europäischen Studien vielfach getestet.

Sollten Sie es ausprobieren?

Die Einnahme von Mariendistel ist anzuraten, wenn Sie sich Sorgen wegen eines möglichen Leberschadens machen – wenn Sie mehr Alkohol trinken, als Sie sollten. Wenn Sie eine Hepatitis oder Leberzirrhose haben oder hatten. Wenn Sie beruflich mit Industriechemikalien zu tun haben. Wenn Sie in einer Gegend mit besonders großer Umweltverschmutzung leben. Und wenn Sie synthetische Medikamente nehmen, die zu einer Schädigung der Leber führen können, vor allem cholesterinsenkende Medikamente wie Mevinacor und Zocor und bestimmte Antidepressiva. Im Prinzip müßte sich Mariendistelextrakt bei jedem Medikament mit einer potentiellen Leberschädigung als Nebenwirkung zur Vorbeugung eignen. Wenn Sie die Widerstandskraft Ihrer Leber gegen solche Gefahren des modernen Lebens stärken können, wäre das doch einen Versuch wert. Bei hohem Risiko einer Leberschädigung werden als Tagesdosis zur Vorbeugung 280 Milligramm Silymarin empfohlen. Als therapeutische Dosis wurden nach klinischen Versuchen 420 Milligramm täglich festgelegt, bis das konkrete Problem behoben ist.

Achtung: Wenn bei Ihnen eine Lebererkrankung diagnostiziert worden ist, zum Beispiel Hepatitis oder Zirrhose, oder der Verdacht einer solchen Erkrankung besteht, sollten Sie Mariendistel nur unter ärztlicher Aufsicht einnehmen. Ihr Arzt kann auch die nötigen Leberfunktionstests durchführen, um den Behandlungserfolg festzustellen. Und ganz wichtig ist, daß Sie sich beim Alkohol möglichst zurückhalten, wenn Sie eine Lebererkrankung oder einen Leberschaden haben.

Die geheimnisvolle Heuschnupfen-Medizin

(Blütenpollen)

Niemand weiß, warum sie helfen oder wie, aber wenn die Behandlung auch bei Ihnen anschlägt, können Sie sich von Ihrem Heuschnupfen verabschieden – wahrscheinlich für immer.

Ungefähr jeder fünfte Ihrer Mitmenschen würde, wenn die Heuschnupfensaison kommt, so ziemlich alles tun, um nicht ständig mit einer Schniefnase und tränenden Augen herumlaufen zu müssen. Das Beste, was die Schulmedizin zu bieten hat, sind Antihistaminika und eine Desensibilisierung durch Spritzen von Allergenextrakten. Aber es gibt ein anderes Mittel, das inzwischen viele Anhänger unter den Heuschnupfengeplagten gefunden hat, sogar manchen Politiker, und zwar allein deshalb, weil es ihnen zu helfen scheint, auch wenn keine kontrollierten Studien vorliegen, die seine Wirksamkeit bestätigen. Die Schulmedizin ist skeptisch, eben weil der wissenschaftliche Nachweis fehlt, aber für viele Menschen, auch Ärzte, sind Blütenpollen oder andere Naturheilmittel durchaus einen Versuch wert, vor allem wenn nichts anderes ihnen Linderung bringt.

SENATOR HARKIN
oder Schluß mit dem Heuschnupfen

Senator Tom Harkin, Demokrat aus Iowa, versuchte seinem Heuschnupfen jahrelang mit einem rezeptflichtigen Antihistaminikum Herr zu werden. Seine Allergien wurden immer schlimmer, und das Medikament half nicht mehr richtig, also verordnete ihm der Arzt eine höhere Dosis. Aber ein Jahr später half auch die höhere Dosis nicht mehr. Deshalb ging es dem Senator im Frühjahr 1993 ziemlich schlecht, als die Kirschbäume in Washington zu blühen anfingen und damit auch die Pollenhochsaison begann, obwohl er alle möglichen rezeptfreien Schnupfen- und Allergiemittel nahm. Die Augen waren geschwollen, er bekam mitten in der Nacht Niesanfälle, störte öffentliche Sitzungen mit seinem Geschniefe und konnte wegen der verstopften Nase kaum atmen. Sein Verbrauch an Taschentüchern war enorm.

»Ich wachte mitten in der Nacht auf. Ich mußte dauernd niesen, konnte kaum atmen. Ich benützte ständig Nasensprays. Ich nahm Terfenadin, aber es half nicht mehr. Ich nahm Actifed und Benadryl. Ich trieb meine Frau Ruth schier in den Wahnsinn«, erzählt er. Auch seinen damaligen Amtskollegen, den Abgeordneten Berkley Bedell aus Iowa, machte er mit seinem ständigen Schniefen verrückt. Bedell empfahl ihm, es doch einmal mit Blütenpollendragées zu versuchen. »Ich war skeptisch, aber was hatte ich schon zu verlieren«, erzählt Harkin. »Ich hatte es satt, dauernd Medikamente zu nehmen, die nichts halfen.«

Zuerst schluckte er, entsprechend den Hinweisen zur Anwendung, ein paar von den Blütenpollendragées und wartete dann zehn Minuten. (Seien Sie unbedingt vorsichtig und beginnen Sie mit einer niedrigen Dosis, damit Sie sicher sein können, daß Sie auf die Pollen keine allergische Reaktion bekommen. Mehr dazu unter dem Punkt »Sicherheit« auf S. 181.) Da Senator Harkin keine Linderung spürte, nahm er noch ein Dutzend von den Dragées. Das Nehmen-und-Warten-Schema soll nämlich so lange wiederholt werden, bis die Symptome abzuklingen beginnen. Als er an einem Tag sechzig Dragées geschluckt hatte, kam es ihm vor, als würden die Augen weniger tränen. Dann, am sechs-ten Tag, geschah es: Die allergischen Symptome hörten ganz unvermittelt auf. Und sein Heuschnupfen verschwand. »Meine Nase läuft nicht mehr, die Augen tränen nicht mehr, ich muß nicht mehr dauernd niesen. Und ich nehme überhaupt keine Medikamente mehr«, sagt Senator Harkin.

Er nimmt zur Vorbeugung weiterhin sechs Blütenpollendragées täglich und erhöht die Dosis bei Bedarf, meist zu Beginn der Pollenzeit im Frühjahr und Herbst. Einige Ärzte haben ihm zwar gesagt, diese Blütenpollentherapie sei Unsinn, aber er läßt sich von seiner »Wunderkur«, die ihm nach jahrelanger Quälerei eine unendlich große Linderung brachte, nicht abbringen. Er räumt zwar ein, daß er nicht erklären kann, wie das Blütenpollenpräparat wirkt, meint aber: »Ich weiß, daß es mich von meinen Allergien geheilt hat. Es ist geradezu ein Wundermittel, das Beste, was es jemals gegeben hat.« Und er bleibt bei seiner Meinung, ohne sich darum zu kümmern, daß die Schulmedizin keine wissenschaftliche Erklärung dafür hat. Senator Harkins persönliche Erfahrung fällt stärker ins Gewicht als die meisten anderen Meinungen zu medizinischen Fragen auf politischer Ebene. Als Anhänger »alternativer«

Therapien trug Harkin nämlich entscheidend zur Einrichtung des Büros für Alternative Medizin bei den National Institutes of Health bei, das Forschungsprojekte über alternative Behandlungsmethoden, auch Blütenpollen, finanziert und koordiniert.

Was sagt die Wissenschaft?

Bislang sind keine streng wissenschaftlichen Studien über die Wirkung von Blütenpollen bei Allergien durchgeführt worden – jedenfalls keine Studien, die Schulmediziner überzeugen würden. In medizinischen Fachzeitschriften bis zum Jahr 1916 zurück finden sich jedoch mehrere Berichte darüber, daß die Symptome von Allergien und Heuschnupfen bei Einnahme von Blütenpollen schwächer wurden. In den zwanziger Jahren war die Behandlung mit Blütenpollen recht populär, und ein Arzt berichtete, daß er über 150 Fälle von Asthma und Heuschnupfen erfolgreich damit behandeln konnte.

In einer jüngeren, unveröffentlichten Studie von 1991 testete Dr. Maurice M. Tinterow, damals am Bio-Communications Research Institute in Wichita in Kansas tätig und inzwischen verstorben, ein bestimmtes Blütenpollenpräparat (Bee All Free, in Amerika in Tablettenform erhältlich) an 195 Probanden, die Symptome von Allergien, Asthma, Heuschnupfen, chronischer Nasennebenhöhlenerkrankung und Emphysembronchitis aufwiesen. Jeder Versuchsteilnehmer bekam eine Stoppuhr in die Hand und sollte so viele Blütenpollentabletten wie nötig nehmen, bis die Symptome verschwanden. Die Blütenpollen halfen bei allen bis auf vier Probanden, so Dr. Tinterow. Im Durchschnitt vergingen bis zur Wirkung zehn Minuten, und es waren durchschnittlich fünfzehn Tabletten notwendig. Ein

Proband schluckte ganze 120 Stück. Am schnellsten stellte sich die Wirkung bei einem vierjährigen Mädchen ein. Sie nahm drei Eßlöffel Bee All Free in Tropfenform anstelle von Tabletten und war nach 92 Sekunden symptomfrei. Drei Testpersonen – bei keinem von ihnen trat eine Besserung ein – klagten nach Einnahme der Tabletten über leichte Übelkeit. Dr. Tinterow merkte abschließend an, daß die Blütenpollen bei den meisten Probanden zu einer Dauerheilung führten, das heißt, die Symptome traten dauerhaft nicht mehr auf. Diejenigen, die später doch wieder Symptome bekamen, mußten seiner Aussage nach die Dosis nur leicht erhöhen, dann verschwanden sie wieder.

Wie wirken sie?

Blütenpollen sollen den Patienten desensibilisieren, also gegen die Allergie unempfindlich machen, ganz ähnlich wie Spritzen mit Allergenextrakten. Wird der Körper mit einer kleinen Menge des krankmachenden Stoffes (Allergen oder Antigen) konfrontiert, schickt er seine immunologischen Abwehrkräfte oder Antikörper los und entschärft damit die Reaktionen des Körpers – die Heuschnupfensymptome – auf das Allergen. Welche Inhaltstoffe (wahrscheinlich Proteine) der Blütenpollen diese Wirkung zustande bringen, weiß man nicht. Dr. Tinterow vermutete eine Kombination aus mehreren Stoffen. Ebensowenig ist der Wirkungsmechanismus genau untersucht oder definiert worden. Nach Ansicht von Dr. Tinterow bewirken Blütenpollen kurzfristig einen »Bruch in der Histaminkette«, wodurch die allergischen Symptome sofort aufhören. Sie treten später nicht wieder auf, schrieb Dr. Tinterow, weil die Blütenpollen »den Fehler im Immunsystem beheben«, der zu der Allergie führt.

DR. JIM GORDON
oder »Honigwaben haben mich von meinen lebenslangen Allergien befreit«

Dr. James S. Gordon, Harvardabsolvent und klinischer Professor für Psychiatrie und Allgemeinmedizin an der Georgetown University, hatte seit der Kindheit an »höchst unangenehmen« Allergien gelitten. Die Beschwerden wurden schlimmer, als er Anfang der siebziger Jahre auf eine Farm in der Nähe von Washington zog. »Ich arbeitete viel draußen und im Garten, und überall waren alle möglichen Pollen. Ich nahm ständig Antihistaminika und abschwellende Mittel, aber gegen die Allergien richteten sie nichts aus. Sie linderten nur eine Weile die Symptome und putschten mich auf oder machten müde.« Dann lernte er in London einen indischen Heiler kennen, der ihm ein Heilmittel aus alten Medizinbüchern empfahl – Honigwabe. Dr. Gordon beschloß, es zu versuchen, als Experiment sozusagen. »Ich wußte, daß ich mir damit sicher nicht schaden würde, und es hat mir sogar ungemein geholfen, wie sich dann herausstellte.«

Dr. Gordon hat seit inzwischen zwanzig Jahren keine größeren Beschwerden durch Heuschnupfen oder Pollenallergien mehr. Seine lebenslangen Allergien waren nach ein paar Monaten einfach verschwunden. Und was hatte er gemacht? Er hatte sich im Reformhaus ein Stück Honigwabe gekauft. (»Es sollte am besten von einem Imker am Ort sein, dann sind nämlich genau die Pollen drin, auf die man empfindlich ist«, so sein Rat.) Den Honig holte er so weit wie möglich heraus, damit er nicht Riesenmengen Honig essen mußte. Dann schnitt er die Wabe in ungefähr zwei Zentimeter große Würfel, von denen er drei Monate lang dreimal täglich einen kaute. »Die Waben sind ja aus Wachs, und der Geschmack ist etwas gewöhnungsbedürftig, aber nach einiger Zeit kommt es einem vor wie eine andere Art von Kaugummi«, erzählt Dr. Gordon.

Gegen Ende des ersten Monats bemerkte er, daß seine allergischen Reaktionen nachließen. Nach drei Monaten waren sie praktisch ganz verschwunden. Und er hat in den gut zwanzig Jahren seither keine größeren Beschwerden mehr gehabt. Wenn er irgendwo hinfährt, wo er mit fremden Pollen in Kontakt kommt, tritt manchmal eine leichte Reaktion auf, aber nicht zu Hause bei den Pollen, an die er gewöhnt ist. »Ich bin nur noch minimal eingeschränkt, wenn überhaupt«, sagt Dr. Gordon. Mit anderen Worten: Anders als Allergenspritzen und symptomlindernde Medikamente, die ein Leben lang regelmäßig angewendet werden müssen, brachte ihm die sehr kurzfristige »Behandlung« mit Honigwabe sehr rasch Heilung von seiner Pollenallergie, wahrscheinlich für immer, weil die Immunreaktion seines Körpers dadurch auf Dauer verändert wurde.

Das Naturprodukt half zweifelsohne besser als alle Mittel aus der Apotheke oder Allergiespritzen. Aber warum? »Ich habe keine Ahnung, warum es soviel besser hilft, denn wir wissen ja gar nicht, was in einer Honigwabe alles drin ist: Blütenpollen mit Sicherheit, aber vielleicht auch ein Dutzend andere Stoffe, die in Allergiespritzen oder Blütenpollendragées nicht enthalten sind.« Theoretisch meint Dr. Gordon, ist zwischen einer Allergiespritze und der Honigwabe kein großer Unterschied, »außer eben, daß es keine Spritze ist. Es ist etwas ganz Natürliches, von der Natur genau so gemacht, daß es einem hilft. Wahrscheinlich ist es so, daß eine winzige Dosis davon einfach das Immunsystem aktiviert, daß es sich an diese Allergene gewöhnt und nicht mehr darauf reagiert. Es ist eine ganz natürliche Methode der Immunisierung.«

Auf die Frage, ob es wissenschaftlich kontrollierte Studien gebe, die die desensibilisierende Wirkung von Honigwabe untermauern, antwortet Dr. Gordon, ihm seien keine bekannt, denn es gebe für die Honigproduzenten keinen finanziellen Anreiz, Geld in solche Untersuchungen zu investieren. »Ich habe dieses ›Mittel‹ auch nicht deshalb ausprobiert, weil es fundierte Studien darüber gibt. Ich habe es gemacht, weil Naturheilkundler es schon seit Jahrhunderten anwenden. Wenn es hilft und unschädlich ist [siehe folgender Abschnitt zum Thema »Sicherheit«], dann braucht man meiner Ansicht nach keine kontrollierten Doppelblindstudien, die einem das sagen. Ich meine, die Leute sollten es einfach selbst ausprobieren und sehen, ob es hilft. Es könnte sie von ihren Allergien befreien, genau wie mich.«

Die Sicherheit

Manche Menschen reagieren allergisch auf einen Bienenstich, und das kann zu einem potentiell tödlichen anaphylaktischen Schock führen. Auch über schwere allergische Reaktionen auf Blütenpollen wird berichtet. Dr. Daniel Tucker, Allergologe und Immunologe in West Palm Beach in Florida, der selbst Blütenpollen als Nahrungsergänzung nimmt, bestätigt, daß ein konkretes Risiko, auch eines anaphylaktischen Schocks, bestehen kann, wenn jemand »auf eine der Pollenarten oder Bienenantigene ausreichend allergisch reagiert«. Sein Rat an alle, die es mit Blütenpollen probieren wollen: Nehmen Sie beim ersten Mal eine ganz kleine Menge, und achten Sie darauf, ob eine allergische Reaktion eintritt. Wenn ja, nehmen Sie sie nicht mehr. Nichts anderes macht ein Arzt beim Allergietest, fügt Dr. Tucker hinzu. »Wir geben winzige Mengen auf die Haut und beobachten, ob sich eine winzige Reaktion ergibt.« Wenn ein Mensch gegen eine Substanz allergisch ist, dann ist das Risiko einer massiven Reaktion auch um so größer, je höher die Dosis. Deshalb beginnt man mit einer kleinen Menge, die man allmählich steigert. Dr. Tucker weist auch darauf hin, daß manche Menschen nach der Einnahme von Blütenpollen Magen-Darm-Störungen bekommen.

Achtung: Beginnen Sie immer mit einer ganz kleinen Menge Blütenpollen oder Honigwabe, die Sie langsam steigern. Kommt es zu irgendeiner Reaktion – Hautrötung, Kopfschmerzen oder Atemschwierigkeiten –, hören Sie sofort damit auf. Wenn Sie bereits einmal eine heftige Reaktion auf einen Bienenstich oder ein Bienenprodukt hatten, sollten Sie Blütenpollen nicht ausprobieren oder nur in Gegenwart eines Arztes nehmen, rät Dr. Tucker.

Meint Dr. Tucker, daß Blütenpollen und Honigwabe helfen können? »Natürlich. Es ist gut möglich, daß sich die Leute durch ›Überschwemmen ihres Körpers‹ mit den Antigenen in Blütenpollen gegen einige der Stoffe, die Heuschnupfen auslösen, selbst desensibilisieren.«

Natürliche Hilfe gegen Übelkeit

(Ingwer)

Keine Frage: Wenn Ihnen leicht übel wird, ist Ingwer das allerbeste Mittel für Sie.

Wenn Ihr Magen zu revoltieren beginnt, sobald Sie auf einem Schiff, im Flugzeug, im Auto oder sonst einem Fahrzeug unterwegs sind, oder wenn Sie immer wieder einmal an Übelkeit leiden, dann sollte Ingwer Ihr Mittel der Wahl sein. Ingwer ist das sicherste, älteste und wirksamste Mittel gegen Übelkeit, das wir kennen. Er beeinflußt nicht das zentrale Nervensystem, sondern entfaltet seine Wirkung im Verdauungstrakt, deshalb erspart man sich damit auch so lästige Nebenwirkungen wie Benommenheit, die bei rezeptfreien Medikamenten gegen Reisekrankheit häufig sind. Daß Ingwer gegen Übelkeit aller Art wirksam ist, das beweisen seine jahrhundertelange Anwendung, kontrollierte wissenschaftliche Studien und die begeisterten Berichte von Menschen, denen er geholfen hat.

JUDY
oder »Ich habe keine Angst mehr, daß mir übel wird«

Judy Stevens, damals dreißig, war zwar schon einige Male kurze Strecken innerhalb der USA geflogen, aber erst als sie und ihr Mann einmal von Baltimore nach London flogen, auf ihrem ersten großen Transatlantikflug, wurde es richtig schlimm. Das war vor etwa zwanzig Jahren. Gleich nach dem Start wurde ihr fürchterlich übel, und das änderte sich auch die nächsten acht Stunden bis zur Landung nicht wesentlich. Ihr graute schon vor dem Rückflug. Ihr wurde immer übel, ob in der Luft oder auf dem Wasser. »Im Flugzeug, auch in großen Maschinen, wird mir einfach schlecht. Ich habe dauernd das Gefühl, daß ich gleich erbrechen muß.« Etliche Jahre später, als sie während eines Mexikourlaubs zum Tiefseefischen hinausfuhren, nahm sie vorsichtshalber eine Dramamin und wurde daraufhin so müde, daß sie den ganzen Tag auf dem Deck verschlief und von der Tour überhaupt nichts mitbekam.

Da sie damals nicht häufig flog, war Reisekrankheit auch kein so großes Problem. Seit Anfang der neunziger Jahre benützte sie dann öfter ein kleines Flugzeug von Hagerstown/Maryland nach Baltimore, von wo aus sie zu Verwandten in den Süden flog. »Das war noch schlimmer. Eine kleine Maschine hüpft und schaukelt ja viel mehr, da bin ich noch angespannter, und mir wird erst richtig schlecht.« Dann erzählte ihr jemand von Ingwer. Beim ersten Mal, als sie ihn ausprobierte, gab sie einfach einen halben Teelöffel gemahlenen Ingwer in den Tee, den sie vor dem Abflug trank, und nahm sich auch etwas Ingwer für unterwegs mit.

Die Wirkung verblüffte sie. »Er half tatsächlich. Mir war überhaupt nicht flau im Magen, nicht übel, gar nichts. Wenn ich Ingwer nehme, geht es mir bestens.«

Bei einer Reise im Frühjahr 1994 – sie mußten zweimal umsteigen – nahm sie ihre 13jährige Enkelin Jessica mit, der beim Autofahren immer übel wurde. Judy hatte der Einfachheit halber Ingwerkapseln zu 500 Milligramm gekauft. Beide nahmen zwei Kapseln, zwanzig bis dreißig Minuten, bevor sie an Bord gingen. »Jessica wurde überhaupt nicht übel. Die Reise war für beide von uns sehr angenehm«, erzählt Judy. »Ich kann Ihnen sagen, das Zeug ist einfach wunderbar. Ich wüßte nicht, was ich ohne Ingwer tun sollte. Nur einmal, als ich auf einer kleinen Maschine flog und es extreme Turbulenzen gab, wurde mir wieder übel, aber den anderen Passagieren ging es noch schlechter. Aber in dem Fall hätte, glaube ich, wirklich gar nichts mehr geholfen. Es geht mir jetzt nämlich hervorragend, wenn ich im Flugzeug unterwegs bin.«

FRED
oder »Ingwer war meine Rettung«

Fred Thomas, dreiunddreißig, litt seit vierzehn Jahren an einer rheumatischen Erkrankung. Die steroidfreien Entzündungshemmer, die er wegen der starken Schmerzen ständig nehmen mußte, verursachten eine derartige Übelkeit, daß er bis zum Abend kaum einen Bissen hinunterbrachte. Außerdem hatte er auch starken Durchfall. »Ich hatte die ganze Zeit das Gefühl, ich müßte gleich erbrechen«, sagt Thomas, Informatikstudent im englischen Portsmouth. Das Medikament Indomet linderte zwar die Schmerzen in Hüfte und

Wirbelsäule, die seine Krankheit – ankylosierende Spondylitis (Morbus Bechterew) – mit sich brachte, am besten, aber es machte auch die größten Magenbeschwerden. Er probierte verschiedene Medikamente dagegen aus, aber keines half. »Ich nahm alles, was mein Hausarzt mir verschrieb.«

Eines Tages, Ende 1993, fiel ihm eine Packung Ingwerkapseln im Arzneischrank auf, die seine Frau Allison vor einiger Zeit, als sie schwanger war, wegen ihrer morgendlichen Übelkeit genommen hatte. »Vielleicht sollte ich es mal damit versuchen«, sagte er sich. Und nahm eine Kapsel. »Man möchte es nicht für möglich halten, was für eine Wirkung diese eine Kapsel schon hatte. Es war unglaublich. Ich fühlte mich richtig gut, so als hätte ich niemals Probleme mit dem Magen gehabt.« Zum ersten Mal seit drei Jahren konnte er zum Frühstück wieder etwas essen. Er nimmt weiterhin regelmäßig eine Ingwerkapsel morgens und eine abends. Die Übelkeit ist zwar nicht ganz verschwunden, aber im Vergleich zu früher geht es ihm jetzt ausgesprochen gut. »Nichts anderes, kein einziges Medikament, hat mir so gut geholfen wie Ingwer. Ich kann es gar nicht oft genug sagen. Wer irgendein Problem mit dem Magen hat, sollte es unbedingt mit Ingwer versuchen. Außerdem sind die Kapseln ziemlich preiswert, und Nebenwirkungen habe ich auch keine festgestellt. Ich hatte schon mal gehört, daß man Kindern bei Autofahrten Ingwerkekse gibt, um den Magen zu beruhigen, aber das hatte ich für ein Ammenmärchen gehalten. Jetzt weiß ich es besser. Ich würde Ingwer jedem empfehlen, der Magenprobleme hat.«

Was ist es?

Ingwerwurzel, oder genauer das Rhizom (unterirdischer Wurzelstock) der Ingwerstaude, wird in China, Indien und anderen asiatischen Ländern seit über 2500 Jahren zur Förderung der Verdauung und Linderung von Brechreiz eingesetzt, und auch in vielen anderen Ländern betrachten Ärzte und Arzneimittelbehörden Ingwer als probates Mittel gegen Übelkeit. Die Kommission E, das deutsche Expertengremium für Heilpflanzen, empfiehlt Ingwer gegen Reisekrankheit und Verstopfung. In Deutschland werden jährlich rund 400 000 Ingwerkapseln gegen Reisekrankheit verkauft. In Dänemark, wo Ingwer von der Zulassungskommission für Arzneimittel zur Behandlung von »Rheuma und Reisekrankheit« empfohlen wird, sind es rund 14 Millionen Kapseln jährlich. In Großbritannien ist Ingwer ebenfalls als rezeptfreies Medikament erhältlich.

Was sagt die Wissenschaft?

Die Wirksamkeit von Ingwer gegen Übelkeit bestätigen vor allem die 1982 in der britischen Medizinfachzeitschrift *The Lancet* veröffentlichten Studien des Psychologen Daniel Mowrey in Utah. Mowrey stellte fest, daß den Probanden – sie saßen in einem rotierenden, schräg gekippten Sessel – weniger übel wurde, wenn sie vorher etwa 1000 Milligramm Ingwerpulver (zwei Kapseln) nahmen. Die Vergleichsgruppen bekamen Dramamin oder ein Placebo.

Ein weiterer Test an achtzig schwedischen Marinekadetten ergab, daß diejenigen, die etwa eine halbe Stunde vor starkem Seegang Ingwerkapseln – knapp einen halben Teelöffel gemahlenen Ingwer – nahmen, wesentlich weniger an Übelkeit litten als die Placebo-

Gruppe. Ingwer unterdrückte den Brechreiz bei 72 Prozent der Kadetten und schützte etwa 38 Prozent allgemein vor Seekrankheit. Die Schutzwirkung hielt rund vier Stunden an.

Nach einer Operation leiden etwa 30 Prozent der Patienten unter dem sogenannten »Narkosekater«, aber auch hier kann Ingwer Abhilfe schaffen, wie Untersuchungen zeigen. Der britische Arzt M. E. Bone am St. Bartholmew's Hospital in London stellte in einer kontrollierten Studie an sechzig Frauen fest, daß Ingwer (etwa ein Drittel Teelöffel) der postoperativen Übelkeit besser vorbeugte als das sonst häufig gespritzte Metoclopramid. Eine Studie aus dem Jahr 1993 an 120 Patienten kam zu dem gleichen Ergebnis. Daß Ingwer auch Übelkeit und Erbrechen in Zusammenhang mit einer Chemotherapie erfolgreich unterdrückt, belegt eine Studie der University of Alabama.

Vorbeugung gegen Schwangerschaftserbrechen

Einige Ärzte, darunter auch Gynäkologen und Geburtshelfer, empfehlen inzwischen etwas Ingwer zur Vorbeugung gegen morgendliche Übelkeit und Erbrechen in den ersten Monaten der Schwangerschaft. Und das mit gutem Grund: Ingwer hilft in den meisten Fällen, und das Risiko einer teratogenen (Mißbildungen erzeugenden) Wirkung scheint wesentlich geringer als bei anderen Medikamenten, die in der Schwangerschaft gegen Erbrechen verordnet werden. In einer kontrollierten deutschen Studie an 27 Frauen war Ingwer bei rund 70 Prozent sogar bei »Hyperemesis gravidarum« wirksam, einer schweren Form von Übelkeit und Erbrechen in der Schwangerschaft. Morgendliche Übelkeit in den ersten Monaten (bis zur 20. Woche) trat bei Einnahme von 250 Milligramm Ingwerpulver in Kapseln viermal täglich wesentlich weniger auf, und die Zahl der Brechanfälle ging zurück. Nach Aussage der Autoren gibt es weder bei ihren Studien noch anderen Untersuchungen in der medizinischen Literatur Hinweise darauf, daß Ingwer dem Fötus schaden könnte. Dr. Stephen Fulder, englischer Experte für pflanzliche Heilmittel, erklärte 1996 nach umfassender Auswertung der Fachliteratur, in »normalen Dosen« sei Ingwer »in der Schwangerschaft absolut unbedenklich«. Dennoch sollten Schwangere immer zuerst mit ihrem Arzt sprechen, bevor sie eine medizinisch wirksame Substanz einnehmen, und das gilt auch für Ingwer.

Wie wirkt es?

Welche Inhaltsstoffe im Ingwer für die lindernde Wirkung bei Übelkeit und Brechreiz verantwortlich sind, weiß man nicht genau. Im Tierversuch zeigten jedoch zwei aus der Ingwerwurzel isolierte Scharfstoffe – Shogaole und Gingerole – antiemetische (gegen Erbrechen wirksame) Eigenschaften. Die Forscher gehen allgemein davon aus, daß sich die Wirkung fast ausschließlich auf den Verdauungstrakt konzentriert, obwohl Ingwer, einer neueren Studie an Fröschen zufolge, möglicherweise auch leicht dämpfend auf das zentrale Nervensystem wirkt.

Wieviel brauchen Sie?

Zur Vorbeugung gegen Übelkeit und Erbrechen bei Reisekrankheit nehmen Sie zwei Ingwerkapseln zu 500 Milligramm, und zwar etwa eine halbe Stunde bevor Sie ein Flugzeug, ein Schiff oder ein anderes Fahrzeug besteigen. Sollten Sie später doch Probleme bekommen, nehmen Sie noch einmal eine oder zwei Kapseln. Die

Anfangsdosis bewahrt Sie ungefähr vier Stunden vor den unangenehmen Symptomen.

Die Sicherheit

Ingwer wird seit Jahrhunderten als Gewürz wie als Arzneimittel eingesetzt. Versuche am Menschen haben keine Nebenwirkungen bei Ingwer ergeben, und ebensowenig sind in der medizinischen Literatur Fälle von Vergiftung durch Ingwer bekannt. Im Tierversuch hat sich Ingwer selbst in extrem hoher Dosierung nicht als toxisch erwiesen. Daher wird Ingwer von der amerikanischen Arzneimittelbehörde auch als allgemein unbedenklich eingestuft. Allerdings hat sich gezeigt, daß Ingwer gerinnungshemmend wirkt, also das Blut verdünnt. Menschen mit Blutgerinnungsstörungen oder solche, die gerinnungshemmende Medikamente nehmen, sollten deshalb bei größeren Mengen Ingwer vorsichtig sein. Nach Aussage deutscher Experten kann Ingwer, im Übermaß genossen, auch den Blutdruck erhöhen und für Menschen mit Gallensteinen abträglich sein.

Achtung: Wenn Sie schwanger sind, sollten Sie Ingwer gegen morgendliches Erbrechen nur auf Anraten Ihres Arztes nehmen, und nicht mehr als 1000 Milligramm täglich, die in Studien als sicher bestätigte Dosis. Wird Ingwer zur Vorbeugung gegen Erbrechen während einer Chemotherapie bei Krebs eingesetzt, kann es zu Magendarmblutungen kommen, wenn die Zahl der Blutplättchen niedrig ist. Sprechen Sie in jedem Fall zuerst mit einem Arzt, wenn Sie während einer Chemotherapie Ingwer nehmen möchten.

Und die Alternative?

Alle derzeit zugelassenen rezeptfreien Medikamente gegen Erbrechen und Übelkeit (Antiemetika) wirken auf das zentrale Nervensystem ein und haben deshalb Nebenwirkungen, unter anderem Schwindel, Tinnitus, Müdigkeit, unscharfes Sehen, Koordinations- und Schlafstörungen, Euphorie, Nervosität und Muskelzittern. Wenn Sie Asthma, ein Emphysem oder andere Erkrankungen der Atemwege haben, sollten Sie solche Medikamente nicht einnehmen, ebensowenig zusammen mit Alkohol, Sedativa oder Tranquilizern. Mit Ingwer haben Sie keine Probleme dieser Art. »Im Gegensatz zu anderen Mitteln gegen Erbrechen und Übelkeit, die zentral wirken, wirkt Ingwer offenbar direkt im Verdauungstrakt, deshalb treten hier keine der unangenehmen Nebenwirkungen im zentralen Nervensystem auf, die bei herkömmlichen Antiemetika zu beobachten sind«, heißt es in einem Antrag der European-American Phytomedicines Coalition auf Zulassung von Ingwer als freiverkäufliches Medikament.

Verbraucherinformation

Die European-American Phytomedicines Coalition stellte 1995 bei der amerikanischen Arzneimittelbehörde den Antrag, Ingwer aufgrund neuester wissenschaftlicher Erkenntnisse und langjähriger sicherer Anwendung in anderen Ländern als freiverkäufliches Medikament gegen Erbrechen und Reisekrankheit zuzulassen. Dies hat die Arneimittelbehörde trotz überzeugender wissenschaftlicher Nachweise bis zum Jahr 1997 nicht getan.

Wofür ist es außerdem gut?

Ingwer ist pharmakologisch in mehrerer Hinsicht wirksam, nämlich auch gerinnungs- und entzündungshemmend. Dr. Krishna C. Srivastava von der Universität Odense in Dänemark hat bei seinen Untersuchungen festgestellt, daß sowohl frische Ingwerwurzel als auch das gemahlene Gewürz (weniger als ein Teelöffel täglich) die Symptome von Arthritis lindern und Migräne vorbeugen kann, wahrscheinlich aufgrund seiner entzündungshemmenden Wirkung.

Ein exotischer Tranquilizer

(Kava-Kava)

Diese magische Pflanze aus der Südsee ist der neue Weg, mit Streß und Angstgefühlen fertig zu werden.

Sie sind nervös und angespannt? Sie bräuchten etwas, das Ihnen hilft, ruhiger zu werden und besser zu entspannen – oder um endlich wieder einmal tief und fest zu schlafen? Streß ist ein ständiger Begleiter in der heutigen Zeit. Unsere Nebennieren können blitzschnell Adrenalin und andere Hormone freisetzen, die den Körper auf Touren bringen, damit er eine als gefährlich wahrgenommene Situation bewältigt (das ist die sogenannte Kampf-oder-Flucht-Reaktion, ein primitiver Überlebensmechanismus). Aber was der Körper alles an Substanzen mobilisiert, die unser Herz schneller schlagen und den Blutdruck steigen lassen, ist meistens viel zuviel für die vergleichsweise banale reale Situation: der tägliche Verkehrsstau, ständiger Termindruck, schlaflose Nächte wegen überfälliger Rechnungen, die durchdringende Sirene eines Polizeiwagens. Manche Menschen leben unter chronischem Streß oder haben Angststörungen, vielleicht sogar Panikattacken, und suchen verzweifelt nach etwas, das ihnen die Situation erträglicher macht. Manchmal heißt die Lösung Alkohol, Schmerzmittel, angstlösende Medikamente, Tranquilizer wie Xanax und Valium oder Schlaftabletten wie Halcion.

Sie alle bringen Erleichterung, aber häufig um einen sehr hohen Preis: Abhängigkeit, Verwirrtheit, Konzentrations- und Gedächtnisstörungen und nicht zuletzt Entzugserscheinungen. Hilfe könnte aber auch ein sehr ungewöhnliches pflanzliches Heilmittel bringen, das auf den Südseeinseln seit Jahrhunderten angewandt und nun in Europa umfassend getestet wird. Es ist eine pflanzliche Alternative zu den hochwirksamen synthetischen Medikamenten und erfreut sich zunehmender Beliebtheit. Die exotische Pflanze namens Kava-Kava beruhigt die Nerven und lindert Angstgefühle ebensogut wie die Tranquilizer, die der Arzt verschreibt, jedoch ohne deren bedenkliche Nebenwirkungen und wesentlich preiswerter. Kava-Kava, so sagen viele Anwender, bewirkt eine leichte Euphorie, mildert ängstliche Unruhe, lockert verspannte Muskeln in Rücken, Nacken und Kiefer und sorgt für einen gesunden, erfrischenden Schlaf.

MARK
oder »Kava-Kava läßt mich wunderbar schlafen«

Mark Blumenthal ist ein sehr vitaler, witziger, energiegeladener Mann und ein ausgezeichneter, überzeugender Redner, besonders wenn es um seine große Leidenschaft geht, die Heilpflanzen, denen er ihren rechtmäßigen Platz im amerikanischen Gesundheitssystem erkämpfen möchte. Als Vorsitzender des American Botanical Council in Austin in Texas jettet Blumenthal ständig um die Welt, von einer Fachtagung zur anderen. Der Schlaf kommt dabei natürlich zu kurz. Deshalb nimmt er, wenn er weiß, daß er wieder erst sehr spät ins Bett kommt, seit Jahren Kava-Kava, weil es ihm zu einem »tiefen, erholsamen Schlaf« verhilft.

»Wenn es abends spät wird und ich weiß, daß ich ein paar Stunden später wieder aufstehen und fit sein muß, nehme ich zwei oder drei kleine Schluck von den Kava-Kava-Tropfen, bevor ich ins Bett gehe. Gestern zum Beispiel mußte ich von Austin nach Boston fliegen. Wir starteten viel zu spät, weil wir wegen irgendwelcher Reparaturen drei Stunden auf dem Rollfeld standen. Es war drei Uhr morgens, als ich endlich in meinem Hotel in Boston war, und um acht Uhr mußte ich schon zu einer Konferenz. Ich nahm also Kava-Kava, weil ich wußte, daß ich so nach den vier Stunden Schlaf vollkommen ausgeruht aufwachen würde. Man kommt damit nämlich rasch in die besonders wichtige REM-Phase des Schlafs. Kava-Kava mildert Angst und Nervosität, und es löst Muskelverspannungen. Aber das Tolle ist, daß der Kopf absolut klar bleibt. Ganz hervorragend, dieses Zeug!«

Kein anderes pflanzliches Mittel bewirkt eine so tiefe Entspannung wie Kava-Kava, und gleichzeitig bleiben Aufmerksamkeit und Konzentrationsfähigkeit voll erhalten. – Peggy Brevoort, Expertin für Heilpflanzen, Oregon.

Was ist es?

Kava-Kava ist der Wurzelstock einer strauchartigen Pflanze, die zur gleichen Familie gehört wie Pfeffer. Sie ist auf den Südseeinseln heimisch, wo man seit Jahrhunderten für Zeremonien und Feste ein nichtalkoholisches, leicht euphorisierendes, eine entspannte Geselligkeit förderndes Getränk daraus braut. Medizinisch wird Kava-Kava dort zur Behandlung von Tripper, Bronchitis und Rheumatismus angewendet. In Europa findet die Pflanze vor allem als mildes Sedativum Verwendung – eine sicherere Alternative zu rezeptpflichtigen Schlaftabletten und Tranquilizern wie Valium, Xanax, Halcion und Librium zur Behandlung von Angstzuständen, seelischem Streß und Schlaflosigkeit.

Der Heilpflanzenexperte Kerry Bone, technischer Direktor und Gründer von MediHerb, dem größten Hersteller pflanzlicher Heilmittel in Australien, veröffentlichte kürzlich einen Artikel im *British Journal of Phytotherapy*, in dem er die Wirkung von Kava-Kava beschrieb. In geringen Dosen, so Kerry Bone, bewirkt Kava-Kava eine leichte Euphorie, Entspannung und einen erholsamen Schlaf. »Als Getränk genossen, wird zuerst ein adstringierender, örtlich leicht betäubender Effekt spürbar«, schreibt Bone. »Darauf folgt ein entspannter, ausgeglichener Zustand, Müdigkeit und Angst sind deutlich vermindert. Und schließlich ein tiefer, erholsamer Schlaf, aus dem der Anwender am nächsten Morgen ausgeruht und ohne ›Hangover‹ erwacht.« Bone merkt jedoch auch an: »Exzessiver Konsum kann zu Schwindelgefühlen und Benommenheit führen, und auch ein Syndrom durch Mißbrauch von Kava-Kava wurde bereits beschrieben.«

Wofür ist es gut?

Kava-Kava lindert, richtig dosiert, vor allem Angstgefühle hervorragend und, was besonders wichtig ist, es macht nicht benommen. Auch als pflanzliches Relaxans der Skelettmuskulatur bekommt es gute Noten, deshalb wird es gerne zur Behandlung von Muskelkrämpfen und Spannungskopfschmerz eingesetzt.

Leichte Schlafstörungen lindert es aufgrund einer hypnotischen Wirkung ausgezeichnet. In Deutschland ist Kava-Kava als rezeptfreies Medikament bei »nervösen Angstzuständen, Streß und innerer Unruhe« zugelassen. In Großbritannien steht es auf der Generalliste der amtlich zugelassenen pflanzlichen Heilmittel.

Was sagt die Wissenschaft?

Fünfzig Jahre Forschung und Dutzende ausgezeichneter, insbesondere deutscher Studien belegen zweifelsfrei, daß Kava-Kava eine psychotrope Wirkung besitzt – als Stimmungsaufheller und leichtes Sedativum. Bei den ersten Versuchen Ende der fünfziger Jahre zeigte sich, daß Kava-Kava-Extrakt und seine wichtigsten Inhaltsstoffe Tiere zum Einschlafen brachten und beim Menschen die Aktivität der Gehirnwellen ähnlich beeinflußten wie angstlösende Medikamente. Im Gegensatz zu Tranquilizern vom Valium-Typ (Benzodiazepin) fördert Kava-Kava jedoch den Schlaf, ohne sedierend zu wirken. Eine Theorie besagt, daß Kava-Kava andere Rezeptoren im Gehirn anspricht als diese Art von Tranquilizern. Untersuchungen belegen außerdem, daß Kava-Kava nicht nur die Skelettmuskulatur entspannt, sondern auch die glatten Muskeln.

Die Wirksamkeit von Kava-Kava beim Menschen ist durch zahlreiche kontrollierte Studien mit Placebos, sogenannte Doppelblindversuche, also dem höchsten wissenschaftlichen Standard entsprechend, belegt. Ein solcher Versuch an fünfundachtzig Patienten mit Angstzuständen (nicht durch eine psychotische Störung verursacht), 1996 in Deutschland durchgeführt, ergab zum Beispiel, daß eine Dosis von 100 Milligramm Kava-Kava-Extrakt (standardisiert auf 70 Milligramm Kavalactone) dreimal täglich die Angstgefühle erheblich linderte. Den Probanden ging es schon nach einer Woche Kava-Kava-Therapie wesentlich besser, und im Verlauf der vierwöchigen Studie wurde diese positive Wirkung noch deutlicher. Bei einem weiteren Versuch an vierundachtzig Angstpatienten konnten 400 Milligramm Kavain, ein Wirkstoff aus Kava-Kava, die Gedächtnisleistung und Reaktionszeit wesentlich verbessern. Auch bei einer 1991 in Deutschland durchgeführten Studie an vierzig Frauen in den Wechseljahren zeigte sich, daß Kava-Kava Angstgefühle, Depression und andere Symptome wirksam linderte.

Und wie schneidet das pflanzliche Mittel im Vergleich mit herkömmlichen Medikamenten ab? Kava-Kava ist, kontrollierten Vergleichsstudien und Doppelblindversuchen zufolge, ebenso wirksam wie rezeptpflichtige Tranquilizer. Bei einem dieser Versuche bekamen achtunddreißig Patienten mit Angstzuständen aufgrund einer neurotischen Störung entweder den Kava-Kava-Wirkstoff Kavain oder Oxazepam, einen Tranquilizer vom Valium-Typ. Kava-Kava linderte die Angstgefühle ebensogut wie der Tranquilizer, das zeigten entsprechende Messungen der angstlösenden Wirkung. Beide Wirkstoffe führten in einem Zeitraum von vier Wochen zu einer stetigen Besserung. Kava-Kava ist den Tranquilizern vom Typ Valium jedoch in einer Hinsicht überlegen, wie Untersuchungen zeigen: Es betäubt nicht, man behält einen klaren Kopf. Der deutsche Wissenschaftler H. J. Heinze, führend in der Forschung über Kava-Kava, stellte bei einem Doppelblindversuch im Jahr 1993 durch psychometrische Tests fest, daß die Probanden nach Einnahme des rezeptpflichtigen Tranquilizers Oxazepam langsamer und weniger präzise reagierten. Bei Einnahme von Kava-Kava verbesserten sich ihre Reaktionszeit und ihre Leistung bei Gedächtnistests. Und man muß bei Kava-Kava kaum befürchten, so schläfrig zu werden wie bei Tranquilizern. Vierzig gesunde Testpersonen, die einen standardisierten Kava-Kava-Extrakt bekamen, zeigten keine Beeinträchtigung der Verkehrstüchtigkeit oder beim Bedienen von Maschinen. Auch kam es bei einer Standarddosis Kava-Kava und dem Genuß einer kleinen Menge Alkohol zu keiner Wirkungsverstärkung, wie es bei Tranquilizern der Fall ist.

Deutsche Forscher führten 1994 eine Studie an zwölf freiwilligen Versuchspersonen durch, bei der sie Kava-Kava-Extrakt (standardisiert auf 120 Milligramm Kavapyrone) mit 10 Milligramm Valium verglichen. Beide Präparate bewirkten eine ähnliche Zunahme der langsamen Hirnwellen, wie die Elektroenzephalogramme (EEGs) zeigten, und eine Abnahme der Alphawellen-Aktivität. Das Valium wirkte schneller, die maximale Wirkung im Gehirn wurde nach zwei Stunden gemessen. Bei Kava-Kava war die Wirkung nach sechs Stunden am größten. Allerdings erzielten nur die Probanden bessere Ergebnisse bei einfachen Reaktionszeittests und komplexen Multiple-Choice-Reaktionstests, die Kava-Kava bekommen hatten, was erneut beweist, daß Kava-Kava beruhigt, ohne zu sedieren und die geistige Wachheit zu beeinträchtigen.

Wie wirkt es?

Die psychoaktiven Substanzen in Kava-Kava sind ziemlich genau identifiziert. Es sind bestimmte Inhaltsstoffe, die sogenannten Kavalactone. Sie erzeugen eine beruhigende, hypnotische und krampflösende Wirkung im Gehirn, wie Tier- und Menschenversuche und entsprechende EEGs gezeigt haben. Diese Substanzen wirken jedoch nicht in der gleichen Weise oder in denselben Hirnarealen wie synthetische Tranquilizer und Antidepressiva. Eine beachtenswerte deutsche Studie mit EEGs weist darauf hin, daß Kava-Kava offenbar auf der tiefsten Gehirnebene wirkt, im limbischen System, das die Emotionen steuert. Das könnte auch erklären, warum Kava-Kava als Stimmungsaufheller gilt.

Wieviel brauchen Sie?

Am besten wählen Sie ein Kava-Kava-Präparat, das auf eine bestimmte Menge an Kavalactonen (Wirkstoff) standardisiert ist. Dies ist auf der Packung angegeben. Bei besonderer seelischer Belastung oder zur Linderung von Angstgefühlen sollte eine tägliche Dosis, die 180 Milligramm Kavalactonen entspricht, nach Meinung von Experten ausreichend sein. Sie nehmen also dreimal täglich eine Kapsel, wenn eine Kapsel 60 Milligramm Kavalactone enthält. Das ist die Menge, die bei den meisten Studien zur allgemeinen Beruhigung oder Milderung von Angstzuständen eingesetzt wurde. In der Regel werden Sie eine entspannende Wirkung ziemlich schnell spüren – innerhalb einer halben Stunde etwa. Um besser schlafen zu können, genügt im allgemeinen eine Einzeldosis von 120 bis 180 Milligramm an Kavalactonen, die Sie eine Stunde vor dem Schlafengehen nehmen, so Kerry Bone, Experte in Sachen Kava-Kava. »Wenn ich einen Jetlag habe und nicht einschlafen kann, nehme ich zwei oder drei Kapseln mit standardisiertem Extrakt, und das hilft mir sehr gut.«

Die Sicherheit

Die deutsche Arzneimittelbehörde hat Kava-Kava in üblicher therapeutischer Dosis als frei von bekannten Nebenwirkungen erklärt, außer einer Gelbfärbung von

Haut, Haar und Nägeln, wenn Sie es täglich über einen zu langen Zeitraum nehmen. Diese Verfärbung verschwindet wieder, wenn Sie mit der Einnahme aufhören. Ebenfalls möglich, aber selten: allergische Hautreaktionen, Vergrößerungen der Pupillen und Gleichgewichtsstörungen. Ohne Rücksprache mit einem Arzt sollten Sie Kava-Kava nicht länger als drei Monate ununterbrochen nehmen, so die Arzneimittelbehörde. In hoher Dosierung und über längere Zeit eingenommen kann es auch eine bestimmte Hauterkrankung hervorrufen, bei der die Haut trocken und schuppig wird, insbesondere an den Handflächen, Fußsohlen, Unterarmen und am Rücken.

Sie sollten Kava-Kava nicht nehmen, wenn Sie schwanger sind oder stillen (sonst könnten Sie die Wirkstoffe über die Muttermilch an das Baby weitergeben), wenn Sie an einer endogenen Depression oder der Parkinson-Krankheit leiden. Außerdem rät Dr. Donald Brown, Experte für Pflanzenheilkunde in Seattle, Kava-Kava nicht zusammen mit Substanzen einzunehmen, die auf das zentrale Nervensystem wirken. Dazu zählen Alkohol, rezeptpflichtige Medikamente wie Tranquilizer und Antidepressiva, und pflanzliche Heilmittel wie Johanniskraut und Baldrian.

Hinweis: Kava-Kava macht zwar nicht abhängig, wie zum Beispiel Alkohol, illegale Drogen und manche synthetischen Medikamente, aber ein Mißbrauch ist durchaus möglich. Kava-Kava kann, in ubermaßig großer Menge konsumiert, Symptome von Betrunkenheit verursachen. In Salt Lake City wurde vor einiger Zeit ein Mann festgenommen, weil er unter Einfluß von Kava-Kava Auto fuhr. Er soll sechzehn Tassen Kava-Kava-Tee getrunken und danach einen richtigen Rausch gehabt haben. Kerry Bone, der australische

Experte für Kava-Kava, sagt, daß auf vielen Südseeinseln, wie zum Beispiel Fidschi, und unter bestimmten Bevölkerungsgruppen in Australien zunehmend Symptome von Kava-Kava-Mißbrauch zu beobachten sind. In diesen Fällen wird jedoch das Drei- bis Fünffache der therapeutschen Dosis oder ungefähr fünfzehn Standardkapseln täglich genommen, erklärt Kerry Bone.

Wofür ist es außerdem gut?

Entsprechende Experimente weisen darauf hin, daß Kava-Kava auch ein starkes Analgetikum (schmerzlinderndes Mittel) ist. Klinische Studien liegen jedoch noch nicht vor. Manche Menschen setzen es auch bei streßbedingten Muskelschmerzen ein, zum Beispiel wenn Nacken und Rücken verspannt sind.

Das Antabus der Pflanzenwelt

(Kudzu)

Es verhilft alkoholkranken Menschen in China zur Abstinenz, und auch betrunkenen Versuchstieren im Labor. Es könnte auch Ihnen helfen. Wissenschaftliche Tests am Menschen sind gerade angelaufen.

Sicher würde es jeder begrüßen, wenn es ein zuverlässiges Heilmittel – ob rezeptpflichtig oder frei erhältlich – gegen die Volkskrankheit Alkoholismus gäbe, die unendlich viel menschliches Leid und oft auch den Tod bedeutet. Leider ist trotz aller Forschung noch kein Patentrezept gefunden worden. Medikamentöse Therapien, unter anderem mit Antidepressiva und Antabus, schlagen in den meisten Fällen fehl, und es ist mit Nebenwirkungen zu rechnen. Wissenschaftler renommierter medizinischer Institute, in Harvard und an der University of North Carolina, glauben nun jedoch eine vielversprechende neue Möglichkeit gefunden zu haben – die Kudzu-Pflanze, mit der Chinesen den Alkoholismus schon seit über 1300 Jahren behandeln.

Was ist es?

Kudzu ist eine ausdauernde Kletterpflanze aus der Familie der Hülsenfrüchte, die sich besonders in warmen Klimazonen wie dem südlichen Teil der USA so schnell ausbreitet, daß der Dichter James Dickey sie eine »vegetabile Form des Krebses« nannte. Die stärkehaltigen Wurzelknollen werden in China seit 200 v. Chr. medizinisch verwendet. Das chinesische Arzneibuch aus dem Jahr 600 v. Chr. vermerkt die Pflanze bereits als probates Mittel gegen Trunkenheit.

Was sagt die Wissenschaft?

In den USA laufen zur Zeit erste Versuche am Menschen, aber im Tierversuch hat sich bereits gezeigt, daß Kudzu eine drastische Beschränkung der Alkoholaufnahme bewirkt, und in China wird es seit Jahrhunderten als Mittel gegen Trunksucht eingesetzt. Noch heute wird Alkoholismus in China häufig mit Kudzu behandelt. Viele Ärzte, die die traditionelle chinesische Medizin anwenden, zahlreiche Kräuterheilkundige und Patienten sind von seiner Wirkung begeistert. Da diese Ärzte jedoch weder Krankenblätter führen noch ihre Erkenntnisse aus der Praxis veröffentlichen, ist es ziemlich schwierig, wissenschaftliches Material über die Wirksamkeit von Kudzu zusammenzutragen, sagt Dr. Wing-Ming Keung, Biochemiker an der medizinischen Fakultät in Harvard. Er beschloß deshalb, sich selbst auf die Suche nach entsprechendem Material zu machen.

Dr. Keung suchte anläßlich einer Forschungsreise in seine Heimat Hong Kong dreizehn moderne und traditionelle Ärzte oder Kräuterheilkundige auf und sammelte 300 Fälle von chronisch alkoholkranken Patienten, die mit Kudzu-Tee oder Arzneimitteln auf

Kudzubasis behandelt worden waren. »Die Behandlung mit Kudzu wurde in allen Fällen als wirksam beurteilt«, berichtet Dr. Keung, »und zwar wurde sowohl das Verlangen nach Alkohol abgebaut, als auch die Funktion alkoholgeschädigter lebenswichtiger Organe verbessert. Schädliche Nebenwirkungen wurden von den chinesischen Ärzten nicht beobachtet.« Kudzu dämpfte die Lust auf Alkohol bereits innerhalb einer Woche ganz erheblich. Noch beeindruckender war, daß 80 Prozent der Alkoholiker nach zwei bis vier Wochen angaben, überhaupt kein Verlangen nach Alkohol mehr zu haben.

Dr. Keung und Bert L. Vallee, Professor in Harvard, führten daraufhin (1993) den ersten wissenschaftlichen Test mit Kudzu durch, und zwar an einer Goldhamsterart, von der man weiß, daß sie eine angeborene Vorliebe für Alkohol hat. Bekamen die Tiere Wasser und Alkohol als Alternative angeboten, tranken sie stets enorme Mengen Alkohol – beim Menschen mit fünf Kartons Wein am Tag vergleichbar. Wurde den Tieren jedoch zuerst Kudzu-Extrakt gespritzt und dann Alkohol angeboten, so berichteten die Forscher, tranken sie nur halb soviel! Sie zeigten die gleiche Aversion gegen Alkohol, wenn ihnen zwei aus der Kudzu-Wurzel extrahierte Inhaltsstoffe, Daidzin und Daidzein, injiziert wurden. Ohne die tägliche Dosis Kudzu nahmen sie sofort ihre alten »Trinkgewohnheiten« wieder auf. »Dieses Ergebnis war geradezu sensationell«, meint Dr. Vallee.

Ein Tee zum Nüchternwerden?

Ein Forscherteam der University of North Carolina und dem Research Triangle Institute in Chapel Hill fand 1996 auch bei seinen Versuchstieren die Wirkung von

Kudzu bestätigt. Als die dem Alkohol zugeneigten Laborratten Kudzu bekamen, oral oder per Spritze, tranken auch sie etwa die Hälfte weniger als üblich. Die Forscher stellten außerdem fest, daß Kudzu die berauschende Wirkung des Alkohols dämpfte, wenn er bereits ins Blut gelangt war. Das bestätigt wiederum die jahrhundertealte Erfahrung der Chinesen, daß nämlich Kudzu, vor dem Alkoholgenuß zugeführt, die berauschende Wirkung und den nachfolgenden Kater deutlich abschwächt. Angeregt wurde diese Studie von Dr. David Lee, einem auf organische Substanzen spezialisierten Chemiker am Research Triangle Institute, nachdem er China besucht und festgestellt hatte, daß Kudzu einem »Tee für den Morgen danach« – Xing-Jiu-Ling genannt, was soviel heißt wie »nüchtern machen« – beigegeben wird. Die Forscher verwendeten aus China importiertes Kudzu und extrahierten daraus die Substanzen, die sie für die Hauptwirkstoffe hielten.

Anschließend testete das Forscherteam unter Leitung von Dr. Amir Rezvani, außerordentlicher Professor für Psychiatrie an der University of North Carolina, Kudzu bei Affen, unseren biologisch am nächsten verwandten Vettern. Auch bei ihnen dämpfte Kudzu das Verlangen nach Alkohol. Die Testaffen wurden zuerst alkoholabhängig gemacht, dann bekamen sie eine Woche lang Kudzu. Dr. Lee zufolge schränkten sie mit Kudzu die Alkoholaufnahme um etwa 25 Prozent ein. Damit wirkt Kudzu gleich gut oder besser als das Medikament Naltrexon, sagt Dr. Lee, das in den USA zur Behandlung von Alkoholismus zugelassen ist. Da Affen mit dem Menschen biologisch nahezu identisch sind, gehen die Forscher davon aus, daß eine bei Primaten wirksame Substanz auch beim Menschen wirkt. Das macht das Ergebnis dieser Affenversuche so beachtenswert. Dennoch wird der nächste Schritt für die Forscher eine kontrollierte wissenschaftliche Studie mit Kudzu bei alkoholkranken Menschen sein. Solche Studien sind notwendig, um Ärzteschaft und Arzneimittelbehörde zu überzeugen, sagt Dr. Lee, und um die richtige Dosierung beim Menschen zu ermitteln. »Wir müssen herausfinden, wieviel von den Kudzu-Wirkstoffen ein Patient braucht, um davon zu profitieren.«

Besonders interessant macht Kudzu auch die Tatsache, daß es keine Nebenwirkungen hat. Naltrexon kann zu einer Schädigung der Leber führen. Und Antabus hilft gerade wegen der Nebenwirkung, daß es Übelkeit und Erbrechen hervorruft. »Das ist das Beste an diesem Kudzu«, meint Dr. Lee. »Es ist absolut unbedenklich. Es macht keine Schäden an der Leber.« »Wie so viele Heilmittel dieser Art, die in der Volksmedizin seit Jahrtausenden angewendet werden, hat die moderne Medizin auch dieses bislang ignoriert«, sagt Dr. Vallee von der Harvard University. »Es ist gut, sich die Natur und die Volksmedizin anzuschauen und sich klarzumachen, daß die Natur uns eine ganze Menge lehren kann«, meint auch Dr. Hans Jornvall, führender Alkoholismusforscher am Karolinska Institut in Stockholm.

Wie wirkt es?

Die Bemühungen westlicher Wissenschaftler, die einzelnen Wirkstoffe von Kudzu zu analysieren, haben bisher zu keinem eindeutigen Ergebnis geführt. Nach Ansicht der Harvard-Forscher sind es zwei ähnliche Inhaltsstoffe in Kudzu – Daidzein und vor allem Daidzin –, die die drastische Reduzierung der Alkoholaufnahme bei Goldhamstern bewirken. Sie wiesen außerdem nach, daß Daidzin auf Enzyme einwirkt, die Alkohol im Körper verstoffwechseln, also umwandeln. Daidzin hemmt insbesondere ein Enzym, das Acetaldehyd abbaut, ein im Körper entstehendes Nebenprodukt von Alkohol. Das war einleuchtend, denn es ist gerade die Anhäufung von Acetaldehyd im Körper, die bei Alkoholgenuß und Einnahme von Disulfiram, besser bekannt als Antabus, die starke Übelkeit bewirkt. Es hatte also den Anschein, als würde Kudzu in der gleichen Weise wirken wie Antabus, eines der beiden Medikamente, die in den USA zur Behandlung von Alkoholismus zugelassen sind. Allerdings konnten die Harvard-Forscher keine Anhäufung des übelkeitauslösenden Stoffes bei ihren trunksüchtigen Goldhamstern feststellen. Kudzu wirkt offenbar nicht wie Antabus, indem es Übelkeit hervorruft, was es um so attraktiver macht. Die Harvard-Forscher stehen also, was die Entschlüsselung des Wirkungsmechanismus von Kudzu betrifft, wieder da, wo sie angefangen haben.

Die Forscher der University of North Carolina gehen von einer anderen Theorie aus. Sie haben drei verschiedene Wirkstoffe in Kudzu isoliert und patentiert, die, wie sie sagen, die Sucht in anderer Weise dämpfen, nämlich indem sie direkt auf das Nervensystem einwirken. Dr. Rezvani vermutet, daß Kudzu das Verlangen nach Alkohol dadurch dämpft, daß es eine vermehrte Freisetzung natürlicher Opiate im Gehirn bewirkt, unter anderem Serotonin und Dopamin, und weist darauf hin, daß Menschen mit einem niedrigen Spiegel an diesen Neutrotransmittern häufig ein verstärktes Bedürfnis nach Alkohol haben. Wenn dem so ist, könnte Kudzu auch bei anderen abhängig machenden Substanzen helfen – bei Zigaretten, harten Drogen und sogar bestimmten Nahrungsmitteln.

Die Sicherheit

Kudzu hat eine sehr geringe Toxizität. Einer Studie zufolge treten selbst bei einer so hohen Dosis wie 100 Gramm keine schädlichen Nebenwirkungen auf. Dr. Keung rät jedoch dringend, Kudzu nicht in Verbindung mit rezeptpflichtigen Medikamenten zu nehmen, außer der behandelnde Arzt erlaubt es. Kudzu kann nämlich die Verstoffwechselung solcher Medikamente stören. Wie bei jeder ungewöhnlichen Substanz gilt auch hier, daß schwangere Frauen Kudzu nicht anwenden sollten, es sei denn, ihr Arzt ist damit einverstanden.

Verbraucherinformation

Kudzu wird in China als Wurzel oder als Extrakt verkauft, der in Würfelform, als Tinktur und Tabletten angeboten wird. Dieser Rohextrakt hilft vermutlich einem »Kater« vorbeugen und das Verlangen nach Alkohol dämpfen, sagt Dr. Lee. Es ist jedoch unklar, wie Kudzu genau dosiert wird. In China sind die Tabletten standardisiert, und zehn Milligramm entsprechen fünf Gramm unverarbeiteter Wurzel. Einige Experten empfehlen, zwei- bis dreimal täglich eine solche standardisierte Tablette zu nehmen, wenn man seinen Alkoholkonsum einschränken möchte.

Sollten Sie es ausprobieren?

Es trifft zwar zu, daß bislang keine wissenschaftlich kontrollierten klinischen Studien über Kudzu vorliegen. Aber können denn die konkreten Erfahrungen eines ganzen Volkes – gewissermaßen auch eine Testgruppe – völlig falsch sein? Der jahrhundertelange Gebrauch in China und die überzeugenden neuen Erkenntnisse aus Tierversuchen machen die Wirksamkeit von Kudzu beim Menschen doch recht wahrscheinlich. Wollen Sie es zur Behandlung von Alkoholismus einsetzen, heißt es vorerst noch herumprobieren, denn es gibt keine genauen Informationen über das wirksamste Präparat und die richtige Dosierung. Kudzu einmal als Mittel gegen einen »Kater« auszuprobieren, oder um zu testen, ob es die Lust auf Alkohol dämpft, scheint jedoch wenig riskant. Es kann zwar keinesfalls eine konventionelle Behandlung von Alkoholismus ersetzen, aber doch im Rahmen einer umfassenden Therapie ergänzend eingesetzt werden.

Wofür ist es außerdem gut?

Kudzu könnte auch für das Herz gut sein. Untersuchungen haben gezeigt, daß die Inhaltsstoffe von Kudzu und der Wurzelextrakt eine pharmakologische Schutzwirkung haben. Sie können die Gehirn- und Herzkranzgefäße erweitern, also die Durchblutung und Sauerstoffversorgung verbessern. Es gibt Berichte, daß Kudzu den Blutdruck bei Menschen und Tieren gesenkt hat. Kudzu hat außerdem eine oxidationshemmende Wirkung, könnte also einer Arterienverkalkung vorbeugen. In China wird es seit Jahrhunderten auch zur Behandlung von Kopfschmerzen, Bluthochdruck, leichtem Fieber, Allergien, Durchfall, Angina pectoris und Magenbeschwerden eingesetzt. Es liegen jedoch keine westlichem Wissenschaftsstandard entsprechenden Studien über diese medizinischen Anwendungen vor.

Das Universalheilmittel

(Fischöl oder Omega-3-Fettsäuren)

Es kann fast alles wieder in Ordnung bringen – Herz, Blut, Gelenke, Darm und sogar das Gehirn. Denn es ist eine wirklich einzigartige, hochwirksame Medizin.

Sie leiden an Arthritis, und Ihre Gelenke schmerzen. Sie haben Colitis, also eine Darmentzündung. Ihr Herzrhythmus ist gestört, und Sie leben mit dem erhöhten Risiko, an einem Herzinfarkt zu sterben. Ihre Triglyceride sind zu hoch oder Ihre Blutgefäße schon etwas verengt, und Sie haben Angst vor einem Arterienverschluß, der zu einem Herzinfarkt oder Schlaganfall führen kann. Ihre psychische Verfassung ist nicht besonders gut. Sie sind leicht depressiv, nervös und reizbar oder der Kopf funktioniert nicht mehr so, wie er sollte – Sie können sich nicht mehr richtig konzentrieren, sind vergeßlich geworden.

In all diesen Fällen könnte Ihnen eines der vielseitigsten »Wundermittel« der Natur helfen – die einzigartigen Fettmoleküle nämlich, die im Fisch stecken. Interessante neue Untersuchungen zeigen, daß diese spezielle Fettart für unsere Zellen so wichtig ist, daß sie ohne sie nicht richtig funktionieren, was eine ganze Kaskade von Ereignissen mit schweren Folgen auslösen kann, die man bis vor kurzem nicht damit in Zusammenhang gebracht hat. Die Feststellung, daß Fischöl bzw. sein Hauptbestandteil, die Omega-3-Fettsäuren, eine pharmakologisch so außerordentlich wirksame Substanz ist, daß der Körper ohne sie nicht funktionsfähig wäre, ist deshalb keineswegs übertrieben. Der Grund: Fischöl steuert, zusammen mit anderen Fettarten in der jede Zelle umgebenden Membran, das Verhalten der Zelle. Wie die einzelne Zelle arbeitet, so arbeitet auch der restliche Körper. Ein winziges Ungleichgewicht bei den Fettsäuren in einzelnen Zellen kann dazu führen, daß sie »Amok laufen« und ein heilloses Chaos im Körper anrichten. Die Forscher sind erst in den letzten zehn Jahren langsam dahintergekommen, wie der Fettgehalt der Zellen die Entwicklung von Krankheiten fördern kann und wie sich durch Zufuhr des richtigen Fetts das Ungleichgewicht in den Zellen korrigieren läßt, so daß sie sich wieder richtig verhalten und die Krankheitssymptome abklingen. Die Omega-3-Fettsäuren im Fisch bremsen zum Beispiel unsere Zellen bei entzündlichen Attacken auf andere Zellen, halten die Zellmembranen so elastisch, daß diese problemlos durch die Blutgefäße durchschlüpfen können, bringen die oxidationshemmenden Abwehrkräfte auf Touren und regulieren die Weiterleitung elektrochemischer Botschaften in Gehirn- und Herzzellen.

Fischöl mit seinen Omega-3-Fettsäuren entspricht natürlich nicht der herkömmlichen Definition eines Medikaments, weil es nicht in das pharmazeutische Schema paßt, daß ein Mittel immer nur für ein spezifisches Symptom, eine bestimmte Erkrankung zuständig ist. Die Heilkräfte des Fischöls sind derart breit gefächert, daß sie geradezu absurd erscheinen würden, wären sie nicht wissenschaftlich so gut belegt. Führende Wissenschaftler in der ganzen Welt räumen anerkennend ein, daß Fischöl ein Zaubermittel ist, das voller Überraschungen steckt.

Was ist es?

Fischöl enthält eine ganz spezielle Art von Fettsäure, die sogenannten langkettigen Omega-3-Fettsäuren. Sie kommen zwar auch in einigen pflanzlichen Nahrungsmitteln vor – Rapsöl, Leinsamen, Walnüssen –, sind aber nicht so hochwertig wie die Fettsäuren im Fischöl. Es gibt zwei Formen von Omega-3-Fettsäuren – EPA, lange als besonders günstig zur Vorbeugung von Herzkrankheiten angesehen, und DHA, das, wie man heute weiß, für die verschiedenen Funktionen des Gehirns wichtig ist. Lieferanten dieses Fischöls sind fettreiche Fische wie Makrele, Sardinen, Lachs und Hering. Zur medizinischen Anwendung ist Fischöl mit einer bestimmten Menge an Omega-3-Fettsäuren auch in Form von Weichgelatinekapseln erhältlich.

Wie wirkt es?

So erstaunlich es auch scheint, die Art der Fettsäuren in Ihren Körperzellen steuert unzählige Prozesse, die über Ihr Wohlbefinden entscheiden. Besonders wichtig ist das Gleichgewicht zwischen den unterschiedlichen Arten von Fettsäuren. Ein Überschuß an einer Art von Öl, den sogenannten Omega-3-Fettsäuren (vorherrschend in Maisöl, zum Beispiel), führt dazu, daß sie entzündungsfördernde Stoffe abgeben, die stechende Schmerzen in den Gelenken auslösen und die Innenwand des Darmtrakts entzünden. Die im Fisch vorherrschenden Omega-3-Fettsäuren hingegen hemmen Entzündungen – ein Prozeß, der für ein breites Spektrum an Krankheiten wie Arthritis, Asthma, Colitis, Psoriasis und sogar arterielle Erkrankungen verantwortlich ist. Fischöl fördert auch die Freisetzung von Substanzen, die die elektrische Aktivität des Herzens beeinflussen und das Gehirn zur Ruhe bringen können, die Stimmung heben und die Konzentrationsfähigkeit steigern.

Durchbruch in der Hirnforschung

Daß Fischöl Herzkrankheiten, Arthritis und andere entzündliche Erkrankungen positiv beeinflußt, weiß die Wissenschaft schon seit Jahren, aber erst in letzter Zeit beschäftigt sie sich auch mit der Wirkung von Fischöl auf das Gehirn. Neue Untersuchungen weisen darauf hin, daß Fischöl auch bei psychischen Störungen und Hirnleiden eine therapeutische Wirkung haben könnte. Dr. Norman Salem vom National Institute of Mental Health ist der Ansicht, daß ein Zusammenhang besteht zwischen einem niedrigen Spiegel an Omega-3-Fettsäuren – insbesondere DHA, das vor allem in Lachs enthalten ist – und Depression, aggressivem Verhalten, Hirnschäden durch Alkohol, Konzentrationsstörungen und möglicherweise auch Alzheimer. Ein Mangel an DHA und anderen Omega-3-Fettsäuren in den Zellmembranen des Gehirns könne die Hirnfunktion in verschiedener Weise beeinträchtigen, meint Dr. Salem. Die DHA-Fettsäure, erklärt er, helfe die Funktionen der Zellmembranen zu regulieren, die mit der Übermittlung von Signalen zwischen den Gehirnzellen zu tun haben. Es scheint, daß die chemischen Stoffe im Gehirn, wie Serotonin, die richtigen Botschaften leichter weiterleiten können, wenn das Fett in den die

Gehirnzellen umgebenden Membranen in der Konsistenz eher flüssig und elastisch ist, wie Fischöl, und nicht so fest wie Schweineschmalz. Wenn die Membranen der Gehirnzellen nicht genug von der richtigen Art Fett bekommen, kann es einen Kurzschluß geben, und die Botschaften kommen unvollständig an, was sich als Stimmungsschwankungen, Konzentrations-, Gedächtnis-, Aufmerksamkeits- und Verhaltensstörungen äußern kann. Diese Omega-3-Fettsäuren sind auch für die Entwicklung des Gehirns beim Fötus, beim Säugling und Kleinkind von entscheidender Bedeutung, und sogar für die Gehirnfunktionen beim Erwachsenen. Es scheint, meint Dr. Salem, als sei Fisch wirklich »Nahrung fürs Hirn«.

Das Problem Aufmerksamkeitsschwäche

Kinder und Jugendliche mit einem Mangel an Omega-3-Fettsäuren neigen verstärkt zu Verhaltens- und Lernproblemen oder Aufmerksamkeitsschwäche und Hyperaktivität, wie neuere Studien an der Purdue University zeigen. Die Forscher Laura Stevens und John R. Burgess überprüften den Blutspiegel an Omega-3-Fettsäuren bei sechsundneunzig Jungen im Alter von sechs bis zwölf Jahren, von denen rund die Hälfte als hyperaktiv diagnostiziert worden war. Stevens und Burgess zufolge waren bei »Jungen mit einem niedrigeren Spiegel an Omega-3-Fettsäuren Verhaltensstörungen eindeutig häufiger«, unter anderem Hyperaktivität, Neigung zu impulsivem Handeln, ängstliche Unruhe, Wutanfälle und Schlafstörungen.

Läßt sich der Mangel durch erhöhte Zufuhr von Omega-3-Fettsäuren und anderer geeigneter Fette ausgleichen, bei Hyperaktivität und Aufmerksamkeitsschwäche eine Besserung erreichen? Burgess und Stevens sowie auch Wissenschaftler in Großbritannien führen derzeit Studien durch, um das herauszufinden. Bei manchen Jugendlichen scheint es zu helfen. Dr. Salem ist der Meinung, daß ein Versuch wissenschaftlich durchaus begründet ist. »Fettsäuren können in den Gehirnzellen eine Menge bewirken«, so Dr. Salem.

RICHARD UND JAY
oder Wie aus Schulversagern erfolgreiche Akademiker wurden

Die beiden Söhne von Jennifer Hill*, Richard und der drei Jahre jüngere Jay, waren schon als Kleinkinder richtige Zappelphilippe, die keine fünf Minuten ruhig spielen konnten. Jennifer befürchtete eine Katastrophe, als sie in die Schule kamen. Bei Richie wurden auch tatsächlich Lernstörungen festgestellt, und er kam in eine Förderklasse. Die verzweifelte Mutter versuchte alles mögliche, auch die berühmte Feingold-Diät, bei der man in der Ernährung Zucker, Schokolade, Milch und Lebensmittel mit künstlichen Zusätzen wegläßt. Die Diät half zwar, aber den durchschlagenden Erfolg brachte sie nicht.

Dann gab sie dem achtjährigen Richard, wenn auch ungern, das bei Hyperaktivität empfohlene Medikament Ritalin. Aber es schien nur noch schlimmer zu werden mit ihm. Auch mit dem jüngeren Jay gab es Probleme – er hatte heftige Wutanfälle und war in der Sprachentwicklung hinterher. Jay bekam ebenfalls Ritalin, mit geringem Erfolg. Mit zwölf Jahren kamen bei Richie schwere Migränekopfschmerzen hinzu. Da

*Der Name wurde geändert.

erzählte ein befreundeter Arzt den Hills von zwei Medizinern, Sidney Baker und Leo Galland, die am Gesell Institute of Human Development in New Haven in Connecticut über Fettsäuren forschten. »Sie machten alle möglichen biochemischen Tests mit Richie«, erzählt seine Mutter, »und stellten ein ganz ungewöhnliches Fettsäurenprofil bei ihm fest. Daraufhin gaben sie ihm hochdosierte Fischölkapseln, bis zu zwölf Gramm am Tag, und allmählich verschwanden seine Kopfschmerzen. Er bekam auch Leinsamen- und Nachtkerzenöl, was ihn ruhiger machte und ihm allgemein guttat.«

Die Ärzte testeten auch Jay und stellten bei ihm ebenfalls einen, allerdings etwas anders gearteten Mangel an Fettsäuren fest. Auch er bekam Fischölkapseln und Leinsamenöl. Seine Mutter erinnert sich noch gut, wie »wunderbar diese Öle halfen«. Im Jahr darauf erreichte Jay bei einem landesweiten schulischen Leistungstest 90 Prozent der möglichen Punkte, vorher waren es nur 60 Prozent gewesen. »Mein Mann und ich waren überglücklich«, berichtet Jennifer strahlend. Damit begann für die Familie Hill ein ganz neues Leben. Richard überwand seine Lernschwierigkeiten, schloß die High-School als Drittbester seiner Klasse ab und später auch mit Auszeichnung sein Studium an einer großen Universität im Mittleren Westen. Zur Zeit schreibt er an seiner Doktorarbeit. Auch Jay war in seiner Abschlußklasse an der High-School unter den ersten und gehörte an der renommierten kalifornischen Universität, die er besuchte, zu den besten Studenten. »Ihr Leben bekam dank dem Fischöl eine ganz andere Wendung«, sagt ihre Mutter. »Mir kommen heute noch die Tränen bei dem Gedanken, was für eine Katastrophe es hätte werden können, wenn die Ärzte den Fettsäuremangel nicht festgestellt und korrigiert hätten. Man kann es kaum glauben, daß ein kleines bißchen Fett derart enorme Auswirkungen auf das Gehirn und Verhalten eines Kindes haben kann, aber es ist so – das wissen wir jetzt.« Richard und Jay, heute Mitte Zwanzig, nehmen immer noch konsequent ihre Fischölkapseln und Leinsamenöl, inzwischen in relativ niedriger Dosierung, damit ihr Fettsäurespiegel im Blut im Gleichgewicht bleibt.

Zu dem konkreten Fall: Damals, vor fünfzehn Jahren, als diese hyperaktiven Jungen mit essentiellen Fettsäuren behandelt wurden, wußte man praktisch noch überhaupt nichts über ihre pharmakologische Wirkung im Gehirn, aber dank zweier Ärzte, die erste Hinweise in der medizinischen Literatur aufgriffen und weiterverfolgten, wurde das Experiment ein voller Erfolg. Und die Wissenschaft weiß inzwischen, daß Fettsäuren die Gehirnzellen und möglicherweise auch das Verhalten beeinflussen können. Der Zusammenhang zwischen Fettsäuremangel, Gehirntätigkeit und Verhalten muß zwar noch wesentlich genauer erforscht werden, aber für Eltern betroffener Kinder ist es doch eine reelle Chance, die sie nicht ungenutzt lassen sollten.

Fettsäuren bei Hyperaktivität*

Versuchen Sie zuerst herauszufinden, ob Ihr hyperaktives Kind einen Fettsäuremangel hat. Die Hauptsymptome: extremer Durst; häufiges Wasserlassen; trockene Haut; trockene, kaum zu bändigende »strohige« Haare; Schuppen; kleine harte Knubbel an Armen,

* Tips von John Burgess und Laura Stevens, Forscher an der Purdue University.

Oberschenkel oder Ellbogen. Sorgen Sie dafür, daß Ihr Kind mehr essentielle Fettsäuren bekommt. Verwenden Sie häufiger Raps- und Leinsamenöl und, am allerwichtigsten, bieten Sie ihm öfter Fisch an, der reichlich Omega-3-Fettsäuren enthält, zum Beispiel Lachs, frischer Thunfisch, Makrele und Sardinen. Welche Menge, wenn überhaupt, von welchen Fettsäuren bei einem hyperaktiven Kind Erfolg bringen, ist derzeit noch unklar – Sie müssen es einfach ausprobieren. Entsprechende Untersuchungen laufen. Setzen Sie ein Medikament wie Ritalin bei Ihrem Kind nicht einfach ab und »verordnen« ihm statt dessen Fettsäuren. Sprechen Sie vorher unbedingt mit einem Arzt.

Verlassen Sie sich nicht darauf, daß Omega-3- und andere Fettsäuren alle Probleme Ihres hyperaktiven Kindes lösen. Hyperaktivität ist ein komplexes Krankheitsbild, in dessen Behandlung auch andere Dinge miteinbezogen werden müssen, zum Beispiel eine Verhaltensmodifikation. Unklar ist auch, wieviel von welcher Art Fettsäuren das jeweilige Kind möglicherweise braucht.

Fazit: Beraten Sie sich mit Fachleuten, wenn Sie ein hyperaktives Kind haben und es mit Fettsäurepräparaten versuchen wollen. Brechen Sie ohne vorherige Rücksprache mit Ihrem Arzt keine andere Behandlung oder medikamentöse Therapie ab.

Neueste Erkenntnisse in Sachen Herzrhythmusstörungen

Wenn Sie eine Herzerkrankung haben und ein hohes Risiko für Arrhythmien – Herzrhythmusstörungen – besteht, die zu einem plötzlichen Tod führen können, sollten Sie dafür sorgen, daß Sie ausreichend Fischöl zu sich nehmen. Neue Untersuchungen weisen darauf hin, daß Fischöl den Herzrhythmus günstig beeinflussen kann, so daß das Herz ganz normal und ruhig schlägt.

In den USA sterben jedes Jahr rund eine Viertelmillion Menschen, weil ihr Herz ganz plötzlich in eine tödliche Arrhythmie gerät – also völlig unregelmäßig schlägt. Das liegt daran, daß die elektrische Weiterleitung der Impulse, die die Herzschlagfrequenz bzw. den Rhythmus regeln, gestört ist. Es kann zwar jedem von uns ohne Vorwarnung passieren, aber bei Menschen, die bereits Herzattacken hatten, ist das Risiko besonders hoch. Neue Studien lassen nun darauf schließen, daß Fischöl ein wunderbares Mittel zur Regulierung des Herzrhythmus sein und tödlichen Arrhythmien damit vorbeugen könnte. Dieser vielversprechende Aspekt des Fischöls ist absolut neu. Daß der Genuß von fettreichem Fisch Herzerkrankungen und insbesondere einem plötzlichen Herztod vorbeugen hilft, wissen die Forscher schon seit Jahren, aber man führte diese Schutzwirkung in erster Linie darauf zurück, daß Fischöl Ablagerungen in den Arterien verhindert und das Blut verdünnt. Inzwischen vermuten die Forscher den besonderen Vorteil des Fischöls eher darin, daß es das Herz direkt vor Reizleitungsstörungen schützt, die zum sogenannten Sekundenherztod führen können.

Dr. Alexander Leaf, früher Professor für Medizin in Harvard, erläutert, daß Fischöl die elektrische Aktivität und »Erregbarkeit« der Herzzellen beeinflußt, ebenso wie die Gehirnzellen. Dr. Leaf hat in beeindruckenden Studien an Hunden gezeigt, daß Herzrhythmusstörungen wesentlich schwieriger herbeizuführen sind, wenn die Tiere vorher Fischöl bekommen haben. Er stellte sogar durchgängig fest, daß die elektrischen Reize bei Herzzellen mit einem hohen Spiegel an Omega-3-

Fettsäuren 50 Prozent stärker sein mußten, um Arrythmien auszulösen. Inzwischen ist eine neue Studie angelaufen, in der Dr. Leaf diese Erkenntnisse am Menschen überprüfen will. Bei dieser neuen Studie bekommen Patienten mit einem implantierten Defibrillator, die bereits einen Herzinfarkt gehabt haben, ein Jahr lang entweder Fischölkapseln oder ein Placebo. Die Studie wird zeigen, ob der Defibrillator bei Einnahme von Fischöl weniger oft zum Einsatz kommen, also eine Arrhythmie beheben muß.

Mindestens zwei große Studien aus England und Frankreich bestätigen indirekt die therapeutische Wirkung von Omega-3-Fettsäuren zur Vorbeugung gegen tödliche Arrhythmien nach einer Herzattacke. Von rund 1600 Patienten erlitten diejenigen, die Omega-3-Fettsäuren in Form von Fisch, Fischölkapseln oder Rapsöl zu sich nahmen, wesentlich seltener eine tödliche Herzattacke (das gilt nicht unbedingt für nicht tödlich verlaufende Attacken) als solche Patienten, die keine Omega-3-Fettsäuren bekamen. Bei einer Studie gab es in der Gruppe, die Omega-3-Fettsäuren nahm, sogar keinen einzigen Patienten, der durch Herzstillstand starb. Bestätigt werden diese Erkenntnisse auch durch eine neue dänische Studie an fünfundfünfzig Patienten, die bereits eine Herzattacke hatten. Die Hälfte von ihnen nahm drei Monate lang Fischölkapseln (5 Gramm oder etwa 15 Kapseln täglich). Das Fischöl bewirkte, daß keine tödlichen Herzrhythmusstörungen auftraten.

Besonders bemerkenswert ist, sagt Dr. Leaf, daß sich bei »Medikation« mit Omega-3-Fettsäuren offenbar sehr schnell ein Schutz vor einem plötzlichen Herztod aufbaut. Forscher haben beobachten können, daß die Zahl der Herztode bereits einen Monat nach erhöhter

Zufuhr von Omega-3-Fettsäuren zurückgeht. Zum Vergleich: Dieselbe Schutzwirkung erreichen Sie durch Senkung des Cholesterinspiegels erst nach zwei bis drei Jahren. Diese neu entdeckte direkte Wirkung der Omega-3-Fettsäuren auf die Herzfunktion erklärt zum Teil auch, warum Fischliebhaber weniger Herzattacken erleiden und seltener daran sterben.

Jüngste Untersuchungen haben außerdem ergeben, daß Fischöl, ähnlich dem Vitamin C, auch die außerordentlich wichtige Gefäßfunktion günstig beeinflußt und dazu beiträgt, daß die Arterien entspannter und offener bleiben, so daß eine gute Durchblutung gewährleistet ist. Omega-3-Fettsäuren scheinen irgendwie die Freisetzung von Stickoxid zu fördern, der chemischen Substanz, die Arterienwände schlaff und entspannt macht. Wer schon einmal eine Herzattacke hatte – oder Symptome einer Herzerkrankung –, sollte Fischöl als wichtiges, möglicherweise lebensrettendes Vorsorgemedikament unbedingt in Betracht ziehen, insbesondere weil es im Falle einer Herzattacke das tödliche Kammerflimmern verhindern könnte.

Fischöl normalisiert den Triglycerid-Spiegel

Fischöl beugt Herzerkrankungen noch auf andere Weise vor. Man könnte sogar fast sagen, daß es garantiert hilft – zumindest besser als jedes gängige Medikament –, einen hohen Triglycerid-Spiegel zu senken. Triglyceride sind Fettverbindungen, die den Arterien gefährlich werden können, insbesondere bei einem niedrigen HDL-Spiegel (HDL ist das »gute« Cholesterin). Einer neuen Datenanalyse zufolge, die Dr. William Harris, Leiter des Lipoprotein Research Laboratory am Mid American Heart Institute des St. Luke's Hospital in

Kansas City durchführte, ist Fischöl vermutlich sogar das sicherste und beste »Medikament«, das es gibt, um die Triglyceride zu senken. Dr. Harris überprüfte zweiundsiebzig gut kontrollierte klinische Studien und stellte fest, daß Fischölpräparate den deutlich erhöhten Triglycerid-Spiegel bei durchschnittlich 28 Prozent der Patienten senkten. Die Wirkungsdosis lag zwischen 3000 und 4000 Milligramm Fischöl täglich, das heißt zehn bis dreizehn Kapseln à 300 Milligramm, wie sie üblicherweise im Handel angeboten werden. Es werden derzeit neue, hochwirksame Fischölkapseln entwickelt, von denen man nur noch drei oder vier nehmen müßte. Sie können sich darauf verlassen, daß Fischöl ziemlich schnell Wirkung zeigt. Die Triglyceride gehen bereits nach wenigen Tagen zurück und erreichen innerhalb einiger Wochen den Normalwert.

Ein möglicher Nachteil: Fischöl führt meist zu einem leichten Anstieg des »schlechten« LDL-Cholesterins, was manche Ärzte davon abhält, es zur Senkung der Triglyceride einzusetzen. Dr. Harris hält das für unbedenklich, aber kanadische Forscher haben eine Lösung gefunden: Knoblauch. Bei einer neuen Studie mit männlichen Probanden, die zusätzlich zu den Fischölkapseln täglich 900 Milligramm Knoblauchpulver zu sich nahmen, sanken die Triglyceride um 34 Prozent, das LDL-Cholesterin um 9,5 Prozent. Der Initiator der Studie, Bruce J. Holub von der University of Guelph in Ontario, empfiehlt dringend, diese »wirksame und sichere« Kombination auszuprobieren, ehe man auf teure rezeptpflichtige Medikamente zurückgreift, um Triglyceride und Cholesterin zu senken.

Die Alternative: hochdosiertes Niacin oder rezeptpflichtige Medikamente, alle mit potentiell gefährlichen Nebenwirkungen.

Fischöl lindert Arthritisschmerzen

Die Nummer eins unter den »Naturheilmitteln der Wahl« zur Linderung der Symptome von Polyarthritis – und außerdem am besten getestet – ist Fischöl. Über ein Dutzend Studien der letzten zehn Jahre belegen, daß Fischöl die Schmerzen, Gelenkschwellung und -steifheit bei Polyarthritis lindern hilft, so der führende Experte Dr. Joël Kremer, Chef der Rheumatologie am Albany Medical College in New York. Eine belgische Studie zeigte, daß 2,6 Gramm Fischöl mit Omega-3-Fettsäuren täglich nicht nur die Schmerzen linderten und die Patienten wieder besser greifen konnten, sondern daß auch fast die Hälfte von ihnen die Dosis an Schmerzmitteln verringern konnte.

Die Wirkungsdosis ist relativ hoch – 3000 bis 5000 Milligramm Omega-3-Fettsäuren täglich, erklärt Dr. Kremer. Fischölkapseln, wie sie in Apotheke und Reformhaus angeboten werden, enthalten normalerweise 300 Milligramm. Man muß also zehn bis siebzehn Kapseln täglich nehmen. Eine Besserung sei in der Regel nach frühestens zwölf Wochen zu erwarten, meint Dr. Kremer, und werde in den meisten Fällen nach achtzehn bis vierundzwanzig Wochen noch deutlicher. Die Wirkung des Fischöls beruht darauf, daß es in den Entzündungsprozeß innerhalb der Zellen eingreift. Tests haben zum Beispiel gezeigt, daß es die Produktion bestimmter Leukotrine, entzündungsfördernder Substanzen, unterdrückt.

Fischöl hilft ausgezeichnet bei Darmentzündung

Besonders interessant sind neueste Forschungsergebnisse über den Einsatz von Fischöl zur Behandlung von Darmentzündungen, einschließlich Morbus Crohn und ulzeröser Kolitis. Einer der Pioniere auf diesem Gebiet ist Dr. William Stenson vom Washington University Medical Center in St. Louis. Dr. Stenson stellte bei einer kontrollierten Studie an achtzehn Patienten fest, daß Fischölpräparate entzündungsfördernde Substanzen im Darm, die sogenannten Leukotrine B4, um ganze 60 Prozent reduzierten. Je mehr von diesen Substanzen vorhanden sind, um so schwerer ist auch die Erkrankung. Wie erwartet, ging es den Patienten wesentlich besser. Sie nahmen an Gewicht zu, und bei der Untersuchung mit dem Rektosigmoidoskop zeigten sich weniger Entzündungen und Gewebeschädigungen. Außerdem konnte bei sieben Patienten, die das Medikament Prednison nehmen mußten, die Dosis um mehr als die Hälfte gesenkt werden.

Bei einer italienischen Studie konnte Patienten mit Morbus Crohn durch Fischöl ein Rückfall erspart werden. Von siebenundachtzig Patienten mit hohem Rückfallrisiko bekam die Hälfte täglich neun Fischölkapseln mit einem speziellen Überzug, die anderen ein Placebo. Nach einem Jahr waren 59 Prozent der Fischöl-Gruppe in Remission, bei der Placebo-Gruppe waren es 26 Prozent. Verwendet wurden bei dieser Studie, die 1996 im *New England Journal of Medicine* veröffentlicht wurde, »magensaftresistente« Fischölkapseln, die insgesamt angenehmer sind, sich innerhalb einer Stunde im Darm auflösen und keinen Fischgeschmack machen. Fischöl »scheint eines der wirklich nicht-toxischen Mittel zu sein, das man Patienten [in Remission] langfristig zur Vorbeugung eines Rückfalls geben kann«, meint Albert B. Knapp, Assistenz-Professor für Medizin an der New York University.

Die Sicherheit

Wenn Sie Fischölkapseln in hoher Dosierung therapeutisch einsetzen wollen und bereits andere Medikamente nehmen – vor allem gerinnungshemmende – oder eine ernste Erkrankung haben, sollten Sie sich vorher mit Ihrem Arzt beraten. Fischöl verlängert nämlich die Blutungszeit, wenn auch nach Ansicht des früheren Harvard-Professors Dr. Leaf nicht so sehr, wie man allgemein annimmt. Er verweist auf Studien, in denen zehn Gramm Fischöl bei gleichzeitiger Einnahme von Aspirin keinen signifikant blutungsfördernden Effekt hatten. Trotzdem ist es besser, wenn Sie wegen möglicher Wechselwirkungen mit anderen Medikamenten zuerst mit Ihrem Arzt sprechen. In hoher Dosierung kann Fischöl auch die Immunabwehr beeinträchtigen, aber dieses Risiko können Sie ausschalten, wenn Sie täglich 200 bis 400 IE Vitamin E zu sich nehmen, so Forscher der Tufts University.

Wieviel brauchen Sie?

Wie hoch die Dosis an Omega-3-Fettsäuren zur Vorbeugung gegen Herzattacken genau sein muß, ist nicht bekannt. Viele Untersuchungen weisen jedoch darauf hin, daß Arterien und Herz bei den meisten gesunden Menschen wahrscheinlich genug Omega-3-Fettsäuren bekommen, wenn zwei- bis dreimal in der Woche fettreicher Fisch wie Lachs, Makrele, Sardinen, Hering und Anchovis verzehrt werden. Wenn Sie aber gar keinen Fisch mögen oder nicht so viel davon essen können, bereits eine Herzattacke hatten, ein erhöhtes Risiko für eine Herzerkrankung besteht, oder wenn Sie eine therapeutisch wirksame Dosis brauchen – dann sind Fischölkapseln die Lösung. Einige Forscher sind sogar der Ansicht, daß die meisten Menschen von ein bis zwei

Standard-Fischölkapseln täglich – also einer Dosis von 300 bis 600 Milligramm Omega-3-Fettsäuren – profitieren könnten, um einem Arterienverschluß und möglicherweise auch Herzinfarkt vorzubeugen. Manche Präparate enthalten inzwischen eine höhere Dosis an Omega-3-Fettsäuren (EPA und DHA). Beachten Sie deshalb die Angaben auf der Packung.

Verbraucherinformation

Es gibt Befürchtungen, daß Fischölkapseln möglicherweise eine übermäßige Oxidation fördern (die zellzerstörenden Freien Radikale) und Umweltschadstoffe wie Pestizide und Quecksilber enthalten. Dr. Leaf, ehemals Professor in Harvard, nimmt jedoch selbst Fischölkapseln und hält sie für unbedenklich, sogar für sicherer als den Verzehr bestimmter Fische, die zum Beispiel aus verseuchten Gewässern stammen. Verantwortungsbewußte Hersteller, sagt Dr. Leaf, »reinigen« das für solche Präparate bestimmte Fischöl sehr gründlich von gefährlichen Stoffen und geben das oxidationshemmende Vitamin E hinzu. (Nehmen Sie also lieber ein Präparat mit Vitamin E; es ist auf der Packung angegeben.) Von einem Experten aus der Industrie kommt der Hinweis, daß sich die Qualität anhand der hellen Farbe des Fischöls feststellen läßt. Seine Empfehlung: Legen Sie verschiedene Präparate auf ein Stück weißes Papier und wählen Sie die Kapseln, die am hellsten sind.

Achtung: Bewahren Sie Fischölkapseln bzw. alle Präparate mit pflanzlichem Öl im Kühlschrank auf. Bei niedrigeren Temperaturen werden sie nicht so schnell ranzig, und dieser Vorgang ist nichts anderes als Oxidation, also die Freisetzung schädlicher Freier Radikale, die alle möglichen chronischen Krankheiten fördern.

Wichtig: Die günstige Wirkung von Fischöl kann

beeinträchtigt werden, wenn Sie zuviel Omega-3-Fettsäuren zu sich nehmen. Sie sind in pflanzlichen Ölen enthalten, insbesondere Maisöl, Saflor- und Sonnenblumenöl und damit hergestellten Produkten, zum Beispiel Mayonnaise, Backfett und Salatdressing. Auch das in Fleisch und Milchprodukten enthaltene tierische Fett kann sich auf die Omega-3-Fettsäuren in den Zellen ungünstig auswirken und die Dinge aus dem Lot bringen. Sie sollten sich also bei tierischem Fett und Omega-3-Fettsäuren zurückhalten, wenn Sie von Fischöl, ob in Form von Fisch oder Kapseln, maximal profitieren wollen.

Warum nicht Lebertran?

Einige Leute sagen zwar, daß Lebertran ihre rheumatischen Beschwerden lindert, aber die Omega-3-Fettsäuren im Fischöl kann er trotzdem nicht ersetzen. Wie der Name schon sagt, wird Lebertran aus der Leber von Fischen gewonnen, und er enthält eigentlich keine größere Menge der vorteilhaften Omega-3-Fettsäuren. Das Fischöl für die Kapseln wird aus dem ganzen Körper von Fischen wie Makrele, Hering und Heilbutt gewonnen und so verarbeitet, daß es bestimmte Mengen an EPA- und DHA-Fettsäuren enthält. Im übrigen kann zuviel Lebertran sogar gefährlich sein, denn darin sind die fettlöslichen Vitamine A und D in großer Menge enthalten. Werden sie ihm nicht entzogen, können sie sich im Körper ansammeln und toxisch wirken.

Das richtige Mittel für die Prostata

(Sägepalme)

Es ist mindestens so gut wie die Medikamente, die der Arzt üblicherweise verschreibt – und Ihr Liebesleben leidet nicht darunter.

Wenn Sie ein Mann jenseits der Fünfzig sind, haben Sie mit fünfzigprozentiger Wahrscheinlichkeit eine vergrößerte Prostata – die Mediziner sprechen von benigner Prostatahyperplasie (BPH) –, und die Wahrscheinlichkeit steigt mit zunehmendem Alter. Die Folgen sind höchst unangenehm. Eine vergrößerte Prostata, meist zwei- bis dreimal so groß wie in gesunden Tagen, kann auf die Harnröhre drücken und das Wasserlassen erschweren. Die Symptome reichen von lästig – nächtliche Besuche der Toilette werden notwendig – bis schwerwiegend: Schmerzen aufgrund von Harnstauung und Erektionsprobleme. Aber es handelt sich um eine gutartige, eben benigne Wucherung.

Es gibt verschiedene Behandlungsmöglichkeiten. Sie können sich operieren lassen, was sehr effektiv ist, aber das Risiko einer nachfolgenden Inkontinenz oder Impotenz mit sich bringt. Der Arzt kann Ihnen Medikamente verschreiben, die manchmal helfen, manchmal auch nicht, aber auch Ihre Libido beeinträchtigen und Sie impotent machen können. Sie können es mit anderen Therapien wie Laser oder Mikrowellen probieren, die das überschüssige Prostatagewebe wegschmoren oder verdampfen. Sie können einfach »unter Beobachtung bleiben und abwarten«, wie manche Ärzte raten, um die medikamentöse Behandlung und Operation möglichst lange hinauszuschieben. Sie können die Symptome aber auch mit Hilfe eines Extraktes loswerden, der in Europa mit großem Erfolg eingesetzt wird, etwa ein Drittel der herkömmlichen Medikamente kostet und praktisch keine Nebenwirkungen hat. Und schon Millionen von Männern geholfen hat.

JON
oder »Die Schmerzen sind weg, die Erektion wieder da«

Jonathan Weil*, erfolgreicher Anwalt und Geschäftsmann in Chicago, hatte alles, er war glücklich und gesund. Er hatte, inzwischen achtundfünfzig, zum zweiten Mal geheiratet und einen Blutdruck, um den ihn die meisten jungen Männer beneiden würden. Er war so schlank, daß er noch das gleiche Gewicht hatte wie zu seiner Collegezeit – und er nahm nie Medikamente, nicht einmal ein Aspirin, weil er nie krank war. Aber dann war da auf einmal dieses lästige Problem, das ihm keine Ruhe mehr ließ. Zum ersten Mal fiel es ihm auf der Herrentoilette auf. »Du gehst irgend-

*Der Name wurde geändert, die medizinischen Details sind jedoch korrekt.

wo zur Toilette, und die jüngeren Männer haben einen starken Strahl«, erzählt er, »und deiner, na ja, nicht gerade ein Tröpfeln, aber im Vergleich zu früher ... Sogar mein neunjähriger Enkel neben mir hatte einen Strahl, der hörte sich an wie die Niagara-Fälle.« Und besonders beunruhigend war, daß seine Manneskraft nachließ; seine Erektionen waren auf einmal viel schwächer, und er machte sich Sorgen, daß er demnächst völlig versagen würde. Er wußte von seinen beiden Brüdern, einer war Arzt, daß sie eine vergrößerte Prostata hatten, und war deshalb recht gut informiert. Also ging er zu einem Urologen, dann zum nächsten und zu einem dritten, und alle meinten: »So ist das eben, wenn man älter wird.« Nun wurde es schwierig. Er beschloß, bei einer Doppelblindstudie zu dem Medikament Proscar mitzumachen, sagte aber wieder ab, als man ihn über eine Nebenwirkung aufklärte – »Es beeinträchtigt die Erektion«.

Dann hörte er von Dr. Glenn Gerber, einem Urologen am Chicago Medical Center, der gerade Sägepalmenextrakt zur Behandlung von Prostatavergrößerung testete. Dr. Gerber hatte sich dafür zu interessieren begonnen, weil viele seiner Patienten, die in Gesundheitsmagazinen davon gelesen und sich dieses pflanzliche Heilmittel selbst »verordnet« hatten, ihm begeistert davon erzählten. Dr. Gerbers Studie ist insofern ungewöhnlich, als er die Wirkung mit sehr differenzierten Methoden überprüft, zum Beispiel der Messung des Blaseninnendrucks. Daß die Prostata wieder kleiner wird, bedeutet nicht zwangsläufig auch eine Besserung der Symptome, erläutert Dr. Gerber.

Jon Weil nahm daraufhin täglich zwei Kapseln mit Sägepalmenextrakt, wie man sie im Reformhaus bekommt. Er hoffte, daß sich schon nach einem Monat eine Besserung einstellen würde, aber es dauerte schließlich fast drei Monate. »Aber dann, mein Gott, was für ein Strahl war das jetzt!« Er war nicht die ganze Zeit hundertprozentig, aber doch sehr zufriedenstellend. Besonders glücklich war Jon darüber, daß er wieder eine starke Erektion bekam. »Wie in alten Zeiten«, meint er. Nebenwirkungen? Keine.

Dr. Gerbers sechsmonatige Studie ist noch nicht abgeschlossen, aber er sagt, daß sich bei vielen Männern wie Jon Weil »eine deutliche Besserung der Symptome zeigte. Andere hatten das Gefühl, daß der Extrakt wenig oder gar nicht half, aber das ist bei jeder Therapie so.« Eine statistische Auswertung der Ergebnisse, auch die Blaseninnendruckmessungen, werden erst bei Abschluß der Studie gemacht. Viele der Patienten, auch Jon Weil, werden nach Aussage von Dr. Gerber in jedem Fall weiterhin Sägepalmenextrakt nehmen, weil sie überzeugt sind, daß er ihnen geholfen hat. Die große Frage: Würde der Experte und Arzt Dr. Gerber selbst Sägepalmenextrakt nehmen, wenn er eine vergrößerte Prostata hätte? Ja, antwortet Dr. Gerber. »Es gibt eigentlich keine Nachteile, deshalb geht man auch kein großes Risiko ein, wenn man es einfach mal damit probiert. Der Extrakt kann eine sehr positive Wirkung haben, und schlimmstenfalls schadet er zumindest nicht.«

Was ist es?

Der Pflanzenextrakt wird aus den bräunlich-schwarzen Früchten der Sägepalme gewonnen, einer eher klein wachsenden Art aus der Familie der Fächerpalmen, die vor allem im Südosten der USA wächst. Die Pflanze wird schon seit langem zur Behandlung von Prostatabeschwerden genutzt. Bis Mitte des 20. Jahrhunderts war die Sägepalme im Amerikanischen Arzneibuch als

Mittel zur Behandlung einer vergrößerten Prostata verzeichnet. Heute werden die Früchte nach Europa verschifft, wo Pharmafirmen sie zu Extrakt und Kapseln verarbeiten. Die Fertigprodukte werden in die USA exportiert und als Ergänzungspräparate verkauft, weil sie von der amerikanischen Arzneimittelbehörde nicht als Medikament zugelassen sind.

Was sagt die Wissenschaft?

Die Wirksamkeit von Sägepalmenextrakt ist erstaunlich gut belegt. Allerdings hat man festgestellt, daß bei jeder Therapie der Prostatavergrößerung ein starker »Placebo-Effekt« mitspielt, der 30 bis 40 Prozent der Wirkung ausmachen kann, wie einige Fachleute behaupten. Das bedeutet, daß ein großer Teil der wahrgenommenen Wirkung eines Testmedikaments lediglich »Einbildung« ist und ein Mittel ohne Wirkstoffe, eben ein Placebo, den gleichen Effekt bringen würde. Aus Sicht des Betroffenen ist jedoch Sägepalmenextrakt, auch wenn er zum Teil über die Psyche wirkt, ein wesentlich preiswerteres und sichereres »Placebo« als synthetische Medikamente (zum Beispiel Proscar), die den gleichen Placebo-Effekt haben, daneben möglicherweise aber auch Nebenwirkungen, die mehr Schaden anrichten können, als das Medikament insgesamt Gutes bewirkt.

Die bisherigen Forschungsergebnisse haben dem pflanzlichen Mittel jedenfalls eine große Anhängerschaft unter Ärzten wie auch Wissenschaftlern gebracht und es in Europa zu einem Bestseller werden lassen. Rund zwanzig klinische Studien bescheinigen dem Sägepalmenextrakt in der Therapie der Prostatavergrößerung eine Erfolgsrate von 90 Prozent. Das ist mehr, als synthetische Medikamente und Chirurgie vorweisen können. Einige Studien liefen nur über kurze Zeit, und der Placebo-Effekt wurde nicht berücksichtigt. Immerhin zeigte Sägepalmenextrakt nach ein- bis dreimonatiger Einnahme in sechs von sieben gut konzipierten (Doppelblind-)Studien eine deutlich bessere Wirkung als das Placebo.

Eine Studie an 110 Männern mit vergrößerter Prostata, 1984 im *British Journal of Clinical Pharmacology* veröffentlicht, bestätigte dem Sägepalmenextrakt im Vergleich zum Placebo eine höchst beeindruckende Wirkung. Der Sägepalmenextrakt in einer Dosierung von 320 Milligramm täglich brachte bei der Harnflußrate eine zehnmal bessere Wirkung als das Placebo. Der Extrakt förderte die Blasenentleerung etwa fünfmal wirksamer. Die Probanden dieser Gruppe mußten nachts auch nicht so oft zur Toilette, und sie hatten weniger Beschwerden oder Schwierigkeiten beim Wasserlassen als vor Einnahme des Pflanzenextrakts. Und all diese positiven Wirkungen traten innerhalb von dreißig Tagen ein.

Eine beispielhafte und überzeugende Studie an dreißig Männern, 1983 in Italien durchgeführt, erbrachte ähnlich gute Ergebnisse. Nach einmonatiger Einnahme von Sägepalmenextrakt hatte sich die Harnflußrate enorm verbessert, im Vergleich zum Placebo um das Siebzehnfache. Auch in großangelegten Tests ohne Placebo schneidet Sägepalmenextrakt sehr gut ab. Bei einer 1993 in Deutschland durchgeführten Untersuchung bekamen 1334 Patienten sechs Monate lang Sägepalmenextrakt. Achtzig Prozent bewerteten die Therapie mit »gut bis ausgezeichnet«. Die Urinierhäufigkeit ging um 37 Prozent zurück, die Zahl der nächtlichen Toilettengänge um 54 Prozent, und die Blasenentleerung verbesserte sich um 50 Prozent.

Bei einer neueren Studie an mehreren belgischen Kliniken mit 305 Patienten brachte Sägepalmenextrakt noch deutlichere Erfolge, wie Ärzte, Patienten und objektive Messungen bestätigen. Nach drei Monaten gaben 88 Prozent der Patienten an, sie hätten weniger Beschwerden, und ihre Lebensqualität habe sich verbessert. Vor allem meldete sich die Blase nachts weniger häufig, so daß sie besser schlafen konnten. Die Ärzte bestätigten dem pflanzlichen Heilmittel diese Wirksamkeit von insgesamt 88 Prozent. Strenge Messungen nach Standardverfahren kamen ebenfalls zu einem positiven Ergebnis. So stieg zum Beispiel die Harnflußrate um 25 Prozent, die Prostata verkleinerte sich um zehn Prozent. Und, besonders wichtig: ein international anerkannter Prostata-Symptomtest ergab um 35 Prozent geringere Beschwerden.

Wie wirkt es?

Der genaue Wirkungsmechanismus von Sägepalmenextrakt ist noch nicht bekannt. Die Forscher gehen überwiegend davon aus, daß Sägepalmenextrakt den Spiegel einer sehr aktiven Form des männlichen Geschlechtshormons Testosteron, des sogenannten Dihydrotestosteron (DHT) senkt, in dem man die Hauptursache der Prostatavergrößerung vermutet. Es ist ein sonderbarer Vorgang. Ein Enzym aktiviert das DHT, was die Zellen glauben macht, daß sie wieder in der Pubertät sind und nun kräftig loslegen müssen. Das DHT bewirkt eine Überproduktion an Prostatazellen, wodurch die Drüse größer wird. Männer mit einer vergrößerten Prostata haben einen ungewöhnlich hohen DHT-Spiegel, ebenso Männer mit Prostatakrebs. Einschlägige Untersuchungen weisen darauf hin, daß Sägepalmenextrakt die Aktivität des Enzyms hemmt, das die Produktion von DHT anregt. Mit anderen Worten, der Extrakt wirkt als Hormonhemmstoff.

Welche Wirkstoffe sind nun im Sägepalmenextrakt enthalten? Laut Aussage von Experten sind es pflanzliche Sterine, insbesondere Sitosterin. Sie besitzen eine hormonelle und entzündungshemmende Wirkung und bremsen möglicherweise direkt das Wachstum der Prostatazellen. Viele Fachleute sind der Meinung, daß es die Kombination verschiedener Inhaltsstoffe ist, die die therapeutische Wirkung von Sägepalmenextrakt ausmacht.

Wieviel brauchen Sie?

Die empfohlene Dosis, durch Studien als wirksam belegt, sind 320 Milligramm standardisierter Extrakt täglich, auf einmal eingenommen oder auf zweimal verteilt.

Wie schnell wirkt es?

Sägepalmenextrakt kann, wie Untersuchungen gezeigt haben, eine überraschend schnelle Besserung bringen – innerhalb von achtundzwanzig Tagen, der einen Studie mit einer Tagesdosis von 320 Milligramm zufolge. Zum Vergleich: Das Medikament Proscar muß in der Regel sechs Monate bis ein Jahr genommen werden, ehe sich eine merkliche Besserung einstellt. Allerdings gibt es bei Sägepalmenextrakt eine gewisse Speicherwirkung, deshalb bedeutet eine längere Einnahme auch einen größeren Erfolg. Donald Brown, der bekannte Arzt für Naturheilkunde in Seattle, rät seinen Patienten, über einen Zeitraum von mindestens vier bis sechs Wochen täglich 320 Milligramm Sägepalmenextrakt zu nehmen, um zu sehen, ob er hilft. Wenn ja, sollte man ihn zur Vorbeugung lebenslang nehmen, empfiehlt Dr. Brown.

Die Sicherheit

Was Ärzte und andere Heilkundler am Sägepalmenextrakt so sehr schätzen, ist, daß er praktisch keine Nebenwirkungen hat, vor allen Dingen keine schädigenden. In einigen wenigen Fällen wurde über Magenbeschwerden und Blähungen berichtet. Eine akute oder chronische Toxizität besteht nicht, soweit bekannt. Hinweise auf Wechselwirkungen mit synthetischen Medikamenten liegen nicht vor.

Sollten Sie es ausprobieren?

In Deutschland ist Sägepalmenextrakt zur Behandlung der gutartigen Prostatavergrößerung zugelassen und wird von den Ärzten sehr häufig verschrieben, manchmal zusammen mit anderen pflanzlichen Heilmitteln. Einem Bericht aus dem Jahr 1993 zufolge werden ganze 90 Prozent der Patienten mit vergrößerter Prostata in Deutschland mit pflanzlichen Medikamenten behandelt, und 50 Prozent der deutschen Urologen verordnen lieber pflanzliche Extrakte als synthetische Medikamente. Am weitaus häufigsten wird Sägepalmenextrakt eingesetzt, manchmal als Hauptwirkstoff mit anderen pflanzlichen Extrakten kombiniert.

Achtung: Eine Selbstdiagnose ist bei Prostatavergrößerung nicht angebracht. Gehen Sie in jedem Fall zum Arzt, wenn Sie entsprechende Symptome haben, denn sie könnten auf eine andere Erkrankung hinweisen, zum Beispiel einen behandelbaren Krebs. Die gutartige Prostatavergrößerung muß zuerst diagnostisch gesichert sein, ehe Sie eine Behandlung mit Sägepalmenextrakt oder einem anderen pflanzlichen Heilmittel beginnen. Selbst dann ist es ratsam, dies unter ärztlicher Aufsicht zu tun.

Sägepalmenextrakt oder Proscar?

Wenn der Arzt Ihnen Finasterid, besser bekannt unter dem Namen Proscar, verschreiben möchte, das bei gutartiger Prostatavergrößerung sehr häufig verordnet wird, sollten Sie folgendes wissen: Proscar hat nach Aussage der Ralph Nader Health Research Group erhebliche Nebenwirkungen, vor allem was die männliche Geschlechtsfunktion betrifft. Jeder zwanzigste Mann, der dieses Medikament nimmt, wird dadurch impotent. Jeder sechzehnte klagt über eine verringerte Libido, berichtet die Gruppe und kommt zu dem Schluß, daß man Proscar nur nehmen sollte, wenn es wirklich unumgänglich ist. Außerdem scheint Proscar nicht wirksamer zu sein als ein Placebo, wie eine Studie an 1229 Männern aus dem Jahr 1996 belegt, in der Proscar mit einem Placebo und einem zur Behandlung der gutartigen Prostatavergrößerung in den USA neu zugelassenen Medikament, Hytrin von der Firma Abbott, verglichen wurde. Proscar wurde nach einem Jahr als unwirksam eingestuft, als in der Wirkung nicht besser als ein Placebo, berichtet Herbert Lepor, Chef der Urologie am New York University Medical Center und Leiter der Studie. (Hytrin schnitt besser ab als Proscar und das Placebo.) Die Firma Merck, Hersteller von Proscar, bezeichnet die Studie als fehlerhaft.

Dr. H. Logan Holtgrewe, früherer Präsident der American Urological Association, beklagte mit Bezug auf diese Studie die hohe Mißerfolgsquote in der Behandlung der gutartigen Prostatavergrößerung, weshalb die frustrierten Patienten eine unwirksame Therapie nach der anderen versuchen, was die Kosten für die Gesundheitsvorsorge in die Höhe treibt. »Dadurch entstehen wesentlich höhere Kosten, als wenn man von Anfang an [die bestmögliche] Behandlung gewählt hätte.« Nach Ansicht von Dr. Michael Murray, anerkannter Arzt für Naturheilkunde in Seattle und Autor vieler Bücher, unter anderem *Natural Alternatives to Over-the-Counter and Prescription Drugs*, kann Sägepalmenextrakt für jeden Mann das richtige Mittel sein. Seine Begründung: Proscar hilft bei weniger als 37 Prozent der Patienten. Es dauert zwischen sechs Monaten und einem Jahr, bis eine deutliche Besserung eintritt. Und es hat starke Nebenwirkungen, vor allem auf das Sexualleben. Sägepalmenextrakt hingegen hilft bei fast 90 Prozent der Betroffenen. Er bringt wesentlich schneller Erfolg, innerhalb von vier bis sechs Wochen, und er hat keine Nebenwirkungen. Und Proscar kostet rund dreimal mehr als das pflanzliche Mittel.

Sägepalmenextrakt Plus

Die Wirksamkeit von Sägepalmenextrakt läßt sich möglicherweise noch steigern. Forscher in Europa und den USA testen derzeit eine Kombination aus Sägepalmenextrakt und anderen Heilkräutern – Pygeum, Kürbissamen und einem Extrakt aus Brennesselwurzel. Ein deutsches Präparat, als Prostagutt Forte im Handel, eine Kombination aus Sägepalmenextrakt und Brennesselwurzel, hat sich als hochwirksam erwiesen, in vielen Fällen sogar mehr als Sägepalmenextrakt allein. Auch das amerikanische Prostatamittel Pros-Forte – eine Mischung aus 160 Milligramm Sägepalmenextrakt, 50 Milligramm Pygeum und 100 Milligramm Kürbissamen – hat kürzlich bei Tests gut abgeschnitten.

Bei dieser Studie unter Leitung von Dr. Stuart I. Erner, Internist am Albany Memorial Hospital in New York, bekamen zwanzig Männer mit einer diagnostizierten Prostataerkrankung – entweder gutartiger Prostatavergrößerung oder chronischer intermittierender Prostatitis – täglich zwei Tabletten Pros-Forte. Bei 90 Prozent trat eine Besserung ein, und die Symptome gingen um 12 bis 79 Prozent zurück, wie Standardmessungen ergaben. In fast allen Fällen trat die Besserung bereits nach vier Wochen ein, und am deutlichsten war sie bei den Patienten mit den schwersten Symptomen. Kein einziger berichtete über größere Nebenwirkungen.

Ungewöhnliche Gichtmittel

(Kirschsaft und Selleriesamen)

Wenn Sie an Gicht leiden, sollten Sie diese beiden Mittel aus der Volksmedizin ausprobieren. Daß sie helfen, ist wissenschaftlich nicht belegt, aber viele Leute haben beste Erfahrungen damit gemacht. Und inzwischen interessieren sich auch einige Wissenschaftler dafür.

Wenn Sie Gicht haben, dann wissen Sie, was das bedeutet und wie schmerzhaft diese Krankheit sein kann. Für die Glücklichen, die nichts davon wissen: Gicht ist eine Form von Arthritis mit anfallsartig auftretenden Gelenkschwellungen und heftigen Schmerzen, die manchmal einige Stunden, in der Regel aber mehrere Tage anhalten. Manche Gichtkranke haben aufgrund einer chronischen Entzündung fast ständig Schmerzen. Meistens ist der große Zeh betroffen, häufig aber auch die Knie, Füße und Fußknöchel, das Handgelenk und die Finger. Gicht kann, wenn sie nicht behandelt wird, zu einer schweren Nierenerkrankung führen. Ursache ist ein hoher Blutspiegel an Harnsäure, die in die Gelenke auskristallisiert, starke Entzündungen und extreme Schmerzen hervorruft. Sie wird üblicherweise mit hochdosierten steroidfreien Entzündungshemmern (Schmerzmitteln) behandelt und Medikamenten wie Allopurinol, die die Harnsäurebildung vermindern. Die Gicht wird manchmal scherzhaft als die »Arthritis der Genies und Könige« bezeichnet, weil Männer wie Benjamin Franklin und König Heinrich VIII. daran litten.

Das Dilemma des Arztes

Wahrscheinlich wird Ihr Arzt, ehe er Ihnen Kirschsaft oder Selleriesamen gegen Ihre Gicht empfiehlt, die Wirkung erst wissenschaftlich belegt sehen wollen. Aber leider gibt es keine »richtigen«, dem modernen wissenschaftlichen Standard entsprechenden Daten darüber, daß diese Mittel aus der Natur tatsächlich helfen, wie sie wirken, oder wie oft. Was aber die Anhänger alter Überlieferungen nicht weiter stört, denn sie sind der Meinung, allein die Tatsache, daß sie in der Volksmedizin seit langer Zeit angewandt werden, sei Beweis genug.

So gerne wir immer eine pharmakologische Erklärung hätten, um sicher zu sein, daß eine bestimmte Substanz wirksam ist – manchmal ist es eben nur die konkrete Erfahrung, die ihre Wirksamkeit belegt. Das macht wenig Eindruck auf diejenigen Vertreter der Zunft, die stichhaltige Beweise sehen wollen, daß die jeweilige Substanz nicht nur bei einigen wenigen wirkt, sondern bei allen Menschen, die per Zufallsstichprobe ausgewählt werden – und außerdem, daß es bei Testpersonen, die nicht wissen, was sie bekommen, statistisch besser wirkt als ein sogenanntes Placebo. Aber wenn Sie selbst derjenige sind, bei dem das Mittel wirkt, dann wirkt es ja hundertprozentig, und es kann

Ihnen im Prinzip egal sein, ob die Besserung von einem Placebo-Effekt herrührt oder ob das Mittel auch bei einem bestimmten Prozentsatz anderer Menschen wirkt – ob Hunderte die gleiche Besserung erleben.

Ich möchte Ihnen aber, obwohl es derzeit keine belegbaren Erkenntnisse darüber gibt, warum sie helfen, eine Reihe natürlicher Heilmittel vorstellen, die viele Menschen begeistert als »Wundermittel« gegen ihre Gicht bezeichnen. Inzwischen entwickelt sich sogar eine Art neue Volksmedizin mit solchen Mitteln, und auch die Wissenschaft zeigt inzwischen Interesse. Ob die Forschung ihre Wirksamkeit wird erklären und bestätigen können, läßt sich heute noch nicht sagen.

Die Kirschsaft-Kur

Über den genauen Ursprung wissen wir zwar nichts, aber in jüngerer Zeit könnte die Sache mit der Kirschsaft-Kur von einem gewissen Dr. Ludwig Blau ausgegangen sein, der 1950 in *Texas Reports on Biology and Medicine* einen Artikel mit dem Titel »Die Kirschdiät zur Behandlung von Gicht und Arthritis« veröffentlichte. Er beschrieb darin, wie er seine schwere Gicht, die ihn in den Rollstuhl gezwungen hatte, durch den Verzehr von sechs bis acht Kirschen täglich kurierte. Daß er diese »Kirschkur« fortsetzte, habe ihm, so behauptete er, neue schmerzhafte Gichtanfälle erspart. Er benannte auch zwölf weitere Personen, die ihre Gicht mit Kirschen oder Kirschsaft kuriert hätten. Kurze Zeit später veröffentlichte die Zeitschrift *Prevention* Dr. Blaus Empfehlung, Gicht mit Kirschen zu behandeln, und machte die Geschichte damit populär. Daraufhin gingen Dutzende von Briefen gichtkranker Leser ein, die bestätigten, daß der Verzehr von Kirschen – anfangs fünfzehn bis fünfundzwanzig täglich, später als

»Erhaltungsdosis« zehn – ihre Schmerzen und Beschwerden gelindert hatte.

Dr. Blau räumte ein, daß er keine wissenschaftliche Erklärung dafür habe, warum Kirschen helfen. Andere Leute haben offenbar auch keine. In der medizinischen Literatur fanden sich keine Studien, die dies bestätigen würden, und auch keine medizinisch plausiblen Theorien, die erklären würden, warum das so sein könnte. Ebensowenig gibt es Anhaltspunkte, welche Inhaltsstoffe der Kirsche eine pharmakologische Wirkung haben könnten. Dennoch schwören viele Leute heute noch auf diese spezielle Gichttherapie und behaupten, Kirschen oder auch Kirschsaft bringe ihnen ebensoviel Linderung wie die üblicherweise verordneten Gichtmittel, die schwere Nebenwirkungen haben können. Aber inzwischen ist man nicht mehr auf den guten alten Kirschsaft aus dem Gemischtwarenladen angewiesen. Denn mittlerweile gibt es Kirschsaftkonzentrat in flüssiger oder Kapselform zu kaufen, meist im Reformhaus. Es heißt, daß schwarze Kirschen, vor allem als Saftkonzentrat, wesentlich besser helfen als rote Kirschen. Aber das alles ist moderne Volksmedizin, die sozusagen noch in den Kinderschuhen steckt.

BRAD
oder »Absolut schmerzfrei ohne Medikamente«

Brad McAdams, 44jähriger Konstruktionszeichner bei einer Ölraffinerie in Corpus Christi in Texas, machte sich große Sorgen, denn es wurde immer schlimmer mit seiner Gicht. Die Krankheit war etwa sieben Jahre zuvor diagnostiziert worden und verursachte ihm inzwischen so starke Schmerzen – vor allem in den Knien, aber auch in den Fußgelenken –, daß er kaum noch gehen konnte. »Jeder Schritt tat mir weh, und es gab Zeiten, da konnte ich morgens nicht einmal aufstehen.« Nachts konnte er wegen der schlimmen Schmerzen nicht mehr richtig schlafen. Manchmal hinkte er so stark, daß er seinen Rundgang durch die Fabrik nicht mehr schaffte. Wenn im Winter der Luftdruck fiel, was regelmäßig einen Gichtanfall auslöste, kam er praktisch nicht mehr von seinem Bürostuhl hoch. Auch seinem großen Hobby, dem Bogenschießen, zu dem er gerne seine beiden kleinen Töchter mitnahm, konnte er kaum noch nachgehen. Er schaffte es fast nicht mehr, die Pfeile nach dem Schießen wieder einzusammeln, weil sein »Bein so steif war«.

Es war ein klassischer Fall von Gicht, bestätigt durch einen hohen Harnsäurespiegel im Blut. Sein Arzt verschrieb ihm natürlich geeignete Medikamente: Allopurinol zur Linderung der wiederkehrenden Anfälle, weil es die Harnsäurebildung vermindert, und Indometacin gegen die Schmerzen. Wurden die Schwellungen und Schmerzen fast unerträglich, spritzte ihm der Arzt Cortison direkt in die Gelenke. Die Medikamente halfen, vor allem das Cortison, das den Schmerz normalerweise sofort stoppte, aber die Gichtanfälle kamen trotzdem wieder. Und die Nebenwirkungen machten ihm sehr zu schaffen. »Das Schmerzmittel, das der Arzt mir verschrieb, war so stark, daß ich dann fast einschlief.« Alarmierend war auch, daß er plötzlich schlechter sah und sein Arzt »seltsame« Veränderungen im Blutbild feststellte, die auf eine Leukämie hinwiesen. Sogar das Knochenmark wurde untersucht, um die Ursache herauszufinden. Brad befürchtete, daß das alles Nebenwirkungen des Allopurinol waren.

Als dann seine Schwiegermutter aus Alabama anrief und ihm erzählte, sie habe in einer Talkshow etwas von einem natürlichen Mittel gegen Gicht gehört – Saftkonzentration aus schwarzen Kirschen –, probierte er es sofort aus und nahm regelmäßig zwei Eßlöffel vor dem Schlafengehen. Es schmeckte schrecklich, erzählt Brad, aber er blieb dabei, und nach zwei, drei Wochen hörten die Gichtanfälle auf. Ende des Monats, im Dezember 1994, setzte er die vom Arzt verordneten Medikamente ab, und er hat sie seither nicht mehr gebraucht. »Er ist wieder gesund«, sagt seine Frau. »Er hat seit zwei Jahren keinen Gichtanfall gehabt.« Er nimmt das Saftkonzentrat immer noch – nicht die Kapseln, die es inzwischen manchmal gibt –, allerdings nur gelegentlich und vor allem im Winter, wenn er einen Gichtanfall befürchtet. »Es hilft, es hilft wirklich«, sagt Brad. Sein Arzt bestätigt, daß er ihm keine Gichtmittel mehr verschreibt, und sein Patient, soweit er weiß, keine akuten Gichtanfälle mehr hat. Ob es das Kirschsaftkonzentrat war? »Das ist durchaus möglich«, räumt sein Arzt ein.

DR. DUKE oder »Ich konnte es zuerst gar nicht glauben«

Es gibt wahrscheinlich niemanden auf der Welt, der mehr über Heilpflanzen weiß als Dr. James Duke, pharmazeutischer Botaniker und früher im US-Landwirtschaftsministerium tätig. Er hat dort Datenbanken über die pharmakologische Wirkung von Pflanzen und pflanzlichen Substanzen eingerichtet. Er hat Fachbücher zu diesem Thema geschrieben, die viele Experten für ihre Arbeit nutzen, aber auch populärwissenschaftliche Artikel und Bücher. Und noch etwas: Jim leidet an Gicht. »Meinen ersten Anfall hatte ich mit siebenundvierzig«, erzählt er. »Jetzt bin ich siebenundsechzig, es ist also zwanzig Jahre her.« Die erste sogenannte »Krise« betraf den großen Zeh, und das ist typisch für Gicht. Er hatte noch viele weitere, äußerst schmerzhafte Anfälle. Vor zehn Jahren begann er, notgedrungen, mit der Einnahme von Allopurinol, um den Harnsäurespiegel zu senken. Er hat im Laufe der Jahre auch verschiedene pflanzliche Heilmittel ausprobiert, unter anderem Kirschsaft, aber keines half so richtig, deshalb blieb er bei dem verordneten Medikament. Dann, im Juli 1996, sah er in der neuen Zeitschrift *Herbs for Health* eine Anzeige für ein Gichtmittel, von dem er noch nie gehört hatte – Selleriesamenextrakt. »Ich hatte zwar schon viel über Sellerie gehört, aber nicht, daß er den Harnsäurespiegel senkt. Und genau das wurde in der Anzeige behauptet«, erzählt Duke. »Ich schrieb also an den Hersteller und sagte, daß ich das nicht glaube, aber gerne bereit bin, die Sache wissenschaftlich zu prüfen, und daß dafür niemand besser geeignet ist als ich.« Denn Jim weiß, daß er bestimmte Dinge, wie zum Beispiel »einen Sechserpack billiges Bier trinken, wenn ich wieder einmal im Amazonasdschungel unterwegs bin«, garantiert mit einem Gichtanfall bezahlt, sobald er nicht regelmäßig Allopurinol nimmt.

Er setzte das Medikament also im Juli von einem Tag auf den anderen ab und begann mit Selleriesamen-Tabletten (wahrscheinlich nur in Amerika erhältlich), anfangs vier Stück täglich. »Ich war überzeugt, daß ich ziemlich bald einen Gichtanfall bekommen würde, aber nichts passierte. Eine Woche, zwei Wochen, drei

Wochen vergingen. Da ist offenbar doch was dran, dachte ich.« Duke hat seit damals noch mehrere Forschungsreisen ins Amazonasgebiet unternommen und einmal auch tatsächlich »einen Sechserpack billiges Bier« getrunken. Ein anderes Mal sprang ihm sogar die Hüfte aus dem Gelenk, als er »am Ufer des Amazonas einen wilden Tanz hinlegte. Ohne Allopurinol hätte das mit Sicherheit einen Gichtanfall ausgelöst, aber damals nahm ich schon Selleriesamen. Ich freue mich sehr, sagen zu können, daß ich nun seit sieben Monaten kein Allopurinol mehr nehme, sondern nur Selleriesamen, und es hilft.« Er hat seither keinen einzigen Gichtanfall mehr gehabt und nimmt inzwischen nur noch zwei Tabletten täglich.

Wie läßt sich diese Heilwirkung von Selleriesamen erklären? »Nun, in der medizinischen Literatur von Australien und Südafrika finden sich einige schwache Hinweise«, sagt Dr. Duke. Am meisten hat ihn jedoch überrascht, was er über Selleriesamen in seiner eigenen umfangreichen Datenbank gefunden hat, die inzwischen vom Landwirtschaftsministerium verwaltet wird. »Ich sah in der Datenbank nach und entdeckte etwas Neues, nämlich daß Selleriesamen rund zwanzig verschiedene entzündungshemmende Stoffe enthält. Vielleicht erklärt das seine Wirkung.«

Dr. Duke kann nicht sagen, ob Selleriesamen tatsächlich den Harnsäurespiegel senkt, wie in der Anzeige behauptet wurde, weil er ihn seither noch nicht hat bestimmen lassen. Seine persönliche Erfahrung soll jedoch nicht eine Einzelerkenntnis bleiben, und deshalb befürwortet er klinische Versuche, damit man herausfindet, wie Selleriesamen im einzelnen wirkt und wie gut der Extrakt möglicherweise auch anderen gichtkranken Menschen hilft.

Der einzige medizinische Test mit Selleriesamen war, soweit bekannt, eine kleine Studie an achtzig Arthritispatienten unter Leitung von Dr. Brian Daunter von der University of Queensland in Australien. Die freiwilligen Testteilnehmer nahmen sechs Wochen lang Selleriesamen, und rund die Hälfte gab anschließend auf dem Fragebogen an, die Schmerzen seien zurückgegangen. Als sie mit der Einnahme aufhörten, kamen die Schmerzen wieder. Am größten war die schmerzlindernde Wirkung nach zwölf Wochen, so die Forscher.

Sellerieboom in Australien

In England und Australien wurde Selleriesamen in der Volksmedizin schon seit langem zur Behandlung verschiedener Formen von Arthritis eingesetzt, sagt Kerry Bone, führender Experte für pflanzliche Heilmittel und technischer Direktor von MediHerb, Australiens größtem Hersteller von Phytopharmaka. Vor ein paar Jahren sei die Nachfrage in Australien so enorm gewesen, daß man mit der Produktion gar nicht mehr nachkam. Der wissenschaftliche Nachweis stehe zwar noch aus, aber vermutlich beruhe die Wirkung auf den entzündungshemmenden Substanzen im Selleriesamen, und möglicherweise fördere er auch die Ausscheidung von Harnsäure. Zumindest sagen das erfahrene Kräuterheilkundler. Selleriesamen sei ein ausgezeichnetes Beispiel für eine Heilpflanze, meint Kerry Bone, für die »keine wissenschaftlichen Daten nach heutigem Standard vorliegen, die aber hervorragende Wirkung beim Patienten« zeige. Man scheint sich doch einiges von Selleriesamen zu erhoffen, denn immerhin gibt es an einem neuen, der University of Queensland angegliederten Forschungsinstitut inzwischen eine Arbeitsgruppe, die sich ganz auf die Erforschung der Wirkung von Selleriesamen zur Behandlung von Arthritis konzentriert.

Die Sicherheit

Weder für Kirschsaftkonzentrat noch für Selleriesamenextrakt liegen Berichte über Nebenwirkungen vor. Allergische Reaktionen sind jedoch immer möglich. Daß eine langfristige Anwendung schädlich sein könnte, ist sehr unwahrscheinlich, denn schließlich handelt es sich um Nahrungsmittel, die der Mensch schon seit Jahrhunderten verzehrt.

Wer sollte es nicht nehmen?

Schwangere Frauen oder Menschen mit einer Nierenerkrankung sollten wegen der harntreibenden Wirkung keine Selleriesamen nehmen.

Verbraucherinformation:

Das Selleriesamenpräparat, das Dr. Duke nimmt, heißt CelereX und wurde in Australien entwickelt. Es ist unter der Telefonnummer 001-800-792-2830 zum Versand per Post zu bestellen. Sechzig Tabletten kosten etwa 10 Dollar.

Sollten Sie es ausprobieren?

Wenn die derzeitige Behandlung bei Ihnen aus irgendeinem Grund nicht richtig anschlägt, oder wenn Sie von bestimmten Schmerz- bzw. Gichtmitteln loskommen wollen, könnten diese beiden »Arzneien« aus der Volksmedizin durchaus einen Versuch wert sein. Dr. Duke entschloß sich allerdings entgegen ärztlicher Anordnung, das Allopurinol von heute auf morgen abzusetzen, weil er ganz auf den Selleriesamenextrakt setzte und bereit war, die Konsequenzen in Kauf zu nehmen, falls er nicht wirken sollte. Daß Kirschsaft oder Selleriesamenextrakt jedem hilft, ist jedoch zu bezweifeln. (Das tun auch synthetische Medikamente nicht.) Sprechen Sie immer zuerst mit Ihrem Arzt, ehe Sie verordnete Medikamente absetzen oder in der Dosierung verringern.

Das Neueste gegen chronische Müdigkeit

(Süßholzwurzel)

Den meisten Menschen kann die Süßholzwurzel schaden, aber gerade deshalb könnte sie denjenigen helfen, die am rätselhaften, meist »unheilbaren« chronischen Müdigkeitssyndrom leiden.

Wenn jemand ein Heilmittel finden würde oder wenigstens etwas, das diese rätselhafte, praktisch nicht behandelbare Erkrankung namens chronisches Müdigkeitssyndrom teilweise lindern könnte, würde vielen Menschen auf der Welt viel Leid erspart. Das chronische Ermüdungssyndrom (kurz auch CFS genannt, von »Chronic Fatigue Syndrome«) ist nicht etwa ein Zustand normaler Müdigkeit, wie Sie vielleicht denken. Natürlich ist jeder mal müde, hin und wieder auch erschöpft, aber CFS ist etwas anderes. CFS umfaßt ein ganzes Bündel von Symptomen, die oft schwer zu diagnostizieren und kaum zu behandeln sind. Ein gesunder, vitaler Mensch bekommt plötzlich eine längere, grippeähnliche Erkältung, begleitet von Kopfschmerzen, Gelenk- und Muskelschmerzen, Depression und vor allem einer unendlich großen Erschöpfung, so daß er nicht mehr in die Arbeit gehen kann und den ganzen Tag im Bett bleibt – und das alles ohne erkennbare Ursache. Wenn die Ärzte das Problem nirgendwo anders einordnen können, nennen sie es chronisches Ermüdungssyndrom. Aber eigentlich weiß niemand so recht, wie er es behandeln soll (die übliche Therapie: Schmerzmittel und Antidepressiva) oder was die Ursache ist. Eine Heilung ist selten und die Frustration meist groß.

Das Verbrauchermagazin *Consumer Reports* schrieb kürzlich: »Wahrscheinlich leiden Hunderttausende in den USA am chronischen Ermüdungssyndrom ... Über die Ursache gibt es alle möglichen Theorien, einschließlich hormoneller, immunologischer und neurologischer Störungen. Die Krankheit ist so rätselhaft wie folgenschwer.« Aber jetzt scheint es, als könnte eines der ältesten Naturheilmittel – Süßholzwurzel – bei dieser höchst komplexen Krankheit Linderung bringen. Die Forschung ist zur Zeit dabei, einige der bisher unbekannten Mechanismen zu entschlüsseln, die hinter dem chronischen Ermüdungssyndrom stecken, und einige Experten und Patienten stellen fest, daß Süßholzwurzel von der pharmakologischen Wirkung her für die Behandlung dieser Krankheit geradezu ideal ist. Allerdings ist Süßholzwurzel nicht für jeden Menschen mit chronischer Erschöpfung geeignet, und in manchen Fällen könnte sie die Krankheit sogar verschlimmern. Sie muß mit großer Umsicht angewendet werden, am besten nur auf Anraten und unter Aufsicht eines Arztes oder Naturheilkundlers. Beruht die chronische Erschöpfung jedoch auf bestimmten biochemischen Mangelzuständen – hauptsächlich einer Form von niedrigem Blutdruck –, dann könnte Süßholzwurzel, ein außergewöhnlich wirksames und im Vergleich zu herkömmlichen synthetischen Medikamenten relativ harmloses Heilmittel, auch bei Ihnen eine »Wunderheilung« zuwege bringen.

DAVE
oder »Zum ersten Mal seit zwanzig Jahren ging es mir wieder richtig gut«

Bei David Williams, auch Captain Dave genannt, heute fünfundfünfzig und lange Zeit als Kapitän auf Fischer- und Charterbooten in Südflorida unterwegs, begann es 1977 mit einer unglaublichen Erschöpfung, auf die eine schwere Bronchitis folgte, ein typischer Verlauf. »Ich war so furchtbar müde, wissen Sie, so erschöpft, daß mir alle Knochen weh taten, und wie benebelt im Kopf.« Er schaffte nicht einmal mehr den Weg von der Garage zum Haus, ohne sich zwischendurch hinzusetzen. »Ich dachte nur ›Was zum Teufel ist mit mir los!‹«

Seine Erkrankung wurde, was ebenfalls typisch ist, nicht gleich richtig diagnostiziert, und in den folgenden Jahren entwickelte sich sein Leben zum Alptraum: Er machte geschäftlich Verluste, verlor immer mehr Aufträge und auch seine Frau. »Dieser Nebel im Kopf, die Erschöpfung, es brach einfach alles über mir zusammen.« Er suchte »einen Arzt nach dem anderen« auf, darunter auch mehrere Psychotherapeuten und Psychiater. »Einer verschrieb mir alle möglichen Psychopharmaka, aber nichts half.« Er war verzweifelt. »Ich wußte, das würde so nichts mehr werden mit mir.« Kurz vor dem totalen Zusammenbruch, ging er in das nächstgelegene Krankenhaus. »Ich legte mein Schicksal sozusagen in die Hände dieser Ärzte. Sie müssen mir helfen, sagte ich, Sie müssen herausfinden, was mit mir los ist. Warum bin ich die ganze Zeit so kaputt?« Man überwies ihn zu Immunologen an der University of Miami, und dort wurde 1992 die Diagnose »chronisches Ermüdungssyndrom« gestellt. Das half ihm aber auch nicht viel, ebensowenig die übliche Behandlung, bei der alles mögliche ausprobiert wird. Es ging ihm dabei nicht viel besser.

Dann, Ende 1995 – der Durchbruch. Mediziner der Johns Hopkins University fanden zum ersten Mal heraus, daß das chronische Ermüdungssyndrom in einigen Fällen von einer bestimmten Form eines niedrigen Blutdrucks verursacht wird. David Williams wurde zur Klärung seines Problems an Dr. Marilyn Cox überwiesen, damals an der University of Miami tätig, die die Diagnose bestätigte. Der nächste logische Schritt: den Blutdruck erhöhen. Die Ärzte verschrieben ihm Fludrocortison, das zu einer Salz- und Flüssigkeitsretention führt, Blutdruck und Blutvolumen erhöht. Das Medikament könnte durch Erhöhung des Blutdrucks, so die Theorie, indirekt auch die Symptome der chronischen Erschöpfung beseitigen, indem es die Durchblutung und Sauerstoffversorgung des Gehirns verbessert. Aber Williams reagierte auf dieses und ähnliche Medikamente ausgesprochen negativ.

Immer noch auf der Suche nach Hilfe, begann Williams dann in der örtlichen Bibliothek selbst zu recherchieren. Bei Medline, dem Internet-Informationsdienst der National Library of Medicine, stieß er auf zwei Leserbriefe eines italienischen Arztes, Dr. Riccardo Baschetti, an das *New Zealand Medical Journal*, in denen er berichtete, wie er seine chronische Erschöpfung mit Süßholzwurzel erfolgreich behandelt hatte. Der Grund: Bei manchen Menschen erhöht Süßholzwurzel den Blutdruck. Zuerst amüsierte sich Williams darüber, denn »es kam mir absolut lächerlich vor«. Trotzdem nahm er mit Dr. Baschetti Kontakt auf, ließ sich von ihm beraten und begann Süßholzwurzel zu nehmen – etwa vier Gramm täglich. Williams war begeistert: »Ich fühlte mich wunderbar, ich meine, ich fühlte mich wieder gesund. Hundert Prozent gesund. Wie neugeboren. Ich war ganz hin und weg. Zwanzig Jahre lang war ich von einem Arzt zum anderen gelaufen, und auf einmal war alles in Ordnung.«

Im August 1996 wiederholte Williams die Untersuchungen zum Nachweis, daß sich der abnorm niedrige Blutdruck inzwischen tatsächlich normalisiert und dadurch die Symptome der chronischen Müdigkeit gelindert hatten. »Ich bestand alle Tests mit Bravour«, erzählt Williams. Die Kardiologin Dr. Cox, inzwischen am Tallahassee Memorial Regional Medical Center, bestätigt dies und meint, offenbar habe Süßholzwurzel seinen Blutdruck normalisiert und dadurch die chronische Erschöpfung gebessert. »Medizinisch gesehen ist das durchaus nachvollziehbar«, erläutert sie. »Der Hauptwirkstoff in Süßholzwurzel, die Glycyrrhetinsäure, ist ein pflanzliches Steroid ganz ähnlich dem Medikament Fludrocortison, das bei dieser Form des niedrigen Blutdrucks verordnet wird.« Dr. Cox betreute Williams, als verschiedene Dosierungen ausprobiert wurden, um die Dosis herauszufinden, die seinen Blutdruck normalisierte. Sie will seinen Fall demnächst in einer medizinischen Fachzeitschrift vorstellen und hat schon von anderen CFS-Patienten mit niedrigem Blutdruck gehört, die unter ärztlicher Aufsicht Süßholzwurzel nehmen.

Was ist es?

Das Süßholz, zur Familie der Hülsenfrüchte gehörend, gab sein medizinisches Debüt offenbar vor rund 5000 Jahren in China, denn es wird schon in einem alten chinesischen Kräuterbuch namens »Pen Tsao Ching« erwähnt. Es fand schon Anwendung im alten Ägypten, im antiken Griechenland und in Europa vom Mittelalter bis heute, vor allem in der Volksmedizin als Mittel bei Atemwegsinfekten, Erkältung, Husten und neuerdings auch bei Magengeschwüren. Verwendet wird die Wurzel, auch Rhizom genannt. Heute werden die Wurzeln zerkleinert, pulverisiert und zu einem schwarzen Extrakt verarbeitet. Der Hauptwirkstoff der Süßholzwurzel, die Glycyrrhetinsäure, wird auch chemisch isoliert und manchmal einzeln angewendet.

Was sagt die Wissenschaft?

Der Gedanke, daß Süßholzwurzel bei chronischer Müdigkeit helfen könnte, mag vielen auf den ersten Blick absurd vorkommen. Angesichts jüngster Forschungsarbeiten, die verblüffende neue Erklärungen für die rätselhafte Erkrankung »chronisches Ermüdungssyndrom« und Möglichkeiten der Behandlung mit Medikamenten aufzeigen, die ganz ähnlich wirken wie Süßholzwurzel, erscheint er jedoch wesentlich plausibler.

Eine wegweisende Studie, die auch Dave Williams auf die richtige Spur brachte, wurde von dem Kardiologen Hugh Calkins und Kollegen an der Johns Hopkins University durchgeführt. Sie stellten fest, daß ganze 95 Prozent von dreiundzwanzig CFS-Patienten – also alle bis auf einen – an einer bestimmten Form eines niedrigen Blutdrucks litten, die zu einer Erweiterung der Blutgefäße führen kann, wodurch der Blutdruck rapide fällt und das Gehirn zuwenig Sauerstoff bekommt. Als die Patienten das Medikament Fludrocortison bekamen, das eine Salz- und Flüssigkeitsretention bewirkt und den Blutdruck erhöht, verschwanden die Symptome der chronischen Erschöpfung bei nahezu der Hälfte von ihnen ganz oder zumindest teilweise.

Mark A. Demitrack und Kollegen von den National Institutes of Health fanden 1991 heraus, daß die meisten CFS-Kranken eine »leichte Nebenniereninsuffizienz« hatten, was auch die typischen Symptome der CFS – Apathie und Erschöpfung, Störungen der Immunabwehr und übersteigerte allergische Reaktionen – erklären könnte. Die Forscher des staatlichen Instituts kamen überraschenderweise zu dem Schluß, daß die Symptome des chronischen Ermüdungssyndroms und diese Nebennieren-»insuffizienz« praktisch identisch sind! Und wie wird sie behandelt? Mit Hydrocortison und Fludrocortison, den gleichen Medikamenten, die bei den Probanden der Hopkins-Studie den Blutdruck erhöhten und die CFS-Symptome beseitigten.

Kurzum: Viele Menschen mit chronischem Müdigkeitssyndrom leiden möglicherweise an einer Funktionsstörung der Nebennieren, die eine sogenannte Nebenniereninsuffizienz zur Folge hat – mit einem niedrigen Spiegel an Corticosteroiden im Blut. Dies führt zu einer erhöhten Ausscheidung von Mineralstoffen, insbesondere Natrium, niedrigem Blutdruck und geringerem Blutvolumen. Eine Korrektur dieser Insuffizienz mit den richtigen Steroiden könnte auch die Symptome der chronischen Erschöpfung lindern.

Und an diesem Punkt kommt die Süßholzwurzel ins Spiel. Sie ist nämlich ein natürliches Steroid und in der Wirkung dem hochwirksamen Cortison sehr ähnlich, sagt der italienische Arzt Dr. Riccardo Baschetti, der selbst am chronischen Ermüdungssyndrom leidet und sich mit Süßholzwurzel behandelt. Denn Süßholzwurzel kann, ebenso wie synthetische Steroide, den Blutdruck erhöhen und zu einer Flüssigkeitsretention führen. Vor genau diesen schädlichen Nebenwirkungen hat man lange Zeit gewarnt. Paradoxerweise ist es diese immer als negativ eingestufte pharmakologische Wirkung, die Süßholzwurzel nun zu einer potentiellen Therapie bei chronischer Erschöpfung macht.

In den fünfziger Jahren wurde Süßholzwurzel zur Behandlung der klassischen »Nebenniereninsuffizienz« eingesetzt, die auch als Addison-Krankheit bekannt ist. Dr. Baschetti glaubt, daß es sich in vielen Fällen von chronischem Müdigkeitssyndrom eigentlich um eine atypische Form der Addison-Krankheit handelt und deshalb als solche behandelt werden sollte. Derzeit läuft eine neue kontrollierte Studie, unterstützt vom National Institute of Allergy and Infectious Diseases, mit der man herausfinden will, ob das Medikament Fludrocortison tatsächlich auch CFS-Symptome lindert, indem es die »Nebenniereninsuffizienz« behebt, für die es in der Regel eingesetzt wird. Wenn ja, würde das die Wirksamkeit von Süßholzwurzel bestätigen, denn sie macht im wesentlichen das gleiche.

DR. BASCHETTI
oder »Dank Süßholzwurzel war ich nach wenigen Tagen wieder vital wie früher«

Der lange Leidensweg des italienischen Arztes begann am 3. März 1993 mit den »klassischen grippeähnlichen Symptomen«. Es ging ihm mit der Zeit immer schlechter, und »trotz mehrerer medikamentöser Therapien, die sich alle als enttäuschend unwirksam erwiesen, war ich praktisch von August bis November 1993 ans Bett gefesselt«, durch eine Erkrankung, die dann als chronisches Müdigkeitssyndrom diagnostiziert wurde. Dr. Baschetti, früher bei der staatlichen Arzneimittelbehörde tätig und inzwischen im Ruhestand, flog daraufhin für fünf Wochen nach Santo Domingo in der Hoffnung, sich im tropischen Klima zu erholen. Dort ging es ihm jedoch noch schlechter. »Die verheerenden Folgen des chronischen Müdigkeitssyndroms werden generell unterbewertet«, meint er. »Es ist wirklich eine schwere Krankheit.«

Dr. Baschetti probierte nicht nur verschiedene Medikamente aus, er versuchte auch, seine Ernährung umzustellen. Zu seiner Überraschung zeigte sich, daß es ihm besser ging, wenn er salzige Dinge gegessen hatte. Da kam ihm der Gedanke, daß das chronische Ermüdungssyndrom eine atypische Form der Nebenniereninsuffizienz sein könnte, ähnlich der klassischen Addison-Krankheit, bei der ein Mangel an Aldosteron besteht, einem Hormon, das die Rückresorption von Natrium fördert. Und er erinnerte sich daran, daß Süßholzwurzel »in erster Linie für seine aldosteronähnliche Wirkung bekannt ist und Addison-Patienten bis in die fünfziger Jahre hinein, als es noch kein Cortison gab, erfolgreich mit Süßholzwurzel behandelt wurden.«

Wenn die chronische Erschöpfung eine Hormoninsuffizienz ähnlich der Addison-Krankheit ist, folgerte er, warum sollte Süßholzwurzel die zu geringe Hormontätigkeit dann nicht normalisieren und seine Symptome lindern können? Er begann also Süßholzwurzel zu nehmen, und zum ersten Mal seit zwanzig Monaten, seit er an der chronischen Müdigkeit litt, spürte er eine Besserung. »Innerhalb weniger Tage war meine körperliche und geistige Vitalität wieder da!« Aber ganz gesund fühlte er sich noch nicht, weshalb er die Dosis steigerte, bis auf 30 Gramm täglich.

Dann kam ihm der Gedanke, daß sich die Wirkung eigentlich steigern müßte, wenn er Süßholzwurzel in natriumreicher Milch aufgelöst einnahm. Im Oktober 1994 machte er den ersten Versuch und löste fünf Gramm festen Süßholzwurzelauszug in einem Liter Milch, den er in einem Zug trank. »Kurze Zeit darauf vertiefte sich auf einmal meine Atmung sehr stark, ungefähr für zehn Minuten. Und zwei Stunden später fühlte ich mich praktisch wieder gesund.« Dr. Baschetti nimmt heute vier Gramm Süßholzwurzel täglich, in Milch aufgelöst, und, in ganz geringer Dosis (2,5 Milligramm täglich), das Medikament Hydrocortison, und es geht ihm weiterhin ausgezeichnet. Für ihn steht fest, daß er seine vollständige Genesung der Süßholzwurzel zu verdanken hat. Seine persönliche Erfahrung und seine Theorien hat er bereits in mehreren renommierten medizinischen Fachzeitschriften veröffentlicht. Er hatte nur einmal einen Rückfall, und das war, als er versuchsweise mit der Einnahme von Süßholzwurzel aufhörte. »Dieses pflanzliche Mittel ist erstaunlich wirksam«, sagt Dr. Baschetti.

Wie wirkt es?

Süßholzwurzel ist praktisch ein Corticosteroid – ein in den Nebennieren gebildetes Hormon – von Mutter Natur und in der pharmakologischen Wirkung dem hochwirksamen Medikament Cortison sehr ähnlich. Forscher haben inzwischen bestätigt, daß es der Wirkstoff Glycyrrhetinsäure ist, der dem Cortison ähnelt. Dr. Baschetti zufolge beruht die Wirkung der Glycyrrhetinsäure darauf, daß sie die Aktivität eines Enzyms (11 Beta-Hydroxysteroid-dehydrogenase) hemmt, das sich sonst aufspaltet und das körpereigene Hormon Cortisol zerstört. Süßholzwurzel hilft also Hormonmängel ausgleichen, sowohl bei chronischer Erschöpfung als auch bei der Addison-Krankheit, weil sie dafür sorgt, daß mehr Cortisol im Körper bleibt, so die Theorie von Dr. Baschetti. Süßholzwurzel imitiert sozusagen das Cortison und andere Hormone, die die Rückresorption von Natrium und den Wasserhaushalt steuern, fügt er hinzu.

Wer sollte es nehmen?

Es ist nicht bekannt, wie viele Menschen mit chronischem Erschöpfungssyndrom einen abnorm niedrigen Blutdruck oder eine Nebenniereninsuffizienz haben und daher von einer Behandlung mit Süßholzwurzel profitieren könnten. Die Hopkins-Studie gibt einen ersten Hinweis: Das Medikament half bei rund der Hälfte der Testpersonen. Man kann also annehmen, daß Süßholzwurzel bei dem gleichen Prozentsatz den gewünschten Erfolg bringt. Die Studie der National Institutes of Health hingegen ergab, daß fast 70 Prozent der CFS-Kranken an einer »Nebenniereninsuffizienz« leiden und Süßholzwurzel ihnen deshalb helfen könnte. Beide Zahlen sind beeindruckend, wenn man bedenkt, wie wenig Erfolg andere Therapien bringen.

Wieviel brauchen Sie?

Das hängt von Ihrem Körpergewicht ab. In den medizinischen Zeitschriften wurde zu diesem Thema bisher kaum etwas veröffentlicht, Sie müssen also einfach herumprobieren, bis Sie die richtige Dosis gefunden haben. Deshalb ist es auch so wichtig, daß die Behandlung mit

Süßholzwurzel – sei es wegen chronischem Müdigkeitssyndrom oder einer anderen Erkrankung – stets unter ärztlicher Aufsicht erfolgt. Auch David Williams kam erst nach langem Herumprobieren auf die richtige Dosis. Ihm halfen am besten fünf Gramm Süßholzwurzel täglich mit einem Gehalt an Glycyrrhetinsäure von 375 Milligramm. Das heißt aber nicht, daß diese Dosis für jeden stimmt. (Williams ist ein ziemlich massiger Mann, fast einsneunzig groß und 240 Pfund schwer.) »Wahrscheinlich müßte die Dosierung individuell angepaßt und jeder Patient zur Erfolgskontrolle ärztlich überwacht werden«, meint Dr. Cox.

Verbraucherinformation

Nur das echte, unverfälschte Süßholz ist zur medizinischen Anwendung geeignet, nicht der eingedickte Saft, der in Stangen- oder Scheibenform als Lakritze im Handel ist. Das echte Süßholz gibt es in der Apotheke als Pulver und Flüssigextrakt. Manchen Präparaten wird die Glycyrrhetinsäure entzogen. Da jedoch gerade dieser Wirkstoff die Sekretion von Cortisol erhöht und für eine vermehrte Retention dieses wichtigen natürlichen Steroids sorgt, würde diese Art Süßholz beim chronischen Erschöpfungssyndrom nicht helfen. Für normale Menschen ist es allerdings sicherer.

Die Sicherheit

Bei gesunden Menschen kann die Einnahme von Süßholzwurzel in zu hohen Dosen schwere Nebenwirkungen haben, wie zum Beispiel Kopfschmerzen, Apathie, gefährlich hohen Blutdruck sowie Natrium- und Wasserretention (Ödem), was bis zu Herzversagen und Herzstillstand führen kann. Überdosen an Süßholzextrakt oder sogar Lakritze kann eine stationäre Behandlung erforderlich machen. Auch bei der Behandlung des chronischen Erschöpfungssyndroms kann eine zu hohe Dosierung problematisch sein, weil dadurch der Kaliumhaushalt durcheinanderkommt, was ebenfalls Herzversagen zur Folge haben könnte. Die amerikanische Arzneimittelbehörde stuft Süßholzwurzel jedoch auch bei langfristigem Gebrauch als sicher ein.

Achtung: Bei medizinischer Anwendung von Süßholzwurzel, so Dr. Cox, muß gut auf eventuelle Nebenwirkungen geachtet werden, vor allem auf den Kaliumspiegel, damit er nicht auf einen lebensbedrohlich niedrigen Wert absinkt. Süßholzwurzel ist zwar ein natürliches, aber dennoch hochwirksames Heilmittel, das nicht nach Belieben angewendet werden darf.

Wer sollte es nicht nehmen?

Menschen mit Bluthochdruck, Diabetes, Glaukom oder einer Herzerkrankung sollten Süßholzwurzel nicht anwenden. Ebensowenig solche, die bereits einen Schlaganfall hatten, Herz- oder Blutdruckmittel nehmen, und schwangere Frauen. Beraten Sie sich zur Sicherheit mit einem Arzt.

Wofür ist es außerdem gut?

Süßholzwurzel ist auch ein Mittel zur Dauerbehandlung von Magengeschwüren. Das deutsche Expertengremium für pflanzliche Heilmittel, die Kommission E, hat Süßholzwurzel zur Behandlung solcher Geschwüre zugelassen und empfiehlt eine Dosierung von 200 bis 600 Milligramm Glycyrrhetinsäure täglich (etwa 5 bis 15 Gramm Süßholzwurzel) für nicht länger als vier bis sechs Wochen. Einige Untersuchungen weisen darauf hin, daß Süßholzwurzel möglicherweise auch Viren erfolgreich bekämpft und die Immunabwehr stärkt.

Süßholzwurzel bei chronischer Müdigkeit*

Dr. Baschetti empfiehlt, zwei Gramm reine Süßholzwurzel (die Glycyrrhetinsäure sollte nicht entzogen sein) in einem halben Liter kalter fettarmer oder Magermilch aufzulösen. Am besten nehmen Sie feingemahlene Süß-holzwurzel, die Sie etwa zwölf Stunden in ein wenig Wasser einweichen, dann löst sie sich besser auf. Trinken Sie diesen Milchmix jeden Morgen. Eine erste Besserung sollten Sie schon nach wenigen Stunden spüren! Wenn nicht, können Sie die Süßholzdosis vorsichtig und ganz allmählich auf bis zu fünf Gramm auf den halben Liter Milch steigern.

Süßholzwurzel hilft nur, sagt Dr. Baschetti, wenn der CFS-Kranke auch schmerzhaft vergrößerte Lymphknoten hat. »Ist das nicht der Fall, liegt eigentlich auch kein chronisches Müdigkeitssyndrom vor«, meint er. Auch wer zu Bluthochdruck neigt, kann nicht an CFS leiden, so Dr. Baschetti, und sollte auf keinen Fall Süßholzwurzel nehmen, denn es bewirkt eine Natriumretention und weitere Erhöhung des Blutdrucks, was gefährlich werden kann. Ganz wichtig: Süßholzwurzel hilft nur bei einem niedrigen Cortisolspiegel. Damit sind Menschen ausgeschlossen, die an einer Depression leiden (möglicherweise fälschlich als chronisches Müdigkeitssyndrom diagnostiziert), denn neueste Studien haben ergeben, daß depressive Menschen einen hohen Cortisolspiegel haben. Süßholzwurzel würde in diesen Fällen den Cortisolspiegel nur weiter erhöhen und die Depression noch verschlimmern.

Wichtig: Nehmen Sie Süßholzwurzel bei chroni-

*Hilfreiche Tips von Dr. Riccardo Baschetti.

schem Erschöpfungssyndrom nur, wenn der Arzt die Erkrankung eindeutig diagnostiziert hat. Eine korrekte Diagnose ist unerläßlich. Und: Nehmen Sie Süßholzwurzel auch nur, wenn Sie schmerzhaft vergrößerte Lymphknoten haben. Nehmen Sie Süßholzwurzel *nicht*, wenn Sie an einer klassischen Depression leiden, die nichts mit CFS zu tun hat, oder wenn Sie Bluthochdruck haben.

Phantastische Stärkungsmittel für die Blutgefäße

(Traubenkern-OPC und Pycnogenol)

Sie können bei vielen Beschwerden helfen, aber wenn es darum geht, die Blutgefäße zu kräftigen und Krampfadern zu verhindern, sind sie geradezu unschlagbar.

Man könnte sagen, es ist Ihre Lebenslinie – dieses komplexe Netz aus Blutgefäßen von feinsten Kapillaren bis zu großen Arterien und Venen, die alles Körpergewebe vom Kopf bis zu den Zehenspitzen mit Blut versorgen. Daß diese Blutgefäße kräftig und funktionstüchtig bleiben, ist, neben einem starken Herzen, zweifellos der wichtigste Faktor, wenn Sie ein langes, gesundes Leben haben möchten. Wenn die Blutgefäße verschleißen oder geschädigt werden, wenn sie brüchig, dünn und durchlässig werden, bedeutet das eine Gefahr für Ihre Gesundheit. Ist die Durchblutung und damit auch die Sauerstoffversorgung gestört, kann das zur Folge haben, daß Ihr Herzmuskel geschädigt wird, Gehirnzellen absterben oder nicht mehr richtig funktionieren, Ihre Beinmuskeln verkrampfen und schmerzen, Ihr Sehvermögen abnimmt. Wenn ein Blutgefäß durchlässig wird oder platzt, kann das zu einer Hirnblutung oder einem Schlaganfall führen, oder es erscheinen sogenannte Besenreiser auf der Haut. Es kann zu Zahnfleisch- und Nasenbluten kommen, oder es bilden sich Krampfadern an den Beinen. Flüssigkeit kann durch undichte Blutgefäße austreten und Schwellungen oder Ödeme verursachen. Nichts ist wichtiger als die Funktionstüchtigkeit des insgesamt kilometerlangen Gefäßsystems aus Kapillaren, Venen und Arterien. Aber haben Sie gewußt, daß es ein Mittel gibt, das brüchige und erschlaffte Blutgefäße kräftigen kann, sie wieder funktionstüchtig macht, Durchblutungsstörungen vorbeugt oder sogar beseitigt?

Ein solch einzigartiges, natürliches Heilmittel gibt es tatsächlich – und es wird in Europa mit großem Erfolg eingesetzt. Es wird aus Traubenkernen und Kiefernrinde gewonnen und ist eine Mischung oxidationshemmender Moleküle, die als Proanthocyanidine, Procyanidine, proanthocyanidole Oligomere (PCO), oligomere Procyanidine (PPC), Pycnogenole (Freiname), Pycnogenol (Handelsname) oder einfach als Traubenkernextrakt bezeichnet werden.*

OPC, wie man in wissenschaftlichen Kreisen sagt, ist sozusagen Experte für Gefäßerkrankungen, weil es erschlaffte Blutgefäße strukturell kräftigt. Es besitzt auch andere biologische Wirkungen und ist eines der wirksamsten Antioxidantien, die wir kennen – einigen Versuchen zufolge fünfzigmal wirksamer als Vitamin E. Antioxidantien können die zugrundliegende, sehr viele Krankheitsprozesse fördernde chemische Ursache (die Freien Radikale) neutralisieren helfen.

Die OPC-Forschung in den USA steht noch ganz am

*In Deutschland nicht erhältlich.

Anfang, deshalb findet man in amerikanischen Fachzeitschriften und Lehrbüchern kaum wissenschaftliches Material, das die therapeutische Wirksamkeit bestätigen würde. In Europa, vor allem in Frankreich, wird es jedoch schon seit vierzig Jahren mit Erfolg eingesetzt. Inzwischen berichten auch viele Amerikaner begeistert von der bemerkenswerten Besserung ihrer Beschwerden nach Einnahme von OPC, und wenn sich seine Vorzüge erst einmal herumsprechen, werden sicher noch viel mehr Menschen dazu greifen. Für einige Experten ist OPC der Superstar unter den pflanzlichen Präparaten, das Mittel mit dem größten gesundheitsfördernden Potential.

Was ist es?

Es war der berühmte französische Chemiker Jack Masquelier, emeritierter Professor für Medizin der Universität Bordeaux, der 1947 aus der roten Haut von Erdnüssen das erste OPC, eine farblose Substanz, isolierte. Er gab es der Frau des Dekans seiner Fakultät, die in der Schwangerschaft an einem schweren Ödem litt. Ihre Beine waren durch das aufgestaute Wasser so dick geworden, daß sie kaum noch gehen konnte. »Achtundvierzig Stunden später war sie gesund«, sagt Dr. Masquelier. »Mein Extrakt mußte also etwas Besonderes in sich haben.« 1950 kam das Erdnußhaut-OPC unter dem Namen Resivit* als erstes gefäßschützendes Mittel in Frankreich auf den Markt. Ungefähr ein Vierteljahrhundert später folgte ihm ein anderes Medikament, Endotelon, auf der Basis von Dr. Masqueliers Traubenkern-OPC entwickelt. 1979 taufte Masquelier die von ihm entdeckten Substanzen »Pycnogenole«, ein

*In Deutschland nicht erhältlich.

Begriff aus dem Griechischen, der ihre vielfältige chemische Zusammensetzung beschreibt. (Die englische Firma Horphag Research Limited ließ sich das Wort Pycnogenol später als eingetragenes Warenzeichen schützen.) Dr. Masquelier hat in praktisch allen Pflanzen OPC gefunden, auch in Rotwein und den Erdnüssen selbst. Die heutigen Präparate sind Extrakte aus Traubenkernen und Strandkiefernrinde. Nach Ansicht von Dr. Masquelier ist es auch hauptsächlich das OPC, das für die oxidationshemmende, arterienschützende Wirkung von Rotwein und schwarzem Tee verantwortlich ist.

Was sagt die Wissenschaft?

In Frankreich ist OPC vor allem als Mittel gegen Krampfadern bekannt, eine häufig entstellende, schmerzhafte Erkrankung, bei der die Venen sich ausweiten und entzünden und als bläulichrote Knoten oder längere Verdickungen hervortreten. OPC kann, wie Studien belegen, die Venen kräftigen, sie fester machen und ihnen die Spannkraft zurückgeben, so daß sie sich wieder in die Haut zurückziehen. Dr. Masquelier und Kollegen haben neun Studien durchgeführt, die die Wirksamkeit von OPC bei Krampfadern bestätigen. Auch bei Flüssigkeitsansammlungen (Ödemen) hat sich OPC als sehr hilfreich erwiesen. Wenn die Gefäßwände erschlaffen, treten in den Venen transportierte Flüssigkeiten aus, was zu Schwellungen führt. OPC wirkt, durch Kräftigung der Kapillarwände und andere biologische Prozesse, Ödemen und Schwellungen entgegen, was vor allem zur Vorbeugung von Bluthochdruck, Herzinsuffizienz und mit Schwellungen verbundenen Sportverletzungen wichtig ist. Außerdem wird OPC bei Problemen mit den Augen angewendet

– bei Blendungserscheinungen, Nachtblindheit, Makula-Degeneration –, bei Arthritis, Heuschnupfen und Allergien, und bei Nasenbluten.

»Wer regelmäßig OPC nimmt, stärkt seine Gefäßwände«, sagt Dr. Masquelier und erläutert, woran Sie erkennen, daß Sie OPC brauchen: »Wenn Sie morgens beim Zähneputzen feststellen, daß das Zahnfleisch blutet. Wenn Sie eine kleine Blutung in der Hornhaut bemerken. Oder wenn Sie abends sehr müde sind und sich vor allem in den Waden viel Flüssigkeit staut. In diesem Fall leiden Sie an Gefäßschwäche, und OPC hilft bei allen diesen pathologischen Vorgängen.«

Erkenntnisse aus jahrzehntelanger Forschung

Patienten mit Gefäß- und Kreislauferkrankungen, insbesondere auch Krampfadern, profitieren schon seit vierzig Jahren von der Behandlung mit OPC. Und die Ergebnisse der Studien, zum großen Teil von Dr. Masquelier und Kollegen durchgeführt, sind überzeugend. Eine umfassende Prüfung italienischer Untersuchungen im Jahr 1995 kam zu dem Schluß, daß OPC tatsächlich wirksam ist, manchmal sogar besser als andere hochwirksame synthetische Medikamente. Eine 1981 durchgeführte Doppelblindstudie an fünfzig Patienten mit Krampfadern ergab, daß 150 Milligramm Traubenkern-OPC (Endotelon) täglich schneller und länger half als ein häufig verordneter Wirkstoff (Diosmin), Schmerzen, Brennen und Kribbeln besser linderte und die ausgeweiteten Venen wieder straffer machte. Alle Symptome besserten sich innerhalb von dreißig Tagen. In einer anderen Studie an Patienten mit sehr ausgeprägten Krampfadern war der Venentonus schon nach einer einmaligen Gabe von 150 Milligramm OPC merklich besser, wie Messungen ergaben. Eine weitere, 1985 durchgeführte kontrollierte Doppelblindstudie an zweiundneunzig französischen Patienten mit »venöser Stauung«, also Krampfadern, hatte zum Ergebnis, daß die Schmerzen, das kribbelnde Gefühl, nächtliche Beinkrämpfe und Schwellungen bei 300 Milligramm Traubenkern-OPC täglich über einen Zeitraum von achtundzwanzig Tagen um über 50 Prozent zurückgingen. Bei insgesamt 75 Prozent der Patienten, die das Traubenkernmittel bekamen, stellte sich eine Besserung ein; es war damit doppelt so wirksam wie das Placebo. OPC ist auch ein gutes Mittel für die Augen, wie sich gezeigt hat. Die Augen können sich, wenn sie durch helles Licht geblendet werden, schneller wieder anpassen – wichtig für das Nachtsehen. Zwei getrennte französische Studien an 100 Testpersonen ergaben, daß sich die normale Sehschärfe bei 200 Milligramm Traubenkern-OPC täglich über einen Zeitraum von fünf Wochen erheblich schneller wieder einstellte, nachdem die Augen hellem Licht ausgesetzt worden waren. Bei anderen Tests half das Traubenkern-Präparat auch bei Ermüdung der Augen durch Arbeit am Computerbildschirm, und es verbesserte die Funktion und Empfindlichkeit der Netzhaut bei kurzsichtigen Menschen. Mehrere Studien haben gezeigt, daß OPC auch bei der Behandlung der Retinopathie erfolgreich ist, die zu einer Verschlechterung des Sehvermögens führt, vor allem bei Diabetikern. Verabreicht wurden Dosen von 100 bis 150 Milligramm OPC täglich.

OPC eignet sich aufgrund seiner stark oxidationshemmenden Wirkung auch ideal für die Behandlung der altersbedingten Makula-Degeneration, berichtet Dr. Denham Harman von der University of Nebraska und Experte in Sachen Antioxidantien, denn OPCs

»konzentrieren sich gerne im kleinen Gefäßsystem der Augen«. Andere, schwächere Antioxidantien können ein Fortschreiten der Makula-Degeneration ebenfalls hinauszögern.

DR. DIXON
oder »Es hat mir das Augenlicht gerettet«

Madison Dixon, Optiker in einer kleinen Stadt im Süden Georgias und inzwischen sechsundsiebzig, schluckte schon seit fast vierzig Jahren Antioxidantien, hauptsächlich Vitamin C und Beta-Karotin, um eine Verschlechterung seines Sehvermögens aufgrund von zwei schweren, altersbedingten Augenerkrankungen – grauer Star und Makula-Degeneration – möglichst lange hinauszuschieben. Er war begeistert, als er von einem neuen, besonders wirksamen Antioxidans aus Frankreich namens Pycnogenol hörte, weil er hoffte, es würde vielleicht noch besser helfen. Große Sorgen machte ihm vor allem, daß er auf dem rechten Auge immer schlechter sah; Ursache war eine Makula-Degeneration, eine zunehmende Schädigung der Makula, des winzigen Zentrums der Netzhaut, die manchmal sogar zur Erblindung führt. Die Erkrankung kann weder medikamentös noch operativ behoben werden, jedoch weisen Studien darauf hin, daß Antioxidantien ein Fortschreiten der Krankheit verlangsamen können.

1993 begann Dr. Dixon mit der Einnahme von Pycnogenol, und er war überglücklich, als er feststellte, daß weder die Makula-Degeneration noch der graue Star weiter fortschritt. »Mein Sehvermögen liegt, unkorrigiert, immer noch bei 20/30 Prozent«, erzählt

Dr. Dixon. »Daß sich meine Augen nicht weiter verschlechtert haben, führe ich in erster Linie auf das Pycnogenol zurück, aber auch den Traubenkernextrakt. Er nahm anfangs acht Kapseln Pycnogenol täglich und reduzierte die Dosis nach vier Monaten auf zwei. Dann stieg er auf den preiswerteren Traubenkernextrakt um, der seinen Augen ebensogut hilft, wie er meint, aber auch seine Osteoarthritis günstig beeinflußt. Der große Vorteil: Traubenkernextrakt »kostet nur etwa halb soviel«.

Dr. Dixon, der erst vor kurzem in den Ruhestand ging, empfahl auch seinen Patienten Traubenkernextrakt und Pycnogenol und sagt, daß sich die Sehkraft bei allen gebessert habe. »Ich kenne keinen einzigen Patienten, bei dem sich nicht eine positive Wirkung gezeigt hätte«, sagt Dr. Dixon.

Auch bei Dr. Dixons Frau Jane, die an fortgeschrittener Polyarthritis leidet, wirkte der oxidationshemmende Traubenkernextrakt wahre Wunder. Sie hat bereits in beiden Knien und einer Hüfte ein künstliches Gelenk, und bald sollte auch das zweite Hüftgelenk ersetzt werden. »Der Arzt sah sich das Röntgenbild an und sagte ›in sechs Monaten bis einem Jahr müssen wir das zweite machen‹«, erinnert sich Dr. Dixon. »Das ist jetzt ungefähr vier Jahre her. Der Arzt ist überrascht, aber eine Operation kommt für uns zur Zeit gar nicht mehr in Frage. Um ehrlich zu sein, seit meine Frau Traubenkernextrakt nimmt, hat sie mit dieser Hüfte weniger Probleme als mit der operierten.«

Hilfe bei Bluthochdruck

OPC kann auch Bluthochdruck günstig beeinflussen und seinen eventuellen Folgen vorbeugen. Menschen mit hohem Blutdruck haben oft geschädigte, sehr durchlässige Kapillargefäße und damit ein erheblich größeres Risiko, eine Hirnblutung bzw. einen Schlaganfall zu erleiden, wie Untersuchungen zeigen, und auch Blutgefäße in der Netzhaut des Auges platzen leichter. Bei Tieren mit Bluthochdruck konnte OPC die Kapillargefäße kräftigen, wie umfassende Versuche des hochangesehenen ungarischen Wissenschaftlers Dr. Miklos Gabor ergeben haben. Auf den Menschen übertragen bedeutet das, so Dr. Gabor, daß OPC die Blutgefäße im Gehirn und den Augen soweit stärkt, daß sie nicht platzen. Französische Forscher haben festgestellt, daß Traubenkern-OPC die Kapillarresistenz bei Patienten mit Bluthochdruck und/oder Diabetes im Vergleich zur Placebo-Kontrollgruppe um 25 Prozent erhöhte. Interessante neue Untersuchungen von Professor Peter Rohdewald, führender Arzneimittelforscher an der Universität Münster, haben gezeigt, daß Kiefernrinden-OPC adrenalinbedingte Streßreaktionen verringert, die einen Bluthochdruck auslösen können. Bei Tieren, die vorher OPC bekommen hatten, war eine Hirnschädigung aufgrund von Schlaganfällen wesentlich seltener.

Daß OPC die Kapillar-»resistenz« oder Widerstandskraft erhöht, demonstrierten Dr. Rohdewald und Kollegen besonders überzeugend mit einem Versuch, bei dem sie auf der Haut älterer Testpersonen ein Vakuum erzeugten, was sehr rasch zu Mikroblutungen in der Haut führte. Als die Probanden jedoch eine Einzeldosis von 100 Milligramm Kiefernrinden-OPC (Pycnogenol) genommen hatten, mußte das Vakuum erheblich verstärkt werden, um Mikroblutungen auszulösen. Das bedeutet, daß OPC die Kapillargefäße kräftigt, sie also »nicht so leicht ›leck‹ werden oder bluten«, erklärt Professor Rohdewald.

Man weiß außerdem, daß die Blutgefäße bei Entzündungen und Diabetes wesentlich durchlässiger werden. Französische Forscher der Universität Paris konnten nun im Tierversuch nachweisen, daß OPC einer solch gefährlichen erhöhten Durchlässigkeit der Kapillargefäße im Gehirn, der Aorta und der Kapillaren im Herzmuskel entgegenwirkt.

MARIAN
oder »Es hat mich von meinen Allergien befreit«

Europäische Studien haben auch gezeigt, daß OPC-Extrakte die Histaminfreisetzung hemmen. Das ist vor allem für Menschen von Bedeutung, die an allergischen Reaktionen der Atemwege leiden, insbesondere Heuschnupfen. OPC wirkt nämlich auch als Antihistaminikum. Marian Holtan-Jensen, Leiterin der Abteilung für neue Produkte bei einem großen amerikanischen Hersteller von Ergänzungspräparaten, war sehr überrascht, daß OPC sie schon nach drei Tagen von ihrer Pollenallergie befreit hatte, an der sie seit dreizehn Jahren litt. Sie hatte gehört, daß OPC bei Allergien helfen soll, es aber nicht geglaubt. »Ich habe es sehr bezweifelt, denn ich bin von Natur aus skeptisch«, gibt sie zu. Als sie jedoch die Untersuchungsprotokolle über das französische OPC-Mittel Endotelon durchging, entdeckte sie auch Berichte über seine Wirksamkeit als Antihistaminikum. Worauf sie sich sagte: Gut, ich versuche es mal. Sie hatte schon viele Allergiemittel ausprobiert, aber keines zufriedenstellend gefunden. »Ich habe alle möglichen Medikamente verschrieben bekommen, Terfenadin zum Beispiel, aber alle hatten den Effekt, daß ich wie benommen war, gar nicht richtig bei mir.« Sie nahm also ein OPC-Präparat von Dr. Masquelier als Antihistaminikum, und zwar in der von den Franzosen empfohlenen Dosierung von 300 Milligramm täglich. »Die ständig verstopften Nebenhöhlen, die tränenden Augen, das Kratzen im Hals – all das war nach drei Tagen vorbei. Es war wirklich verblüffend.« Sie nimmt weiterhin 150 Milligramm OPC täglich und hatte seither »keine einzige allergische Reaktion mehr, nicht einmal mitten in der Heuschnupfensaison.«

Wie wirkt es?

Bemerkenswert an OPC ist vor allem seine Fähigkeit, die Wände von Blutgefäßen zu kräftigen, die durch Alter oder Krankheit geschwächt sind. OPC »repariert« die Blutgefäße gewissermaßen und macht sie wieder elastischer, so daß das Blut leicht hindurchfließen kann und nicht durchsickert. Es macht die Gefäßwände dicker und stabiler, so daß sie weniger ausweiten, weniger durchlässig werden oder gar platzen. Wie Dr. Masquelier erläutert, sind in erster Linie die beiden Proteine Kollagen und Elastin in der Gefäßwand für deren Elastizität und Durchlässigkeit verantwortlich; an ihnen liegt es, ob die Gefäßwand kräftig, stabil und elastisch ist, oder brüchig und durchlässig; gleichzeitig fördert es ihren Aufbau und ihre Reifung. Kurz: OPC stärkt die Struktur des Bindegewebes, das die Blutgefäße stabil und widerstandsfähig macht.

Die Schutzwirkung von OPC auf die Blutgefäße beruht zum Teil auf seinem entzündungshemmenden Effekt, und daß Entzündungen wesentlich zur Schädigung von Arterien und Venen beitragen, wird zunehmend klarer. OPC wirkt zudem als Antihistaminikum, weil es die Aktivität von Enzymen hemmt, die die

Histaminfreisetzung steuern. »OPC ist zwar nie als Antihistaminikum zugelassen worden, hilft aber ebensogut wie die konventionellen Medikamente«, meint Dr. Masquelier.

Wieviel brauchen Sie?

Als therapeutische Dosis werden zwischen 150 und 300 Milligramm OPC täglich empfohlen, wenn eine Erkrankung behandelt werden soll, und zwischen 50 und 100 Milligramm, um die Gefäße gesund zu erhalten.

Die Sicherheit

Man kann davon ausgehen, daß OPCs sicher sind, denn sie sind in vielen Nahrungsmitteln enthalten. Sie sind jedoch auch im Labor – an Mäusen, Ratten, Meerschweinchen und Hunden – auf ihre Toxizität getestet und, einer Auswertung der Untersuchungsberichte durch den deutschen Forscher Professor Peter Rohdewald zufolge, als nicht toxisch, nicht mutagen, nicht karzinogen und frei von Nebenwirkungen eingestuft worden. Nach Aussage von Experten sind auch bei Versuchen am Menschen keinerlei schädliche Nebenwirkungen beobachtet worden.

Traubenkernextrakt kontra Pycnogenol?

OPC ist als Extrakt aus Traubenkernen oder Kiefernrinden (Handelsname Pycnogenol) erhältlich, oder als Kombination von beidem. Es ist viel darüber diskutiert worden, welches Präparat besser ist. Welches preiswerter ist, weiß man allerdings – der Traubenkernextrakt. Selbst der qualitativ hochwertigste Traubenkernextrakt kostet nur ein Drittel bis halb soviel wie Pycnogenol. Außerdem wurden fast alle europäischen Studien mit Traubenkernextrakt durchgeführt, hauptsächlich mit dem Präparat von Dr. Masquelier, und nicht mit Kiefernrindenextrakt oder Pycnogenol. Derzeit sind zwar in Europa und den USA neue Studien mit Pycnogenol im Gange, aber die bisherigen Erkenntnisse über OPC stammen in erster Linie aus Versuchen mit Traubenkernextrakt. Deshalb stellt sich für viele Ärzte die Frage, welches Präparat sie verordnen und empfehlen sollen. Dr. Michael Murray in Seattle, Autor mehrerer Bücher über medizinisch nutzbare pflanzliche Substanzen, vertritt den Standpunkt, daß Traubenkernextrakt dem Kiefernrindenextrakt im allgemeinen vorzuziehen ist, was Wirksamkeit und Preis angeht. Er weist darauf hin, daß in Frankreich vorzugsweise das Traubenkern-OPC von Ärzten empfohlen wird und die Verkaufszahlen dort um 400 Prozent höher liegen als bei Pycnogenol. Daß Pycnogenol sich in den USA derzeit besser verkauft als Traubenkernextrakt, ist nach Ansicht von Dr. Murray auf aggressives Marketing und Fehlinformation zurückzuführen.

Verbraucherinformation

OPC-Präparate sind sehr unterschiedlich in der Qualität, und bei den meisten kann der Verbraucher überhaupt nicht feststellen, wieviel OPC enthalten ist. Viele namhafte Hersteller bringen inzwischen Traubenkernextrakt mit einem unterschiedlichen Gehalt an OPC und anderen Bestandteilen auf den Markt. Allerdings werden kaum standardisierte Tests durchgeführt, um den genauen Gehalt, die Wirksamkeit und die besonders wichtige Bioverfügbarkeit (wie der Körper den Wirkstoff aufnimmt) zu ermitteln. Aber es gibt eine gute Nachricht für die Verbraucher zu Kiefernrinden- wie auch Traubenkernextrakt. Die Henkel Corporation, ein renommierter amerikanischer Hersteller von Ergänzungspräparaten, hat die Vermarktung von Pycnogenol in den USA übernommen (es wird in England hergestellt), und es ist zu erwarten, daß die wissenschaftliche Prüfung und der Vertrieb dieses Produkts verbessert werden. Trotzdem wird Pycnogenol immer noch wesentlich mehr kosten als der beste Traubenkernextrakt. Dr. Masqueliers Originalpräparat aus Traubenkernen (in Frankreich unter dem Namen Endotelon im Handel), das insbesondere zur Behandlung von Krampfadern und anderen Gefäßerkrankungen in europäischen Studien umfassend getestet worden ist, wird inzwischen auch von zwei amerikanischen Firmen angeboten, von Nature's Way unter dem Namen »Dr. Jack Masquelier's Tru-OPCs«, von NaturaLife als »Dr. Jack Masquelier's Authentic OPCs«. Dr. Masqueliers OPC-Extrakt aus Strandkiefernrinde sowie eine Kombination aus Traubenkern- und Kiefernrindenextrakt, die vor nicht langer Zeit unter der Bezeichnung OPC-85 zur Behandlung von Aufmerksamkeitsschwäche getestet und als wirksam beurteilt wurde, ist unter der Telefonnummer 001-800-667-1538 von der Firma Primary Source zu beziehen.

Sollten Sie es ausprobieren?

Wenn Sie das Gefühl haben, daß Ihre Blutgefäße eine Unterstützung brauchen – Alter und Krankheit hinterlassen ihre Spuren –, dann wäre die Einnahme von OPC sicher eine gute Idee, vor allem wenn Sie schon älter sind oder an Krampfadern, Besenreiser, altersbedingter Verschlechterung des Sehvermögens, Schwellungen und Ödemen, Allergien oder Bluthochdruck leiden; wenn Sie zu Blutungen neigen und leicht blaue Flecken bekommen; oder wenn jemand in Ihrer Familie oder

Sie selbst bereits eine Hirnblutung hatten oder an Diabetes erkrankt sind (bei dieser Krankheit werden die Blutgefäße durchlässiger). Es gibt keine sichere Alternative, nichts vergleichbar Wirksames unter den Naturheilmitteln oder freiverkäuflichen Medikamenten, ja nicht einmal bei den rezeptpflichtigen Arzneimitteln. OPC ist sicher und relativ preiswert, und es kann sehr viel für die Gesundheit Ihres Gefäßsystems tun, denn es stärkt die Wände *aller* Blutgefäße – Arterien, Venen und Kapillaren. Der potentielle Gewinn im Kampf gegen Gefäßkrankheiten aller Art ist wirklich enorm.

Wofür ist es außerdem gut?

OPC wirkt oxidationshemmend, und Untersuchungen haben gezeigt, daß es auch für den Cholesterinspiegel gut ist, weil es Ablagerungen an den Arterienwänden verhindert. Die entzündungshemmende Wirkung von OPC kann auch bei entzündlichen Erkrankungen wie Arthritis, Allergien, Bronchitis und Asthma hilfreich sein. OPC greift auch bei einer Neigung zu Blutgerinnseln korrigierend ein, die einen Herzinfarkt oder Schlaganfall auslösen können. Dr. Ronald Watson, Forscher an der University of Arizona, bestätigte kürzlich, daß OPC (Pycnogenol) die Zusammenballung von Blutplättchen, woraus gefährliche Blutgerinnsel entstehen, normalisieren kann. Er wies nach, daß die Blutplättchen bei Rauchern stark verklumpen und zur Bildung von Blutgerinnseln neigen, sich jedoch zwanzig Minuten nach Einnahme von OPC wieder normalisiert hatten.

Ist OPC auch gut für das Gehirn?

Eine überraschende »Nebenwirkung« von OPC hat sich bei Menschen gezeigt, die an Konzentrationsstörungen und Aufmerksamkeitsschwäche leiden, manchmal auch verbunden mit Hyperaktivität. Es soll sich ganz zufällig ergeben haben, als solche Patienten OPC wegen etwas anderem einnahmen, zum Beispiel Allergien, und dann bemerkten, daß sie sich wieder besser konzentrieren konnten. Andere versuchten es ebenfalls damit, es sprach sich herum, und inzwischen taucht OPC als Mittel gegen Konzentrationsstörungen häufig im Internet und auf Verkaufsmessen für Naturprodukte auf.

Noch ist der Einsatz von OPC für diesen Zweck nicht umfassend untersucht worden, aber Dr. Marion Sigurdson, Psychologin in Tulsa/Oklahoma und auf die Behandlung von Aufmerksamkeitsschwäche spezialisiert, stellte in einer ersten Studie eine erstaunliche Wirkung bei OPC fest. Die dabei verwendete Kombination aus Traubenkern- und Kiefernrindenextrakt (OPC-85 von Dr. Masquelier) half bei dreißig Kindern und Erwachsenen mit Aufmerksamkeitsschwäche ebensogut wie die häufig verordneten synthetischen Anregungsmittel, zum Beispiel Ritalin. Die Probanden wurden einer ganzen Reihe von Computer- und Verhaltenstests unterzogen, um ihre Aufmerksamkeit, Konzentration und andere bei dieser Erkrankung wichtige Faktoren unter verschiedenen Bedingungen zu bewerten: mit oder ohne ihrem gewohnten Medikament oder mit OPC allein. Nahmen sie ihre Medikamente nicht, verschlimmerte sich die Aufmerksamkeitsschwäche.

Begannen sie ihre Medikamente wieder zu nehmen, ging es ihnen wesentlich besser. Als sie jedoch täglich die Kombination aus Traubenkern- und Kiefernrinden-OPC bekamen, schnitten sie bei den Tests ebensogut ab wie bei Einnahme ihrer gewohnten Anregungsmittel. Mit anderen Worten: Das OPC brachte bei den meisten Probanden den gleichen Erfolg wie die synthetischen Medikamente. Bei den Kindern zeigte im allgemeinen eine niedrigere Dosis (20 Milligramm OPC pro 20 Pfund Körpergewicht täglich) die beste Wirkung, bei Erwachsenen eine höhere Dosis von 40 Milligramm pro 20 Pfund Körpergewicht täglich. (Bei vielen Testpersonen stellten sich noch andere positive Nebeneffekte ein: eine verminderte Herzfrequenz, der Tennisellenbogen wurde wieder gut, die Akne verschwand, Schlaf und Stimmung besserten sich.) Wie lassen sich diese Wirkungen wissenschaftlich erklären? Wie können simple Substanzen in Traubenkernen und Kiefernrinde einen so tiefgreifenden Einfluß auf das Gehirn haben, vergleichbar mit hochwirksamen synthetischen Medikamenten?

Marcia Zimmerman, fachärztliche Beraterin in Kalifornien und auf OPC-Forschung spezialisiert, glaubt in der medizinischen Literatur Anhaltspunkte für mögliche Wirkungsmechanismen gefunden zu haben, die diese Studienergebnisse untermauern. OPC könnte die Gehirnzellen zum Beispiel in der Weise beeinflussen – das belegen nach Aussage von Marcia Zimmerman zumindest Versuche mit Zellkulturen –, daß es regulierend auf die Enzyme einwirkt, die zwei wichtige Neurotransmitter steuern – Dopamin und Norepinephrin, chemische Substanzen, die Botschaften zwischen den Gehirnzellen übertragen und an »Erregungs«-Reaktionen beteiligt sind. Jüngsten Untersuchungen zufolge unterstützt OPC auch die Versorgung des Gehirns mit Nährstoffen wie Zink, Mangan, Selen und Kupfer, die bei Aufmerksamkeitsschwäche und Hyperaktivität hilfreich sind. Außerdem könnte OPC aufgrund seiner oxidationshemmenden Wirkung die Gehirnzellen stabilisieren helfen und ihre Funktion verbessern, indem es schädliche Freie Radikale neutralisiert.

STEVEN
oder »Heute bringe ich auch zu Ende, was ich angefangen habe«

Rückblickend wird dem klinischen Psychologen Steven Tenenbaum bewußt, daß er schon immer Probleme hatte, sich zu konzentrieren, aufmerksam zu sein. Er war ein schlechter Schüler, besonders in Mathematik. »In meinem Zeugnis stand ›Hat kein Sitzfleisch‹«, erinnert sich Tenenbaum. Er war hyperaktiv und impulsiv und hatte Probleme, sich zu konzentrieren. Es wurde ihm jedoch erst mit fünfundzwanzig Jahren klar, als er 1984 seinen Doktor in Psychologie an der Washington University in St. Louis machte, daß er ein neurologisches Leiden namens Konzentrationsschwäche hatte, gekennzeichnet durch eine kurze Aufmerksamkeitsspanne, Impulsivität und manchmal auch Hyperaktivität. Rund vier bis sieben Prozent der Bevölkerung sollen daran leiden, sowohl Kinder wie Erwachsene.

Normalerweise hätte sich Dr. Tenenbaum auf Anregungsmittel wie Ritalin, Dextrin oder Cylert verlassen, die in solchen Fällen häufig verordnet werden. Aber er war Hobbyflieger und die Aufsichtsbehörde hätte ihm seine Pilotenlizenz entzogen, wenn er solche Medikamente genommen hätte. Deshalb kämpfte er sich die ganzen Jahre ohne medikamentöse Behandlung durch. Nachdem er seinen Doktor gemacht hatte, gründete er das Attention Deficit Center in St. Louis, das auf die Beratung und Entwicklung von Bewältigungsmechanismen bei hyperaktiven Kindern mit Konzentrationsstörungen spezialisiert ist.

1995 hörte er von Patienten, Eltern und Leuten im Internet von alternativen Therapien bei Hyperaktivität und Aufmerksamkeitsschwäche. Besonders interessant erschien Tenenbaum eine Substanz namens Pycnogenol. Er probierte sie aus und war begeistert. »Meine Leistungsfähigkeit hat sich in den eineinhalb Jahren, seit ich es nehme, um 40 oder 50 Prozent gesteigert. Heute kann ich, was ich anfange, auch zu Ende bringen«, berichtet er glücklich. Wenn er nicht dreimal täglich seinen Kiefernrindenextrakt nimmt, ist er zerstreut und kann sich nicht konzentrieren. »Sobald ich das bemerke, nehme ich mein Pycnogenol, und schon fünfzehn Minuten später bin ich ganz ruhig und gelassen. Die Wirkung hält ungefähr dreieinhalb Stunden an.« Er vergleicht Pycnogenol mit dem Medikament Cylert. »Es wirkt wie ein Aufputschmittel, insofern als es die Konzentrationsfähigkeit und Aufmerksamkeit erhöht, die emotionale Reagibilität jedoch herabsetzt.« Er hat auch das Gefühl, daß es seine Stimmung hebt.

Dr. Tenenbaum merkt an, daß OPC bei manchen wirkt, bei anderen nicht, genau wie rezeptpflichtige Anregungsmittel. Es beseitigt natürlich nicht die Ursache, sondern hilft die Schwierigkeiten lediglich in Grenzen zu halten. »Es nimmt dem Problem einfach die Spitze«, meint er. Dr. Tenenbaum führt derzeit eine neue Studie mit Pycnogenol zur Therapie von Hyperaktivität und Aufmerksamkeitsschwäche durch, unterstützt von der Henkel Corporation.

Eine hochwertige Krebstherapie

(Spezialdiät und Ergänzungspräparate)

Das Allerneueste: Mit der richtigen Ernährung läßt sich Krebs unter Kontrolle halten, sagen Ärzte und Patienten.

Kann das tatsächlich sein, daß sich über die Ernährung Einfluß auf eine Krebserkrankung nehmen läßt? Daß Sie Ihre Überlebenschancen dadurch verbessern, den Krebs zum Stillstand bringen oder sogar wieder gesund werden können? Viele anerkannte Fachleute haben diese Vorstellung lange Zeit als absurd abgetan. Nun jedoch, da die Wissenschaft zunehmend Erkenntnisse über den Zusammenhang zwischen Ernährung und chronischen Krankheiten, darunter auch Krebs, gewinnt und sich zeigt, auf welch erstaunliche Weise Antioxidantien und andere Inhaltsstoffe von Nahrungsmitteln in den Krankheitsprozeß eingreifen – jetzt sagen viele Experten: Ja, es kann nicht nur sein, es *ist* wahrscheinlich so. Es ist unter Schulmedizinern nicht mehr in, eine vegetarische oder makrobiotische Ernährung für Krebspatienten als »gefährlichen alternativen Unsinn« abzutun. Eine Ernährung auf vegetarischer Basis, Antioxidantien und pflanzliche Ergänzungspräparate finden in der Schulmedizin zunehmend Beachtung, nicht unbedingt im Sinne einer »Wunderwaffe«, sondern als Teil eines umfassenden Behandlungsschemas, das die konventionelle Operation, Bestrahlung und Chemotherapie unterstützt oder ergänzt.

Der Einsatz bestimmter Diätformen als Krebstherapie stößt sogar bei Kapazitäten der Schulmedizin auf Interesse. Einer der Pioniere, Dr. Ernst Wynder, Präsident der American Health Foundation in New York, hat mit zwei großen Studien zur »alimentären Intervention bei Krebs« begonnen. In einer Fünfjahresstudie an rund 1000 Frauen wird untersucht, ob eine fettarme (15 Prozent) Ernährung ein Wiederauftreten von Brustkrebs verhindern kann. Bei einer anderen Studie, die gemeinsam mit dem Memorial Sloan Kettering Cancer Center in New York durchgeführt wird, bekommen Männer mit Prostatakrebs eine fettarme Ernährung (fettreiche Ernährung fördert Prostatakrebs) und Ergänzungspräparate mit 800 IE Vitamin E, 200 Mikrogramm organischem Selen, Genistin (eine oxidationshemmende Substanz in Sojabohnen) und Sojaprotein.

Es gibt Anhaltspunkte, daß alle diese Substanzen Prostatakrebs bekämpfen, sagt Dr. Wynder. Das Ziel ist, herauszufinden, ob diese fettarme Ernährung und/oder die ergänzenden Substanzen den PSA-Blutspiegel absenken (PSA steht für »prostataspezifisches Antigen« und ist ein Indikator für Prostatakrebs). Nach Ansicht von Dr. Wynder sollte jeder Krebspatient, vor allem aber Menschen mit Brust-, Prostata- und Darmkrebs, die Ernährung als Teil einer umfassenden Krebstherapie verstehen.

Es gibt inzwischen immer mehr Ärzte, die konventionelle und alternative Therapien nicht mehr als unvereinbare Gegensätze ansehen, sondern beides zur bestmöglichen Behandlung für den jeweiligen Patienten verbinden. Und manche Krebspatienten und sogar ihre Ärzte bezeichnen die Remissionen, die sie damit erreichen, schlicht als Wunder.

JEAN
oder »Alle Tumoren sind verschwunden«

Im August 1994 ging die 58jährige Immobilienmaklerin Jean Reinert in die Ambulanz einer Klinik in Barrington/Illinois, einem Vorort von Chicago, um sich »etwas gegen den schlimmen Husten« geben zu lassen. Sie hatte keine Stimme mehr und dachte, das läge an einer Erkältung. Der junge diensthabende Arzt entdeckte zwei Schwellungen am Hals, die ihm Sorge machten, und deshalb schickte er sie zum Röntgen, zu einer Brustaufnahme. Am Abend teilte man ihr den schrecklichen Befund mit: »Großzelliges Karzinom in der linken Lunge.« Inoperabel. Jean erinnert sich noch genau daran, wie der Onkologe ihr dieses Todesurteil verkündete: »Es wächst schon die Luftröhre hinauf, und wir befürchten, daß Sie ersticken werden. Mit Bestrahlung und Chemotherapie können wir vielleicht noch etwas Zeit gewinnen, mehr nicht.« Er gab ihr noch sechs Monate zu leben. Jean begann sofort mit den Bestrahlungen.

Ende September hatte der Krebs bereits auf das Gehirn übergegriffen. »Als ich auf einmal Schwierigkeiten beim Gehen bekam, wurde ich untersucht, und man entdeckte mehrere Tumoren im Gehirn.« Jean war entmutigt, aber nicht bereit aufzugeben, und erinnerte sich an einen Vortrag über Krebstherapie von Keith Block, einem Arzt in Chicago, den sie vor zehn Jahren gehört hatte. Sie suchte ihn auf. »Er war der erste, der mir ein bißchen Hoffnung gab.« Sie erzählt, wie er ihre Röntgenbilder anschaute und sagte: »›Das sieht gar nicht so schlecht aus.‹ Das waren die schönsten Worte, die ich seit der Diagnose gehört hatte.« Jean begann neben ihrer konventionellen Therapie ein »ziemlich intensives Ernährungsprogramm« – mit einer Menge Ergänzungspräparate, »ungefähr vierzig, unter anderem Vitamin C, Coenzym Q-10, Bioflavonoide, Knoblauch – und einer medizinisch überprüften und durch Medikamente ergänzten makrobiotischen Diät, empfohlen von Dr. Block. Er gab ihr auch Anleitung in Biofeedback, Meditation und positiver Visualisierung, um ihr Immunsystem zusätzlich zu stärken. Der Dezember 1994 brachte überraschende Neuigkeiten. Die Untersuchungen ergaben, daß der Tumor in der Lunge schrumpfte; er war schon wesentlich kleiner. Allerdings war der Krebs mittlerweile in die absteigende Aorta, Milz, Nebennieren und Blase gewandert. Sie willigte ein, eine fünfmonatige Chemotherapie zu machen. »Zuerst war ich natürlich am Boden zerstört, daß der Krebs sich so stark ausgebreitet hatte«, erzählt sie. Aber dann beschloß sie, das Ganze von der optimistischen Seite zu nehmen. »Ich sagte mir: Jetzt bin ich den Tumor in der Lunge fast losgeworden, also schaffe ich die anderen auch.« Sie konzentrierte all ihre Kraft darauf. »Ich visualisierte jeden Tag, wie der Arzt auf mich zukommt und lächelnd sagt ›Ihre Tumoren sind verschwunden‹. Ich sprach jeden Tag mit Gott und sagte ihm, es gebe so viele Dinge, die ich noch tun möchte.« Sie machte mit der Chemotherapie und ihrem Ernährungsprogramm weiter.

Im April 1995 wurde die Chemotherapie beendet. Es gab keinen Grund mehr, sie fortzuführen. Es konnten keine Tumoren mehr festgestellt werden. Alle Geschwulste waren verschwunden. Ihr Körper war absolut krebsfrei. Und daran hat sich bis zur Drucklegung dieses Buches nichts geändert. Sie hält noch immer eine »überwiegend makrobiotische« Diät ein – Getreide, Bohnen, Gemüse, Nüsse, Samen, etwas Fisch, kein Fleisch und sehr wenig Zucker – und nimmt weiterhin die von Dr. Block empfohlenen Ergänzungspräparate.

NANCY oder »Eigentlich hätte ich schon tot sein müssen«

Zuerst tauchte bei der 47jährigen Nancy Loewenberg ein Tumor in der rechten Brust auf, die daraufhin 1989 operativ entfernt wurde. Aber der Krebs hatte sich bereits unbemerkt ausgebreitet und ihre Lymphknoten befallen. Fünf Jahre lang war Nancy symptomfrei. In den folgenden eineinhalb Jahren jedoch bildeten sich Tumoren in der Achselhöhle, an der Wirbelsäule und den Hüftknochen, und eine sehr große Geschwulst in der Leber. Sie bekam Bestrahlungen und Chemotherapie, wurde mehrmals operiert, alles ohne Erfolg. Aber die ganze Zeit über, sagt Nancy, »dachte ich kein einziges Mal, daß ich sterben würde«. Aber es sah sehr schlecht aus. Im Juni 1996, nachdem alle Bestrahlungen und drei Chemotherapien nichts gebracht hatten, flogen Nancy und ihr Mann Chuck von San Francisco, wo sie lebten, nach Chicago zu Keith Block, von dem sie schon einiges gelesen hatten.

Dr. Block war, wie immer, optimistisch, andere befürchteten jedoch, daß Nancy nicht mehr zu helfen war. Sie kam im Rollstuhl in Dr. Blocks Praxis gefahren. »Es ging ihr wirklich sehr schlecht. Ihr Knochenmark war durch die lange Chemotherapie praktisch außer Funktion; sie hatte kaum noch Immunreserven«, erinnert sich Dr. Block. »Als der Radiologe die Bilder sah, die zeigten, daß 75 Prozent ihrer Leber vom Krebs befallen war, dachte er tatsächlich, sie seien von einer Toten, weil er nicht glauben konnte, daß jemand in diesem Zustand noch lebte.« Nancy begann mit der Behandlung – eine Chemotherapie mit einem anderen Medikament, Ergänzungspräparate, eine modifizierte makrobiotische Ernäh-rung, Körpertraining, Visualisierung –, also einem umfassenden, auf ihr individuelles biologisches Profil zugeschnittenen »Block-Programm«. Sie blieb den ganzen Sommer in Chicago, bis in den Herbst hinein. Und es zeigte sich ziemlich bald, wie gut sie auf die Behandlung ansprach. Schon nach zwei Monaten war die Zahl der Tumormarker – Stoffe, die das Vorhandensein und den Verlauf eines bösartigen Tumors anzeigen – von 12000 auf 135 gefallen. Diese schnelle und geradezu dramatisch positive Reaktion überraschte selbst Dr. Block, dem ähnliche Erfolge durchaus nicht fremd sind. Ende September waren praktisch alle Tumoren verschwunden. Neue Untersuchungen ergaben, daß Knochen und Lymphdrüsen tumorfrei waren und nur noch drei Prozent ihrer Leber kanzerös. »Die Konzentration der Tumormarker, vorher drastisch erhöht, war wieder normal«, erzählt Dr. Block. »Der Radiologe konnte es gar nicht glauben, als er die neuen Bilder sah, und sagte wortwörtlich ›Das ist ein Wunder‹. Es war tatsächlich ein bemerkenswerter biologischer Umschwung.«

Nancy ist inzwischen wieder zu Hause in Kalifornien. Den Rollstuhl braucht sie nicht mehr. Sie bekommt ein neues Krebsmedikament, einen Hormonblocker ähnlich Tamoxifen. »Was Nancy jetzt macht, ist im wesentlichen ein langfristiges Erhaltungsprogramm«, erklärt Dr. Block. »Dieser Verlauf ist wirklich außerordentlich. Wir können zwar nicht sagen, wie es ihr in einem oder fünf Jahren gehen wird, denn Krebs ist eine hinterhältige Krankheit, die oft unvermutet wieder auftaucht, aber fest steht, daß sie heute relativ krebsfrei ist.«

»Ich bin ein Wunder und ich lebe«, sagt Nancy. Aber sie weiß, daß der Krebs wieder zu wuchern beginnen kann. »Ich habe ihn noch immer in mir.« Sie macht alles, was sie in Dr. Blocks »Fitneßklub«, wie sie sagt, gelernt hat, um das zu verhindern. Sie hält sich an die modifizierte makrobiotische Ernährung, sie nimmt eine ganze Handvoll oxidationshemmender und anderer Präparate, und ihre Krebsmedikamente. All diese Dinge haben zu ihrer wunderbaren Genesung beigetragen, meint sie, aber auch ihre positive Einstellung. »Dr. Block sagt, ich soll mir keine Sorgen machen, und daran halte ich mich auch.«

Was ist es?

Eine Antikrebsdiät ist eine überwiegend vegetarische, fettarme Diät mit naturbelassenen Nahrungsmitteln. Es ist bekannt, daß bestimmte Krebsformen in Japan relativ selten sind und die Erkrankung, selbst wenn Krebs diagnostiziert wurde, oft wesentlich langsamer fortschreitet als in westlichen Ländern. Warum? Weil die typische japanische Ernährung – reichlich Sojabohnen, Gemüse und Fisch, wenig Fett – das Krebswachstum hemmt, erklärt Dr. Wynder. Es überrascht daher kaum, daß eine der bekanntesten Krebsdiäten – eine makrobiotische Variante – von der traditionellen japanischen Ernährung abgeleitet ist. In den USA populär gemacht wurde sie von Michio Kushi, Leiter des Kushi Institute in Boston. Kushis klassische makrobiotische Diät ist fleischlos, fettarm, reich an Getreide und Gemüse. Verboten oder stark eingeschränkt: Tafelsalz, Hefe, weißer Zucker, Fleisch, Milchprodukte, Eier, Geflügel, Tomaten, die meisten Fette und Öle, industriell bearbeitete Nahrungsmittel und alkoholische Getränke. Hin und wieder erlaubt: Weißfisch, Obst, leicht geröstete Samen und Nüsse. Fettanteil: zwischen 10 und 13 Prozent.

Den meisten Menschen in westlichen Ländern wird es schwerfallen, eine derart strenge makrobiotische Diät einzuhalten, und vielleicht ist sie für manche Krebspatienten noch nicht einmal das beste. Viele Ärzte befürworten eher weniger strenge, modifizierte makrobiotische Diäten. Und es werden auch zunehmend oxidationshemmende Präparate in der Krebsbehandlung eingesetzt.

Was sagt die Wissenschaft?

Eine Unmenge von Studien bestätigen, daß Obst, Gemüse, Getreide und Fisch die Entwicklung von Krebserkrankungen verhindern helfen. Die Fachwelt ist sich allgemein einig, daß Menschen, die sehr viel Obst und Gemüse essen, nur etwa halb so häufig an Krebs der verschiedensten Form erkranken. Untersuchungen haben zudem gezeigt, daß bestimmte Nahrungsmittel und Antioxidantien ein Fortschreiten bzw. eine Metastasierung zum Stillstand bringen oder verlangsamen und die Überlebenszeit verlängern. Dies sind in erster Linie Brokkoli, Knoblauch, Fischöl, ballaststoffreiche

Getreide, Sojabohnen, Vitamin C, Coenzym Q-10 und Selen, wie klinische Versuche und die ärztliche Praxis, epidemiologische (auf die Gesamtbevölkerung bezogene) Studien, Tier- und Laborversuche mit Zellkulturen belegen. Und es ist nachgewiesen, daß chemische Rückstände im Fleisch Krebserkrankungen fördern.

Es ist also wissenschaftlich durchaus nachvollziehbar, daß pflanzliche Nahrungsmittel – der Hauptbestandteil einer Antikrebsdiät – eine Krebserkrankung stoppen könnten, der Genuß von Fleisch sie möglicherweise fördert.

Krebs ist ein langer Krankheitsprozeß, die Manifestation einer sich über Jahrzehnte aufbauenden Zellschädigung. Diesen Prozeß in welchem Stadium auch immer zu unterbrechen – selbst wenn schon ein Tumor da ist –, könnte den Krebs zum Stillstand bringen. Viele pflanzliche Nahrungsmittel bzw. Bestandteile, ebenso wie bestimmte Fette, lassen Krebszellen in Gewebekulturen absterben oder verhindern ihre Ausbreitung, lassen mehr krebskranke Versuchstiere überleben, oder stärken Immunfunktionen und bestimmte Entgiftungssysteme im Körper, die dem Krebs entgegenwirken.

Nur ein paar Beispiele: Shiitake-Pilze enthalten Stoffe, die das Immunsystem stärken und das Tumorwachstum hemmen. Knoblauch zerstört Krebszellen in der Petrischale. Kohl regt bei Frauen die Ausscheidung eines bestimmten Östrogentyps an, der Brustkrebs fördert. Brokkoli enthält Substanzen, die den Körper von krebserzeugenden Stoffen befreien helfen. Sojabohnen enthalten mehrere Substanzen, unter anderem Genistin, die auf Hormone einwirken, die sonst Brust- und Prostatakrebs begünstigen. Fischöl bringt die körpereigenen Antioxidantien in Schwung. George Blackburn von der Universität Harvard hat festgestellt, daß

Fischöl bei Brustkrebspatientinnen – sie bekamen es vor und nach der Operation – die Aktivität von Krebszellen und möglicher Metastasen hemmt. Italienische Forscher haben entdeckt, daß Fischöl ein Wiederauftreten von Darmkrebs verhindert. Außerdem hat sich gezeigt, daß Weizenkleie die Entstehung von Darmpolypen verhindert, die zu Darmkrebs entarten können, und ein Wiederauftreten dieses Krebses nach der Operation.

Immer mehr Untersuchungen kommen zu dem Ergebnis, daß Vitamine und Mineralstoffe, insbesondere Antioxidantien, als Ergänzung der konventionellen Krebstherapie eine ungeheuer positive Wirkung haben können, wie sich auch bei einer neueren Studie an Blasenkrebspatienten zeigte. Sie bekamen zusätzlich zur medikamentösen Therapie Megadosen an Vitaminen, hauptsächlich Antioxidantien, worauf die Zahl der Tumorrezidive um die Hälfte zurückging und sich die Überlebenszeit der Patienten nahezu verdoppelte. »Die Wirkung war beeindruckend«, sagt der Forscher Donald Lamm, Leiter der Urologie an der West Virginia University in Morgantown. Die fünfundsechzig Patienten seiner Studie bekamen alle BCG, ein Standardmedikament zur Immunisierung. Etwa die Hälfte bekam auch hochdosiertes Vitamin A, C, E und B6. Nur 40 Prozent der Vitamin-Gruppe entwickelten im Laufe von zwei Jahren einen neuen Tumor. Bei der Kontrollgruppe, die nur das Medikament bekam, waren es 80 Prozent. Die Überlebenszeit bei der Vitamin-Gruppe betrug dreiunddreißig Monate gegenüber achtzehn Monaten bei der Kontrollgruppe.

Großes Aufsehen unter den Krebsforschern erregte auch eine spektakuläre Studie aus dem Jahr 1996 unter Leitung von Dr. Larry Clark von der University of Arizona, mit der die krebshemmende Wirkung des Spurenelements Selen nachgewiesen wurde. Die Zahl der Krebserkrankungen ging bei einer Gruppe von 1300 älteren Menschen, die rund sieben Jahre lang 200 Mikrogramm Selen täglich nahmen, im Vergleich zur Placebo-Gruppe um 42 Prozent zurück, die Zahl der Todesfälle durch Krebs um nahezu 50 Prozent. Die größte Wirkung zeigte Selen bei Prostatakrebs. Hier sank die Zahl der Erkrankungen um 69 Prozent, gefolgt von Mastdarmkrebs mit einem Rückgang von 64 Prozent und Lungenkrebs mit 39 Prozent. Es war die erste Krebsinterventionsstudie dieser Art, und sie hat deutlich gemacht, welche wichtige Rolle Ergänzungspräparate im Kampf gegen den Krebs spielen können.

Einschlägige Untersuchungen belegen auch, daß makrobiotische Diätformen gegen Krebs wirksam sind, erklärt der bekannte Krebsforscher Dr. John Weisburger, früher am National Cancer Institute und heute bei der American Health Foundation tätig. Er kam nach ihrer Auswertung zu dem Ergebnis, daß solche streng vegetarischen Diäten einen Krebs »aushungern« können, also sein Wachstum verhindern. Er verweist insbesondere auf eine 1993 von James P. Carter durchgeführte Studie, die belegt, daß Patienten mit einem bereits ziemlich fortgeschrittenen Prostata- oder Bauchspeicheldrüsenkrebs mit einer makrobiotischen Diät wesentlich länger lebten, als normalerweise zu erwarten war. Bei denjenigen, die sich nicht an diese Diät hielten, »kam es zu einem erneuten Tumorwachstum, in einigen Fällen mit tödlichem Ausgang«, schreibt Dr. Weisburger im *Journal of the American College of Nutrition.* »Die Diät verhinderte offenbar ein Tumorwachstum, führte jedoch nicht zu einer

Rückbildung«, merkt er an. Ihre Wirkung beruht vermutlich darauf, daß weniger krebsfördernde Dinge, dafür aber mehr krebshemmende Stoffe aufgenommen werden, so das Fazit von Dr. Weisburger. Ob Zufall oder nicht, eine Ernährungsumstellung geht oft mit einer spontanen Remission einher. Daan C. van Baalen und Marco J. de Vries von der niederländischen Erasmus Universität stellten 1987 in einer Studie über Remissionen bei Krebs fest, daß die Ernährungsumstellung im Zusammenhang mit einer spontanen Rückbildung von Tumoren einer der häufigsten Faktoren war.

Es ist nie zu spät, um über die Ernährung etwas gegen Krebs zu tun, zur Vorbeugung wie zur Behandlung. Sie kann in jedem Stadium hilfreich sein. – Dr. John Weisburger, Krebsforscher, American Health Foundation.

Die Methode eines berühmten Krebsarztes

Einer der angesehensten Wegbereiter der erweiterten Krebstherapie ist Dr. Keith Block in Evanston/Illinois, der auch die beiden Krebspatientinnen Jean Reinert und Nancy Loewenberg behandelt. Er ist medizinischer Leiter des Krebsinstituts am Edgewater Medical Center in Chicago und Dozent an der University of Illinois. Dr. Block entwickelt entsprechend der jeweiligen Krebsform und nach umfassender Analyse der biochemischen Daten für jeden Patienten einen individuellen Behandlungsplan. Es werden alle Möglichkeiten der konventionellen Therapie ausgeschöpft – Operationen, Chemotherapie und Bestrahlung –, ergänzt durch eine ganze Reihe »alternativer« Methoden wie zum Beispiel eine Diät auf der Basis einer makrobiotischen, vegetarischen oder pescovegetarischen Ernährung, Vitamin-

und Mineralstoffpräparate, pflanzliche Wirkstoffe, Vollwertnahrung und andere Mittel, deren Wirksamkeit wissenschaftlich belegt ist. Die Ernährung ist nur eine von insgesamt sieben Komponenten seiner Therapie. An allererster Stelle steht, dem Patienten Hoffnung zu vermitteln, eine positive Einstellung, Lebensmut, den Glauben daran, daß er »für sein Leben kämpfen kann«. Dann kommt die eigentliche medizinische Behandlung. »Ich bin ein Verfechter des medizinischen Stufenprogramms, das heißt, ich beginne mit den Methoden, die am wenigsten invasiv, toxisch und schädigend sind, und gehe dann zu aggressiveren Therapien über, soweit es notwendig ist. In manchen Fällen [bei Nancy zum Beispiel] muß ich natürlich gleich schweres Geschütz auffahren.« Ebenfalls wichtig: die psychische Unterstützung, unter anderem mit kognitiver Therapie, Meditation, Hypnose, Gebet, Biofeedback – was dem jeweiligen Patienten eben helfen könnte.

Sein Ernährungsprogramm ist sehr systematisch aufgebaut und detailliert und, entsprechend dem Ergebnis der Blutanalyse, individuell auf den Patienten zugeschnitten. Es ist im wesentlichen eine makrobiotische Diät, jedoch ohne dogmatische Strenge und extreme Einschränkungen. »Wenn ein Mann mit Prostatakrebs eine Tomate essen möchte – bei makrobiotischer Ernährung verboten –, dann habe ich nichts dagegen, denn gute Studien sprechen auch dafür.« Eine neue Harvard-Studie bringt Tomaten mit einem geringeren Risiko von Prostatakrebs in Verbindung. Die Ernährung der Patienten besteht hauptsächlich aus Getreide und Körnern, viel verschiedenem Gemüse, Hülsenfrüchten, Sojaprodukten, Fisch und natürlichen Süßungsmitteln wie Rübensirup.

Als besonders schädlich für Krebspatienten werden als krebsfördernd geltendes Fleisch und Omega-6-Fettsäuren angesehen, die vor allem in Maisöl und den meisten Margarinesorten enthalten sind. Solche Fette stehen auf der »Verbotsliste«. Raps- und Olivenöl sind in begrenzter Menge erlaubt. Die Fettzufuhr insgesamt liegt zwischen 15 und 18 Prozent (bei einer streng makrobiotischen Ernährung zwischen 12 und 15 Prozent). Wovon auch Dr. Block abrät, das sind Milchprodukte, Eigelb, weißer Zucker, Alkohol und stark bearbeitete Nahrungsmittel.

Dr. Block empfiehlt eine ganze Reihe von Antioxidantien, darunter Vitamin C, Vitamin E und Coenzym Q-10. Und er setzt, je nach Bedarf, pflanzliche Heilmittel ein – zum Beispiel Echinacea, Dong Quai (eine spezielle chinesische Kräutermischung) und ein pulverisiertes Pilzkonzentrat, das er selbst entwickelt hat –, um die Immunabwehr zu stärken und die Wirksamkeit der Krebsmedikamente zu erhöhen, gleichzeitig aber ihre Nebenwirkungen zu dämpfen.

Es steht für Dr. Block außer Frage, daß eine Lebensführung, die zur Entwicklung einer Krebserkrankung beiträgt, auch ihr Fortschreiten und Wiederauftreten begünstigt. Deshalb sind eine Ernährungsumstellung und Stärkung des Körpers mit natürlichen krebshemmenden Substanzen sinnvolle Wege, um eine Krebserkrankung zu überwinden und einem Rezidiv vorzubeugen. »Die Ernährung allein ist nicht die Antwort auf Krebs«, erklärt Dr. Block. »Aber sie in Anbetracht der vielen überzeugenden Forschungsergebnisse nicht mit einzubeziehen würde bedeuten, daß wir unsere Möglichkeiten nur unzureichend nutzen.«

Die Sicherheit

Es bestehen hinsichtlich der diätetischen Krebsbehandlung im allgemeinen zwei grundsätzliche Befürchtungen. Die eine: daß Patienten alle konventionellen Therapien wie Operation, Bestrahlung und Chemotherapie, die ihnen das Leben retten könnten, womöglich ablehnen und sich ausschließlich auf eine makrobiotische oder eine andere stark eingeschränkte Diät als einzige Behandlung verlassen. Das kann zur Folge haben, daß medizinisch notwendige konventionelle Therapien, die gerade im Frühstadium den größten Nutzen bringen, zu spät begonnen werden. Die zweite: Manche makrobiotisch orientierten Diäten sind so einseitig, daß sie eine Mangel- bzw. Unterernährung verursachen und die Abwehrkräfte der Patienten gegen den Krebs geschwächt statt gestärkt werden. Zuwenig Kalorien, zuwenig Protein, zuwenig von der richtigen Sorte Fett kann den Körper schwach und kraftlos machen. Es gibt Berichte über Krebspatienten, die an Unterernährung aufgrund stark eingeschränkter makrobiotischer Diäten gestorben sind. Hier ist eine Portion gesunder Menschenverstand angebracht. Ein paar Pfunde zu verlieren kann zwar auch für einen Krebspatienten von Vorteil sein, aber wenn man immer weniger wird oder unter das »Ideal«-Gewicht kommt, das man vielleicht mit Anfang der Zwanzig hatte, kann das äußerst gefährlich werden.

Sollten Sie es probieren?

Eine Antikrebsdiät ist sinnvoll in Verbindung mit anderen konventionellen Therapien, als unterstützende, nicht als alleinige Behandlung. Das gleiche gilt für Megadosen an Antioxidantien und anderen Vitaminen, eigentlich für alle natürlichen Substanzen. Es ist unwahrscheinlich, daß eine Methode, ein Mittel allein die Heilung bringt, aber es gibt genügend Belege, daß eine Kombination vieler verschiedener Maßnahmen einem Patienten helfen kann, seine Krebserkrankung zu überstehen. Verlassen Sie sich nicht auf eine oder zwei »Wunderwaffen«, denn: Für einen Fluß braucht es viele Bäche, wie ein altes Sprichwort sagt.

Das unbekannte Schmerzmittel

(Pfefferminzöl)

Warum sollten Sie Aspirin oder Paracetamol nehmen, wenn ein angenehm aromatisches Heilöl Sie ebenso schnell von Ihrem Spannungskopfschmerz befreit?

Wenn Sie öfter mal eine Tablette nehmen, um Ihre Kopfschmerzen loszuwerden, dann sind Sie nicht der einzige. Aber wäre es nicht besser, wenn es ohne Tabletten ginge? Es gibt tatsächlich ein natürliches, allerdings noch ziemlich unbekanntes Mittel gegen Kopfschmerzen, dem Sie aber kaum in der Fernsehwerbung begegnen werden. Eigentlich ist dieses neue Schmerzmittel noch nirgendwo richtig bekannt, außer in Deutschland, wo Forscher belegen konnten, daß es den gewöhnlichen Spannungskopfschmerz, unter dem so gut wie jeder hin und wieder leidet, sehr wirksam lindern kann.

Streßbedingte Kopfschmerzen sind der Fluch des modernen Lebens und in den Industrieländern häufiger als Schnupfen. Unzählige Menschen leiden darunter, und sie verursachen der Gesellschaft erhebliche Kosten. Manche Kopfschmerzgeplagte schlucken jeden

Tag Aspirin oder Paracetamol, um diese Schmerzen loszuwerden. In den USA werden jährlich eine Million Dollar für Schmerzmittel ausgegeben. Leider müssen wir für den großzügigen Umgang mit diesen Medikamenten aber noch in anderer Weise bezahlen – wegen ihrer Nebenwirkungen. Die schnelle Linderung akuter Schmerzen wird langfristig oft mit schwerwiegenden Gesundheitsproblemen wie blutenden Geschwüren und Schädigung der Leber und anderer Organe erkauft. Schätzungen zufolge kosten Kopfschmerzen der Europäischen Gemeinschaft jährlich 40 Milliarden Deutsche Mark für ärztliche Behandlung und Arbeitszeitausfall. In Wirklichkeit sind Tabletten nicht das geeignetste Mittel, um Kopfschmerzen zu lindern. Kopfschmerzen entstehen nämlich nicht im Gehirn; dieses Organ ist schmerzunempfindlich, weil es keine Sinnesnerven besitzt. Kopfschmerzen entstehen vielmehr durch Spannungen in der äußeren Hülle des Gehirns, der Kopfhaut mit ihren Blutgefäßen und Muskeln. Der Schmerz kann sich über den ganzen Kopf ziehen oder nur den Nacken betreffen, die Stirn oder eine Seite des Kopfes, und er kann leicht oder sehr heftig sein, stechend und pochend. Der normale Spannungskopfschmerz wird dadurch verursacht, sagen Experten, daß Gesicht, Nacken und Kopfhaut sich verspannen, oft aufgrund von Streß. Der Schmerz kann tage- und sogar wochenlang anhalten.

Wenn nun Spannungskopfschmerz nicht im, sondern außen am Kopf entsteht, könnten wir ihn möglicherweise lindern, indem wir äußerlich etwas auf die Haut aufbringen. Sagen wir mal – Pfefferminzöl? Das klingt vielleicht etwas exzentrisch, aber die Pfefferminze ist ein uraltes Heilmittel mit lindernder Wirkung. Und sie hilft gegen etliche Beschwerden des modernen Lebens.

Neue deutsche Untersuchungen belegen, daß Sie Ihren Spannungskopfschmerz ebensogut lindern, wenn Sie Pfefferminzöl auf der Stirn verreiben, wie wenn Sie ein Schmerzmittel einnehmen! Und einige Experten meinen, daß es geradezu ein »Wundermittel« gegen andere streßbedingte gesundheitliche Probleme sein kann.

DONNA oder »Meine Kopfschmerzen gehen schneller weg«

»Es ist viel besser als Paracetamol, sogar das extra starke«, sagt Donna Lewis, Logopädin am William Beaumont Army Medical Center in Texas. Sie hat ihre Kopfschmerzen schon mehrmals mit Pfefferminzöl behandelt, nachdem sie gehört hatte, daß es in Deutschland mit Erfolg für diesen Zweck eingesetzt wird. Manchmal leidet sie mehrere Male im Monat an Spannungskopfschmerz, manchmal bekommt sie monatelang keine Kopfschmerzen, je nachdem, wieviel Streß sie hat. »Meistens sitzt der Schmerz direkt über der rechten Augenbraue, und oft zieht er sich bis zur Kopfmitte hin.« Normalerweise nahm sie mindestens zwei 500-Milligramm-Tabletten Paracetamol. Sie halfen eigentlich auch immer, aber es dauert »vielleicht fünfundvierzig Minuten bis eine Stunde, ehe die Schmerzen weg sind, und manchmal nehmen die Tabletten ihnen zwar die Spitze, aber es bleibt ein dumpfer Schmerz, und dann muß ich noch eine nehmen, um wirklich schmerzfrei zu sein.«

Heute verreibt Donna ein paar Tropfen Pfefferminzöl auf der Stirn, wenn sie wieder diese »gemeinen« Kopfschmerzen bekommt, und möchte gar nichts anderes mehr nehmen. Erstens wirkt es etwas schneller als Paracetamol, in »weniger als einer halben Stunde«. Außerdem mag sie das »kühle Gefühl« auf der Haut und den »angenehmen Pfefferminzgeruch«. Und es ist ihr überhaupt lieber, keine Tabletten zu nehmen. »Manchmal glaube ich, daß ich viel zu viele Tabletten nehme.«

Sobald sie die ersten Anzeichen von Spannungskopfschmerz spürt, nimmt sie mit den Fingern ein bißchen von ihrer speziellen Pfefferminzölmischung aus einem Döschen und reibt damit »die ganze Stirn ein; manchmal gebe ich auch etwas mehr auf die Stelle, wo der Schmerz sitzt«.

Das Pfefferminzöl hat ihr bis jetzt immer gut geholfen. Sie hat sogar einigen Kollegen davon erzählt, die es inzwischen »mit ähnlichem Erfolg« anwenden. Donna hat sich das Pfefferminzöl im Reformhaus gekauft und es mit reinem Äthylalkohol (Äthanol) gemischt. Die beiden Flüssigkeiten neigen dazu, sich zu trennen, deshalb schüttelt sie die Mischung kurz durch, ehe sie etwas davon nimmt. Ohne Alkohol kühlt es nicht so schön, meint sie.

Donna hat nicht vor, noch einmal Paracetamol zu nehmen, nachdem sie das Pfefferminzöl für sich entdeckt hat.

Was ist es?

Die Blätter und Blüten der Pfefferminze enthalten ein ätherisches Öl, das zu 50 bis 75 Prozent aus reinem Menthol besteht. Das Öl wird häufig als Aromastoff verwendet, aber die Pflanze hat auch eine lange Geschichte als Heilkraut. Schon Plinius der Ältere im alten Rom empfahl, bei Kopfschmerzen Pfefferminzblätter auf die Stirn zu legen. Im altägyptischen Ebers-

Papyrus wird Pfefferminze zur Beruhigung des Magens empfohlen. Ärzte in Europa wie im Fernen Osten gaben Pfefferminze jahrhundertelang als Arznei gegen Blähungen (Karminativum), als krampflösendes und Magenbeschwerden linderndes Mittel.

Was sagt die Wissenschaft?

In Deutschland, wo die therapeutische Wirkung von Pfefferminzöl anerkannt ist, war den Forschern schon lange bekannt, daß Pfefferminzöl und sein Hauptbestandteil, das Menthol, schmerzlindernd wirken sollen, wenn es auf die Haut aufgetragen wird. So kamen sie, als sie auf der Suche nach einer Alternative zu herkömmlichen Kopfschmerzmitteln waren, auf den Gedanken, daß Pfefferminze möglicherweise auch helfen könnte. Nach einer Reihe von Pilotstudien konnten führende Kopfschmerzforscher der Neurologischen Klinik der Christian-Albrechts-Universität in Kiel 1996 den ersten klinischen Nachweis vorlegen, daß Pfefferminzöl, auf die Stirn aufgetragen, Spannungskopfschmerz tatsächlich lindert – und zwar ebensogut wie eine Standarddosis von 1000 Milligramm Paracetamol – das sind zwei Tabletten!

Dr. Hartmut Gobel und seine Kollegen untersuchten einundvierzig Männer und Frauen im Alter von achtzehn bis fünfundsechzig Jahren, die seit zwei bis vierzig Jahren immer wieder an Spannungskopfschmerz litten – mit einem bis zweiundzwanzig Anfällen pro Monat. Es war eine streng wissenschaftlich angelegte Studie – eine sogenannte randomisierte Doppelblind-Querschnittstudie. Jeder Versuchsteilnehmer behandelte seine Kopfschmerzen während der Studie, je nach Anweisung, mit einem von drei möglichen Mitteln – entweder mit zwei Tabletten Paracetamol oder einer

Zubereitung mit zehn Prozent echtem Pfefferminzöl oder einem Placebopräparat mit nur wenigen Tropfen Pfefferminze, beides auf die Stirn aufzutragen. Diese Anwendung wurde nach fünfzehn Minuten und noch einmal nach einer halben Stunde wiederholt.

Die Teilnehmer wendeten die Mittel zu verschiedenen Zeiten an, wenn eben Kopfschmerzen auftraten. Außerdem mußten sie den Verlauf innerhalb der ersten Stunde entsprechend den vorgegebenen wissenschaftlichen Kriterien detailliert beschreiben. So erstaunlich es erscheinen mag: Das Pfefferminzöl half bei den meisten Probanden, unabhängig von Geschlecht, Alter, Dauer oder Häufigkeit der Kopfschmerzen, ebenso schnell und wirksam wie Paracetamol. Bei beiden Mitteln ließen die Kopfschmerzen nach fünfzehn Minuten nach. »Wir haben festgestellt, daß Pfefferminzöl allen Patienten helfen kann, unabhängig von Geschlecht, Alter oder Kopfschmerzvorgeschichte«, sagt Dr. Gobel. Allerdings gab es einige wenige, bei denen es aus unbekannten Gründen nicht half. Im allgemeinen, so Dr. Gobel, scheint Pfefferminzöl »bei Menschen mit kürzeren und weniger häufigen Kopfschmerzattacken wirksamer zu sein«. Bei manchen halfen Paracetamol und Pfefferminzöl zusammen besser als ein Mittel allein. Über Nebenwirkungen bei Anwendung von Pfefferminzöl wurde in keinem Fall berichtet.

Wie wirkt es?

Der Hauptwirkstoff in Pfefferminzöl ist Menthol, und es ist durch viele Versuche belegt, daß Menthol die glatten Muskeln entspannt. Tierversuche haben ergeben, daß Pfefferminzöl Kontraktionen der glatten Muskeln hemmt, die von zwei körpereigenen Substanzen – Serotonin und der Substanz P, die eine große Rolle bei der

Steuerung von Schmerzempfindungen spielen – erzeugt werden. Möglicherweise lindert Pfefferminzöl Kopfschmerzen auch dadurch, daß es die perikranialen (den Schädel umgebenden) Muskeln entspannt. Aber es ist nicht die muskelentspannende Wirkung allein, sagt Kopfschmerzforscher Dr. Gobel. Er vermutet, daß Pfefferminzöl die Schmerzleitung noch in anderer Weise beeinflußt. Es verursacht einen langanhaltenden Kühleffekt auf der Haut und wirkt damit möglicherweise auf die Kälterezeptoren ein, die wiederum die Schmerzleitung im Rückenmark beeinflussen. Es steigert außerdem die Durchblutung der Kapillargefäße und vermindert dadurch die Schmerzempfindlichkeit der Haut.

Pfefferminzöl bei Spannungskopfschmerz*

Tragen Sie bei den ersten Anzeichen von Spannungskopfschmerz einen dünnen Film Pfefferminzöl auf die Stirn auf, von Schläfe zu Schläfe, von den Augenbrauen bis zum Haaransatz. Bei Schmerzen am Hinterkopf tragen Sie auch im Nacken etwas Öl auf. Nehmen Sie nur soviel Öl, daß der ganze Bereich benetzt ist. Die Wirkung ist nicht größer, wenn Sie mehr Öl nehmen, als auf der Haut haftenbleibt. Sie brauchen das Öl nicht einzumassieren. Sie können es mit den Fingerspitzen oder Q-Tips oder einem kleinen Schwamm auftragen, der manchen Produkten beiliegt. Sollten Sie Pfefferminzöl in die Augen bekommen, spülen Sie sie mit Wasser aus. Es ist nicht schädlich, kann aber etwas brennen, wie übrigens in jeder offenen Wunde auch. Sie brauchen sich nicht das Gesicht zu waschen, bevor Sie

*Tips von Dr. Hartmut Gobel.

Pfefferminzöl anwenden. Allerdings kann es das Make-up verschmieren, deshalb müssen Sie es eventuell auffrischen, wenn das Öl verdampft ist.
Wenden Sie Pfefferminzöl nur an, wenn ein Arzt die Diagnose Spannungskopfschmerz gestellt hat, insbesondere wenn Sie häufig an Kopfschmerzen leiden, damit sichergestellt ist, daß keine organische Ursache vorliegt, die einer anderen und umfassenderen Behandlung bedarf.

Pfefferminzöl bei Darmreizung

Eine der schlimmsten, quälendsten und dazu unheilbaren Erkrankungen des modernen Menschen, an der Millionen leiden, ist die Darmreizung oder spastische Kolitis. Typische Symptome sind immer wieder auftretende Bauchkrämpfe und brennende, stechende oder dumpfe Schmerzen, verbunden mit Verstopfung, Durchfall oder beidem. Die Darmreizung ist nur per Ausschlußdiagnose festzustellen, und sie wird unterschiedlich behandelt. Es ist eine »Funktionsstörung«, daß heißt in diesem Fall, daß die Darmkontraktionen nicht normal sind. Ebenso wie der Herzschlag unregelmäßig werden kann – eine sogenannte Arrhythmie –, so kann auch die sonst rhythmische Darmperistaltik durcheinandergeraten, und es kommt zu Krämpfen. Niemand kennt die Ursache, und niemand weiß, wie man das Problem lösen könnte. Es ist ein Leiden, das sich sehr schwer behandeln läßt, und nicht selten geben Ärzte und Patienten irgendwann entmutigt auf. Interessant ist, daß die Darmreizung am häufigsten bei streßgeplagten Menschen auftritt, die auch zu Spannungskopfschmerz neigen. (Die Darmreizung sollte nicht mit der Darmentzündung verwechselt werden; das sind zwei ganz verschiedene Erkrankungen.)

Wenn Pfefferminzöl die glatten Muskeln entspannt, dann könnte es vielleicht auch die gestörte Darmperistaltik wieder in Ordnung bringen. Es ist in der Medizin schon lange bekannt, daß Pfefferminze auf den Verdauungstrakt einwirkt. Ihre muskelentspannende Eigenschaft ist eine mögliche Ursache für Sodbrennen. Pfefferminze entspannt nämlich den Schließmuskel, der die Öffnung zwischen Speiseröhre und Magen verschließt. Dadurch kann säurehaltiger Mageninhalt in die Speiseröhre zurückfließen (sogenannter Reflux). Deshalb empfehlen Experten bei einer Neigung zu Sodbrennen, möglichst keine Minze in welcher Form auch immer zu essen.

Inzwischen raten jedoch immer mehr Ärzte bei Darmreizung zu Pfefferminzöl, und es kann durchaus helfen, wie einschlägige Untersuchungen zeigen. Vor allem in Großbritannien und Deutschland wird Pfefferminzöl häufig zur Linderung der Symptome einer Darmreizung eingesetzt. Schon vor fast zwanzig Jahren wurden in englischen Fachzeitschriften Studien veröffentlicht, die seine erfolgreiche Anwendung belegen. Pfefferminzöl ist von der Kommission E, dem deutschen Expertengremium für pflanzliche Heilmittel, als wirksames, sicheres Mittel bei Darmreizung offiziell anerkannt.

Viele Patienten mit Darmreizung bekommen gesagt, daß es eine Krankheit ist, mit der sie einfach leben müssen. Bevor sie jede Hoffnung aufgeben, sollten sie magensaftresistente Pfefferminzöl-Kapseln ausprobieren – Dr. Michael T. Murray in seinem Buch *Natural Alternatives to Over-the-Counter and Prescription Drugs.*

Pfefferminzöl lindert die Symptome einer Darmreizung, indem es die glatten Muskeln im Darmtrakt entspannt, und englische Forscher haben jetzt herausgefunden, warum das so ist. Pfefferminze wirkt wie eine Art Kalzium-Antagonist, das heißt, sie blockiert den Einstrom von Kalzium in die Zellen der glatten Muskulatur. Kalzium steuert unter anderem auch die Muskelkontraktionen. Pfefferminze wirkt also offenbar zu starken und zu häufigen Muskelkontraktionen entgegen und normalisiert den Muskeltonus im Verdauungstrakt.

Englische und deutsche Untersuchungen belegen, daß das richtige Pfefferminzöl-Präparat – Kapseln mit einem magensaftresistenten Überzug, damit der Inhalt erst im Dünn- und Dickdarm freigesetzt wird – bei Darmreizung sehr gut hilft. In einer Studie bekamen sechzehn Patienten drei Wochen lang entweder magensaftresistente Pfefferminzöl-Kapseln oder ein Placebo. Sie stuften ihre Symptome auf einer Fünf-Punkte-Skala von »sehr gut« bis »sehr schlimm« ein. Das Pfefferminzöl schnitt wesentlich besser ab als das Placebo. Nach Aussage der Testteilnehmer linderte es die Symptome zwei- bis viermal wirksamer als das Placebo. Nur fünf Patienten aus der Placebo-Gruppe sagten, daß es ihnen besserging, bei der Wirkstoff-Gruppe waren es dreizehn. Von den Patienten, die Pfefferminzöl bekamen, berichtete nur einer, daß es ihm schlechter ging.

Daß Pfefferminzöl Darmkrämpfen vorbeugen kann, belegt auch eine neuere Untersuchung aus England, bei der um 40 Prozent weniger Krämpfe auftraten, als man Pfefferminzöl während eines Bariumeinlaufs in den Darm einbrachte, wie die führende medizinische Fachzeitschrift *The Lancet* 1995 berichtete. Die Forscher meinten, Pfefferminzöl könnte auch bei einer Koloskopie (einer inneren Betrachtung des Darms) hilfreich sein, um Verkrampfungen vorzubeugen. Es könnte ein preiswerter Ersatz für teure krampflösende Mittel sein, die man bei solchen Untersuchungen bislang einsetzt.

Wieviel brauchen Sie?

Bei Kopfschmerzen nehmen Sie gerade soviel Pfefferminzöl, daß die Stirn mit einem dünnen Film bedeckt ist. Tragen Sie es alle fünfzehn Minuten neu auf, oder je nach Bedarf. Die empfohlene Dosierung bei Darmreizung sind ein oder zwei magensaftresistente, standardisierte Kapseln à 0,2 Milliliter Pfefferminzöl, zwischen den Mahlzeiten zu nehmen.

Die Sicherheit

Pfefferminzöl, äußerlich angewendet oder als Kapsel eingenommen, hat in seltenen Fällen zu allergischen Reaktionen geführt: Hautausschlag, beschleunigter Herzschlag und Muskelzittern. Bei innerem Gebrauch und einer entsprechenden Anfälligkeit kann als Nebenwirkung Sodbrennen auftreten. Als Tee ist Pfefferminze von der amerikanischen Arzneimittelbehörde als generell sicher eingestuft. Überdosen an Pfefferminzöl, in Form von Kapseln eingenommen, können zu Vergiftungserscheinungen wie leichter Atemnot, Übererregung und, in extremen Fällen, zu Krämpfen führen. Reines Menthol ist toxisch, wenn es eingenommen wird, und kann schon in kleinen Mengen – ein Teelöffel – tödlich sein. Kleinkinder Menthol inhalieren zu lassen ist äußerst gefährlich. Reines Menthol sollten Sie überhaupt nicht anwenden.

Wer sollte es nicht nehmen?

Für Säuglinge und Kleinkinder sind Pfefferminzpräparate nicht geeignet, auch nicht äußerlich angewendet.

Schwangere Frauen sollten keine Präparate mit einem hohen Mentholgehalt einnehmen, weil sonst die Gefahr einer Fehlgeburt besteht.

Verbraucherinformation

Dr. Gobel verwendet in seinen Studien das Präparat Euminz, hergestellt von Lichtwer Pharma in Berlin und zur Behandlung von Spannungskopfschmerz empfohlen. Sie können aber auch selbst eine wirksame Pfefferminzöl-Mischung herstellen, und das ist gar nicht schwierig. Sie brauchen nur einen Teil (zum Beispiel einen Teelöffel) Pfefferminzöl mit neun Teilen (oder neun Teelöffeln) reinem Äthylalkohol (Äthanol) aus der Apotheke in eine kleine Flasche zu geben. Verwenden Sie aber nur echtes Pfefferminzöl, kein minderwertiges, und mischen Sie kein anderes Öl hinzu, vor allem kein Eukalyptusöl, denn es nimmt dem Pfefferminzöl die Wirkung. Sie können das Öl mit einem Wattebausch, einem Papiertaschentuch oder einfach mit den Fingern auf die Stirn auftragen.

Nehmen Sie bei Darmreizung nur magensaftresistent überzogene Pfefferminzöl-Kapseln, die von der Magensäure nicht angegriffen werden und sich erst im Dünndarm auflösen. Wird das Öl im Magen freigesetzt, kann das zu Sodbrennen führen. Gute Präparate, zur Behandlung von Darmreizung empfohlen, sind zum Beispiel Colpermin von Pharmascience, Inc. in Montreal, und Peppermint Plus, hergestellt von der amerikanischen Firma Enzymatic Therapy.

Wunderbare neue Herzmittel

(Vitamin C und Vitamin E)

Sie sind die wirksamsten, preiswertesten und sichersten Herzmittel, die es gibt. Wegen möglicher Nebenwirkungen brauchen Sie sich keine Gedanken zu machen.

Ihre Arterien sind also durch Ablagerungen bereits verengt oder sogar teilweise verschlossen – wie zu einem gewissen Grad bei fast jedem Menschen in mittleren Jahren, und mit zunehmenden Alter immer mehr. Die Arterienwände sind wahrscheinlich verdickt und etwas verhärtet, nicht mehr so elastisch wie zu der Zeit, als Sie noch ein Kind waren. Das Blut fließt nicht mehr so leicht hindurch wie früher. Vielleicht haben Sie einen zu hohen Cholesterinspiegel oder Bluthochdruck. Oder Sie hatten bereits einen Herzinfarkt, ein Blutgerinnsel, einen Schlaganfall oder Angina pectoris. Oder Sie mußten schon einmal operiert werden, um eine Arterie wieder durchgängig zu machen, oder haben sogar ein neues Herz bekommen. Vielleicht müssen Sie Herzmedikamente nehmen. In jedem Fall könnten Ihnen, wie den meisten Menschen, zwei neue und sichere Mittel helfen, die als Arteriosklerose bekannte Krankheit zu besiegen, an der mehr Menschen leiden als an jeder anderen.

Sie werden bei Herzmedikamenten vermutlich nicht an Vitamin C und Vitamin E denken, aber das sind sie tatsächlich. Es liegen überzeugende neue Erkenntnisse vor, daß diese beiden Vitamine geschädigte und verschlossene Arterien wieder durchgängig machen können, so daß das Blut ungehindert durchfließen und die Herzzellen versorgen kann. Sie können auch wesentlich dazu beitragen, daß die Arteriosklerose oder – volkstümlich ausgedrückt – Arterienverkalkung weniger schnell fortschreitet, sie stoppen oder sogar wieder rückgängig machen, weil sie entzündungshemmend wirken, das »schlechte« Cholesterin und andere arterienschädigende Substanzen bekämpfen. Sie können sogar die Herzfunktion direkt beeinflussen. In einigen Studien haben sich diese Vitamine sogar als wirksamer gegen Herzerkrankungen erwiesen als synthetische Medikamente. Besonders bemerkenswert ist, daß diese Vitamine uns selbst dann helfen können, wenn unsere Arterien bereits geschädigt und verengt sind. Wir brauchen also nicht tatenlos herumzusitzen, immer in Angst vor dem Schlimmsten. Die überraschende Neuigkeit: Wenn Sie Ihre Arterien trotz aller Ablagerungen offenhalten können, bekommen Sie nicht so leicht einen Herzinfarkt. Und genau das tun diese Vitamine unter anderem, wie neue Erkenntnisse aus der Forschung, auch über die Rolle der Arterienfunktion bei Herzattacken, zeigen. Sie geben Millionen Menschen, die noch lange nicht so krank sind, daß sie teilweise nebenwirkungsreiche Herzmedikamente nehmen müßten, neue Hoffnung. Sie können aber auch bei schwerer Herzinsuffizienz helfen. Deshalb sind viele Ärzte inzwischen der Meinung, daß insbesondere die oxidationshemmenden Vitamine C und E nicht mehr nur vorbeugend, sondern auch therapeutisch einsetzbar sind, Sie also vor Herzinsuffizienz oder gar einem plötzlichen Herztod bewahren können.

Einige Forscher und Ärzte haben nun damit begonnen, oxidationshemmende Vitamine als unterstützende Therapie einzusetzen, um weitere arteriosklerotische Veränderungen zu verhindern, die Arterien wieder durchgängig zu machen und sogar die Herzfunktion wiederherzustellen, und das mit verblüffendem Erfolg. Wir treten in ein neues Zeitalter der »Therapie mit Antioxidantien« ein, meint Dr. Balz Frei, ein bekannter Antioxidantien-Forscher am Medical Center der Boston University. Manche Herzpatienten nehmen einfach auf eigene Faust Vitaminpräparate ein, zum Teil mit erstaunlich positivem Ergebnis.

JOEY
oder »Dank Vitaminen sind meine Arterien wieder frei«

Joey Blackburn ist zwar keineswegs ein typischer Fall, aber daß sich ihre Arteriosklerose so deutlich besserte, nachdem sie ein Vitamin-Nährstoff-Präparat zu nehmen begann, ist doch beeindruckend.

Im August 1990 wurde bei der 20jährigen Joey eine virale Kardiomyopathie diagnostiziert, eine seltene Herzerkrankung, bei der eine Virusinfektion den Herzmuskel angreift, was häufig zu einem tödlichen Herzversagen führt. Die Ärzte am St. Francis Hospital in Memphis/Tennessee erklärten Joey, ihre einzige Überlebenschance sei eine Herztransplantation. Zum Glück wurde ein passendes Herz gefunden – es stammte von einem elfjährigen Jungen –, und im November 1990 wurde die Transplantation durchgeführt.

Fünf Jahre lang war das Ergebnis der jährlichen Herzkatheterisierung bzw. Angiographie (Röntgendarstellung), mit der der Zustand der Koronararterien ihres neuen Herzens überprüft wurde, sehr zufriedenstellend. Dann, im Januar 1995, der schreckliche Befund: Das Angiogramm zeigte vier schwere Blockaden; die drei Hauptarterien waren zu 90 Prozent blockiert, ein viertes Gefäß zu etwa 60 Prozent verschlossen. Sie hatte seit ihrer Transplantation auch fast 100 Pfund zugenommen, teilweise wegen der Immunsuppressiva wie Prednison, die sie nehmen mußte, zum Teil aber auch, weil sie zuviel gegessen hatte. »Mein Kardiologe, Dr. George Smith, war entsetzt und sagte, ich müsse sofort mit einer fettarmen Diät beginnen.« Was Joey in ihrer Angst auch sofort machte. Vier Monate später hatte sie 30 Pfund abgenommen, war aber immer noch sehr kurzatmig. Sie wußte, daß ihr Herz durch die stark eingeschränkte Blutzufuhr langsam, aber sicher erstickte. Sie galt zu der Zeit nicht als geeignete Kandidatin für eine Bypass-Operation, die das Problem mit den Koronararterien gelöst hätte.

Dann empfahl ihr eine Sozialarbeiterin, die zum Transplantationsteam des Krankenhauses gehörte, an dem Joey inzwischen als Arztsekretärin arbeitete, es doch mit einem bestimmten Vitamin-Aminosäuren-Präparat zu versuchen, das Vitamin C und andere Nährstoffe enthielt. Joey war zwar skeptisch, begann aber im Mai 1995 mit der Einnahme dieses Präparats, weil sie fand, daß sie schließlich nichts zu verlieren hatte.

Im November, sechs Monate später, wurde sie wieder katheterisiert. »Mein Kardiologe konnte es gar nicht glauben«, erzählt Joey. Es zeigte sich nämlich, daß die Blockaden in den Arterien kleiner geworden waren. Die 90prozentige Verengung der »linken vorderen absteigenden Arterie« betrug jetzt 70 bis 80 Prozent. Die ebenfalls 90prozentige Verengung der »zweiten großen diagonalen proximalen Seitenarterie« war auf 40 bis 50 Prozent zurückgegangen. Ebenso positiv hatte sich die »rechte Koronararterie« verändert. Die vorher zu 60 Prozent verengte »linke Herzkranzarterie« war inzwischen wieder ganz offen. Konnte das Ergänzungspräparat die Blockaden in Joeys Arterien aufgelöst haben? Dr. Jay Johnson, Kardiologe aus Nevada und Koautor eines Artikels über regressive Veränderungen bei Koronarerkrankungen nach einer Transplantation, veröffentlicht im *New England Journal of Medicine*, hält es aufgrund einer Beschreibung der Angiogramme für möglich. Er meint, ihr Fall sei »ziemlich ungewöhnlich, und es scheint, als habe es eine gewisse Rückbildung gegeben«, fügt aber hinzu, daß man es nicht mit letzter Sicherheit sagen könne, weil über den Einsatz solcher Vitaminpräparate bei Transplantationspatienten noch keine Studien gemacht worden seien. Und wenn die Vitamine irgendwie teilweise dazu beigetragen hätten, daß sich die Blockaden bei Joey auflösten, dann hätten sie wahrscheinlich mehr auf das Immunsystem eingewirkt und nicht auf Faktoren wie Cholesterin und die Ablagerung von Plaque, die für eine normale Herzerkrankung verantwortlich sind, sagt Dr. Johnson. Dennoch kann ein solcher Fall, auch wenn er letztlich rätselhaft bleibt, neue Anhaltspunkte für die Wirkungsweise von Vitaminen liefern. Zudem gibt es Hinweise darauf, daß das gleiche Präparat, das Joey nahm, bei Menschen mit einer gewöhnlichen Koronarerkrankung die chronisch fortschreitende Arteriosklerose eindämmen konnte. Anfang 1997 wurde bei Joey dann doch ein Bypass zur Umgehung einer Herzarterie gelegt, die aus unbekannten Gründen blockiert war.

Anmerkung: Bei dem Präparat, das Joey Blackburn einnahm, handelt es sich um eine patentierte Kombination aus Vitaminen, Aminosäuren, Mineralstoffen und Spurenelementen, die von Dr. Matthias Rath entwickelt wurde. Es wird unter dem Namen »Cellular Essentials Cardio-Basics« von der in Florida ansässigen Firma Rexall-Sundown International angeboten und als »Vitacor 20/90« von der kalifornischen Firma Health Now Inc.

Was sind sie?

Vitamin C und Vitamin E sind hochwirksame Antioxidantien; das bedeutet, sie können bestimmte zerstörerische Stoffe im Körper, die sogenannten Freien Radikale, gewissermaßen neutralisieren. Diese Freien Radikale entstehen zum einen im Körper durch Verstoffwechselung, gelangen aber auch durch Kontakt mit allen möglichen chemischen Substanzen, unter anderem Luftschadstoffen, Zigarettenrauch, fettreiche Nahrung und Strahlung, von außen in den Körper hinein. Die Freien Radikale greifen die Zellen an und begünstigen gesundheitsschädliche Veränderungen, wie sie praktisch jeder chronischen Krankheit zugrunde liegen. Freie Radikale sind die Hauptschuldigen für Herzerkrankungen; sie fördern die Ablagerung von Plaque in den Arterien und beeinträchtigen die Gefäßfunktion, bewirken Kontraktionen oder eine Erweiterung. Antioxidantien hemmen die schädigende Wirkung der Freien Radikale, so daß sie Ihr Herz und Ihre Arterien nicht schädigen können.

Was sagt die Wissenschaft?

Immer mehr Untersuchungen der letzten zehn Jahre belegen, daß oxidationshemmende Vitamine, insbesondere Vitamin C und Vitamin E, einen Verschluß der Koronararterien verhindern können. Studien an Affen, unseren nächsten Verwandten, haben ergeben, daß Vitamin E schon in geringer Dosis einem durch fettreiche Nahrung verursachten Arterienverschluß vorbeugen und ihn wieder rückgängig machen kann. Dr. Anthony J. Verlangieri vom Atherosclerosis Research Laboratory der University of Mississippi leitete ein bemerkenswertes Forschungsprojekt, das über sechs Jahre ging und bei dem Affen eine sehr fett- und cholesterinreiche Nahrung bekamen, nämlich Schweineschmalz. Natürlich verengten und verschlossen sich ihre Arterien mit der Zeit; als die Affen jedoch Vitamin E bekamen, gab es um 60 bis 80 Prozent weniger Ablagerungen in den Arterien. Noch spektakulärer ist die Tatsache, daß eine tägliche Gabe von 108 Internationalen Einheiten (IE) Vitamin E, *nachdem* ihre Arterien bereits gefährlich verschlossen waren, die Ablagerungen um 60 Prozent reduzierte. Die durchschnittliche Verengung von 35 Prozent ging innerhalb von zwei Jahren auf 15 Prozent zurück!

Die Vitamine E und C können auch beim Menschen einem Verschluß der Arterien vorbeugen und sie wieder durchgängig machen. Dr. Howard N. Hodis von der University of Southern California stellte fest, daß die Arterien bei Männern, die nach einer Bypass-Operation der Koronararterien täglich 100 IE Vitamin E oder mehr einnahmen, nach zwei Jahren weniger verengt waren als bei solchen, die kein Vitaminpräparat oder Vitamin E in niedrigerer Dosierung nahmen. Die Angiogramme (Röntgendarstellung der Gefäße) zeigten außerdem deutlich, daß die Ablagerungen in den Arterien bei einigen Vitamin-E-Konsumenten zurückgegangen waren, sich die Arteriosklerose also gebessert hatte.

Welch große Erfolge Vitamin E bei einer bereits bestehenden Herzerkrankung bringen kann, zeigte 1996 eine beeindruckende Studie der englischen Universität Cambridge. Die von Professor Morris Brown und Dr. Malcolm Michinson durchgeführte Studie umfaßte 2000 Personen mit einer bestätigten Arterienerkrankung und vorangegangener Herzattacke. Die Hälfte der Herzpatienten bekam achtzehn Monate lang täglich eine Einzeldosis von 400 bzw. 800 IE natürliches Vitamin E; die andere Hälfte bekam ein Placebo. Das Ergebnis war so verblüffend, daß selbst die Forscher überrascht waren. Von den Teilnehmern beider Vitamin-E-Gruppen erlitten im Vergleich zur Placebo-Kontrollgruppe nur 23 Prozent nicht tödliche Herzinfarkte; Vitamin E hatte die Rate der Herzinfarkte also um stattliche 77 Prozent gesenkt. Die Forscher kamen zu dem Schluß, daß Vitamin E einem Herzinfarkt besser vorbeugt als Aspirin oder cholesterinsenkende Medikamente, ja daß sich das Risiko eines nicht tödlichen Herzinfarkts bei Einnahme von Vitamin E sogar wieder normalisierte – also dem eines gesunden Menschen ohne Anzeichen einer Herzerkrankung entsprach. Die positive Wirkung des Vitamin-Medikaments zeigte sich innerhalb von sechseinhalb Monaten nach Beginn der Einnahme.

Das Vitamin-C-Wunder

Vitamin C stand als herzschützende Substanz lange im Schatten von Vitamin E, entwickelt sich neuerdings jedoch zum Superstar. Der Einsatz von Vitamin C als

Herzmittel ist derzeit eines der heißesten Themen in der Forschung. Jüngste Studien haben einen neuen, hochinteressanten Aspekt in bezug auf Vitamin C zur Vorbeugung der Arteriosklerose ergeben. Die Forscher konnten in den letzten Jahren nachweisen, daß Arterienverschlüsse aufgrund von Cholesterin und Ablagerung von Plaque – beidem kann Vitamin E ausgezeichnet vorbeugen – nur einer der Faktoren sind, die zu Herzinsuffizienz und Herzinfarkt führen können. Eine entscheidende Rolle spielt auch die sogenannte Gefäßfunktion – wie gut sich die Arterienwände entspannen und zusammenziehen können.

»Man weiß, daß die Gefäßfunktion bei Menschen mit einer Koronarerkrankung und Diabetes beeinträchtigt ist«, erklärt der bekannte Antioxidantien-Forscher Dr. Balz Frei von der Boston University. Das bedeutet, daß ihre Arterien sich nicht so weit dehnen, daß ein ausreichend großer Durchlaß entsteht und das Blut ungehindert fließen kann. Beim gesunden Menschen kann sich eine Arterie um rund 15 Prozent erweitern, wie entsprechende Tests zeigen, bei Herzpatienten normalerweise nur um zwei bis drei Prozent. Diese Unfähigkeit der Arterien, sich normal zu erweitern, spielt bei der Entstehung von Herzinfarkten eine große Rolle, sagt Dr. Frei. Der Grund: Bildet sich zum Beispiel ein kleines Blutgerinnsel an einer Arterienwand, und die Arterie erweitert sich nicht, kann die Durchblutung blockiert werden, der Herzmuskel bekommt zuwenig Sauerstoff und wird geschädigt – mit anderen Worten, es kommt zum Herzinfarkt. Bleiben die Arterien aber entspannt, selbst wenn sie durch ein Blutgerinnsel oder Ablagerungen verengt sind, kann das Blut viel besser hindurchfließen, und es kommt nicht zum Herzinfarkt. Es liegt auch an der gestörten Gefäßfunktion, wenn

Arterien sich zusammenziehen und dadurch eine Angina pectoris oder Brustschmerzen verursachen, erklärt Dr. Frei.

Wäre es nicht wunderbar, wenn es ein Medikament gäbe, das die Gefäßfunktion normalisiert, wo doch Millionen von Menschen betroffen sind? Dieses Medikament gibt es – es ist Vitamin C. Neue Untersuchungen zeigen, daß Vitamin C Störungen der Gefäßfunktion bei geschädigten Arterien, die zu Herzinfarkt und Angina pectoris führen, schnell korrigieren kann.

Dr. Frei und seine Kollegen Joseph A. Vita und John Keaney jr. führten vor kurzem eine Untersuchung an sechsundvierzig Patienten mit einer Koronarerkrankung durch, die durch Angiogramm belegt war. Die Patienten bekamen eine einmalige Dosis von 2000 Milligramm Vitamin C verabreicht. Eine Kontrolle per Ultraschall zwei Stunden später ergab, daß sich bei den meisten Patienten eine Arterie im Arm um 50 Prozent mehr erweitern konnte, bei Patienten mit der anfänglich schwersten Störung der Gefäßfunktion sogar noch mehr. Die Gefäßfunktion der Arterien bei Patienten mit einer bestehenden Herzerkrankung war nach Einnahme von Vitamin C sogar völlig normal, was das Herzinfarktrisiko ganz erheblich senkt. Vitamin C, so vermuten die Forscher, wirkt in erster Linie als Antioxidans und fängt die Freien Radikale ab, die sonst die Wirkung von Stickoxid hemmen, das die Arterien brauchen, um den notwendigen Entspannungsgrad zu erreichen. Derzeit sind neue Studien im Gange, bei denen Herzpatienten einen Monat lang 500 Milligramm Vitamin C täglich bekommen. Man will herausfinden, ob sich die normale Arterienfunktion mit der niedrigeren Dosis über einen längeren Zeitraum aufrechterhalten läßt.

Forscher der Universität Harvard haben nachgewiesen, daß Vitamin C, direkt in die Herzarterien eingebracht, auch Störungen der Gefäßfunktion bei Diabetikern behebt, die ganz ähnlich sind wie bei Herzpatienten. Eine weitere interessante Studie, die zeigt, daß Vitamin C und möglicherweise auch Vitamin E selbst bei fettreicher Ernährung für eine gute Gefäßfunktion sorgen, wurde von Forschern der University of Maryland durchgeführt. Zwanzig Fakultätsmitglieder, medizinisch überwacht von dem Kardiologen Gary Plotnik, nahmen ein 900-Kalorien-Frühstück von McDonald's mit 50 Prozent Fettgehalt zu sich. Anschließend überprüften die Forscher per Ultraschall die Hauptarterie der Arme. Wie zu erwarten, bewirkte die hohe Fettlast eine übermäßige Erweiterung der Arterien, und das Blut floß wesentlich langsamer. Dieselben Testpersonen nahmen an einem anderen Tag genau das gleiche Frühstück zu sich, nur daß sie dieses Mal etwa fünfzehn Minuten vorher 1000 Milligramm Vitamin C und 800 IE Vitamin E schluckten. Das Ergebnis war verblüffend. Die Untersuchung per Ultraschall zeigte, daß sich ihre Arterien trotz des vielen Fetts nicht mehr als normal erweiterten, das Blut weiterhin normal fließen und den Herzmuskel versorgen konnte. Das Vitamin C hatte es also tatsächlich geschafft, eine der schädlichsten Folgen des fettreichen Frühstücks, die sonst einen Herzinfarkt auslösen könnte, zu verhindern. Die positive Wirkung hielt sechs Stunden an. So bestätigt auch diese Studie, daß Vitamin C ein wirksames Mittel zur Regulierung der Arterienfunktionen ist.

Das japanische Wunder

Bei einer weiteren bahnbrechenden Studie, durchgeführt von japanischen Kardiologen an der Tokai University in Kanagawa, wurde Vitamin C mit Erfolg im Anschluß an eine Angioplastie eingesetzt, um die Arterien offenzuhalten. Die Angioplastie ist ein Eingriff, bei dem verschlossene Arterien wieder durchgängig gemacht werden. Da die Arterien sich häufig innerhalb weniger Monate wieder gefährlich verengen, suchen die Ärzte ständig nach Wegen, einen erneuten Gefäßverschluß zu verhindern. Bei der neuen japanischen Studie an 119 Patienten erwies sich eine Tagesdosis von 500 Milligramm Vitamin C als äußerst wirksam. Vier Monate nach dem Eingriff zeigte sich nur bei 24 Prozent der Patienten, die Vitamin C nahmen, erneut eine Gefäßverengung – oder Stenose, wie die Mediziner sagen. Bei der Vergleichsgruppe, die kein Vitamin C bekamen, waren es 43 Prozent.

Egal, welche Maßstäbe man anlegt – das Ergebnis kann als sensationell bezeichnet werden. Eine nebenwirkungsfreie Vitaminpille, niedrig dosiert, die pro Tag nur ein paar Pfennige kostet, konnte die Chance einer auch langfristig erfolgreichen Angioplastie nahezu *verdoppeln.* Außerdem konnte sie die Zahl notwendiger erneuter Eingriffe um rund 60 Prozent verringern. Nur bei zwölf Prozent der Patienten, die Vitamin C nahmen, mußte noch einmal eine Angioplastie durchgeführt werden. Bei den Patienten der Vergleichsgruppe waren es 29 Prozent. Der Harvard-Professor Thomas Graboys, Leiter des Lown Cardiovascular Center in Brigham und der Bostoner Frauenklinik, bestätigt, daß Vitamin C bei Menschen mit einer Herzerkrankung »nicht schaden, aber möglicherweise helfen kann«.

Vitamin C senkt den Cholesterinspiegel

Wie eine australische, nach wissenschaftlichem Standard konzipierte (randomisierte Doppelblind-)Studie zeigt, kann Vitamin C auch den LDL-Spiegel senken – LDL ist das »schlechte« Cholesterin. Er war nach vierwöchiger Einnahme von 1000 Milligramm Vitamin C um 16 Prozent niedriger. Untersuchungen des US-Landwirtschaftsministeriums ergaben, daß ein Gramm Vitamin C auch den Blutdruck senken kann. Bei Testpersonen mit Bluthochdruck sanken sowohl der systolische (oberer Wert) als auch der diastolische (unterer Wert) Blutdruck bei täglicher Einnahme von 1000 Milligramm Vitamin C um rund sieben Prozent.

Wie wirken sie?

Die vorbeugende Wirkung von Vitamin E gegen Herzerkrankungen ist in erster Linie darauf zurückzuführen, daß es den Cholesterinspiegel erheblich beeinflußt. Es senkt den Cholesterinspiegel zwar nicht unbedingt, hilft aber verhindern, daß das »schlechte« LDL-Cholesterin chemisch umgewandelt wird (oxidiert oder »ranzig« wird), wodurch das Cholesterin besser in die Arterienwände eindringen und die schädliche Plaque bilden kann. Untersuchungen an Tieren und Menschen belegen durchgängig, daß eine Tagesdosis von 400 bis 500 IE Vitamin E diesem Prozeß, bei dem das LDL toxisch wird und damit schädlich für die Arterien, deutlich entgegenwirkt. Entsprechende Studien haben gezeigt, daß Vitamin E auch die Vermehrung glatter Muskelzellen, die sich an Arterienwänden anhäufen und so zur plaquebedingten Verengung der Gefäße beitragen, bremsen kann.

Auch das oxidationshemmende Vitamin C schützt die Arterien, indem es das »schlechte« LDL-Cholesterin neutralisiert, aber es kann gleichzeitig, wie bereits erwähnt, die Gefäße erheblich erweitern, und das ist wahrscheinlich sein noch wichtigerer Beitrag zur Vorbeugung gegen Herzerkrankungen. Vitamin C ist vor allem deshalb ein »Wundermittel«, weil es den chemischen Stoff Stickoxid in den Arterienwänden aktiviert oder freisetzt. Und Stickoxid ist eine höchst erstaunliche Substanz, wie viele neue Forschungsarbeiten zeigen. Es steuert die Weiterstellung und Engstellung von Arterien, durch die Herz und Gehirn mit Blut versorgt werden. Stickoxid hemmt außerdem die Vermehrung glatter Muskelzellen, die sich zur sogenannten arteriosklerotischen Plaque aufbauen. Vitamin C trägt also, indem es das Stickoxid beeinflußt, indirekt zur Gesunderhaltung der Arterien bei. Vitamin C macht aber noch mehr. An Stellen der Arterienwand, wo sich etwas Plaque ablöst, weil sie instabil ist, bilden sich leicht Blutgerinnsel.

Wissenschaftler haben inzwischen herausgefunden, daß nicht in erster Linie die *Menge* an Plaque, die sich an den Arterienwänden abgelagert hat, für einen Herzinfarkt verantwortlich ist, sondern die *Stabilität* der Plaque. Wenn die Plaque fester ist und nicht so leicht bricht, kommt es seltener zu Blutgerinnseln und in der Folge Herzinfarkt. Und was macht die Plaque fester? Vitamin C, indem es die Bildung des »Reparaturstoffs« Kollagen fördert, einer Art Zement, der die Plaque stabiler macht und so der Entstehung gefährlicher Blutgerinnsel vorbeugt.

Wieviel brauchen Sie?

Um eine pharmakologische Wirkung für Arterien und Herz zu erzielen, braucht der Mensch im allgemeinen zwischen 500 bis 1000 Milligramm Vitamin C und zwischen 400 und 800 IE Vitamin E täglich, sagt die Forschung.

Die Sicherheit

Vitamin C und Vitamin E gehören zu den sichersten Substanzen, die wir kennen, selbst in hohen Dosen, viel höheren, als für eine therapeutische Wirkung notwendig sind. Vitamin C verursacht keine Nierensteine, wie man früher glaubte, oder andere nennenswerte Nebenwirkungen. Auch bei langfristigem Gebrauch haben beide Vitamine keine schädigende Wirkung. Vitamin E kann jedoch einen leichten blutverdünnenden Effekt haben. Sprechen Sie deshalb mit Ihrem Arzt, wenn Sie bereits andere Herzmedikamente nehmen, vor allem gerinnungshemmende Mittel. Experten empfehlen, nicht mehr als 1000 IE Vitamin E täglich zu nehmen, außer auf Anraten des Arztes.

Verbraucherinformation

Kalifornische Forscher haben festgestellt, daß synthetisches Vitamin E (DL-Alpha-Tocopherol) die Oxidation des LDL-Cholesterins ebenso wirksam verhindert wie das etwas teurere natürliche Vitamin E (D-Alpha-Tocopherol). Allerdings bevorzugen viele Experten das natürliche Vitamin E, und diese Form wurde auch in der höchst erfolgreichen Cambridge-Studie eingesetzt. Vitamin C scheint in jeder Form zu wirken. Dr. Frei verwendete für seine Arterien-Studie ein preiswertes Präparat aus dem Drogeriemarkt. Daß ein teureres Vitamin-C-Präparat namens Ester-C eine bessere Wirkung bringt, hat sich nicht bestätigt. Einer Studie zufolge ist das ganz normale, altbekannte Vitamin C sogar besser.

Wofür sind sie außerdem gut?

Oxidationshemmende Vitamine, darunter auch Vitamin E und C, werden für eine ganze Reihe von Krankheiten getestet und zum Teil bereits therapeutisch eingesetzt – Krebs, Asthma, Unfruchtbarkeit, Diabetes, Arthritis, degenerative Augenerkrankungen und degenerative Hirnleiden wie Parkinson und Alzheimer. Wenn Sie zum Beispiel an Asthma leiden, könnten Sie es mit einer Tagesdosis von 1000 bis 2000 Milligramm Vitamin C versuchen. Einer neuen Analyse zufolge wurden seit 1973 elf Studien zur Asthmabehandlung mit Vitamin C durchgeführt. Ganze sieben Studien stellten bei Einnahme von Vitamin C eine Besserung fest. Bei einigen vorher zeugungsunfähigen Männern brachten 1000 Milligramm Vitamin C täglich einen Erfolg.

Hochdosiertes Vitamin E (1000 IE täglich) normalisierte den Blutzuckerspiegel bei Diabetikern. Eine Kombination aus Antioxidantien, darunter auch die Vitamine E und C, konnte eine Verschlechterung bei grauem Star und Makula-Degeneration, einer schweren altersbedingten Augenkrankheit, die manchmal zu Erblindung führt, deutlich hinauszögern.

Tips zum Kauf und zur Anwendung von Naturheilmitteln

Je mehr Sie über Naturheilmittel wissen – vor allem über solche, die Sie selbst anwenden wollen –, um so besser ist es natürlich. Und je ernster die Krankheit ist, die Sie behandeln möchten, um so mehr sollten Sie wissen. Eine profunde Kenntnis ist unerläßlich, wie Ihnen die in diesem Buch erwähnten Ärzte, Wissenschaftler und Patienten jederzeit bestätigen würden.

Vor allem eines sollten Sie bedenken: Naturheilmittel sind mit der gebotenen Umsicht zu behandeln, insbesondere solche, die bei schweren Erkrankungen wie Herzinsuffizienz, Depression, Krebs und chronischem Erschöpfungssyndrom eingesetzt werden. Sie helfen, weil sie eine starke pharmakologische Wirkung besitzen. Zwar sind ihre Nebenwirkungen in der Regel wesentlich geringer als bei rezeptpflichtigen synthetischen Medikamenten – gerade das macht sie so attraktiv –, aber trotzdem können auch Naturheilmittel schaden, wenn sie mißbräuchlich oder in zu hoher Dosierung angewendet werden.

Wenn Sie Glück haben, kennen Sie einen kompetenten Fachmann – einen Apotheker, Arzt oder Heilpraktiker –, der Sie beraten kann, der Ihnen sagt, welches pflanzliche Heilmittel Ihnen helfen könnte, welches

Präparat am besten für Sie wäre, wie Sie es dosieren sollen und was Sie davon erwarten können – genau wie bei verschreibungspflichtigen Medikamenten.

Sie haben in den einzelnen Kapiteln schon eine ganze Menge über das jeweilige Naturheilmittel erfahren. Diese allgemeinen Ratschläge sollen Ihnen zusätzlich helfen, die für Sie richtigen »Wundermittel der Natur« zu finden.

Sprechen Sie mit Ihrem Arzt

Wenn möglich, sollten Sie sich vorab immer mit Ihrem Hausarzt beraten. Die Experten in Sachen Gesundheit können Sie vor Fehlern bewahren, denn Selbstdiagnose und -behandlung haben ihre Grenzen. Sie müssen zuerst sicher wissen, daß Sie die Krankheit, die Sie meinen zu haben, auch wirklich haben. Sonst behandeln Sie vielleicht eine Erkrankung, die Sie gar nicht haben, oder ein tatsächlich vorhandenes gesundheitliches Problem bleibt unbehandelt. Wenn das Mittel nicht das richtige für die betreffende Krankheit ist, wird es natürlich nicht helfen, und statt dessen findet eine ernste oder gar lebensbedrohliche Erkrankung womöglich nicht die notwendige Beachtung.

Der Arzt kann außerdem genau feststellen, wie die Behandlung anschlägt. Es ist zwar schon ein guter Indikator für die Wirkung eines Mittels, wenn Sie eine Besserung spüren, aber am besten sind konkrete Nachweise, und dazu ist nur der Arzt in der Lage. Oft sind komplizierte Tests notwendig, um eine positive Veränderung konkret festzustellen – zum Beispiel ein Leberfunktionstest, wenn Sie wegen eines Leberleidens Mariendistel nehmen. Der Arzt kann die Naturheilmittel auch am besten auf die restliche Therapie abstimmen. Sie wissen ja: Ein Naturheilmittel sollte, vor allem bei Krebs, immer im Rahmen eines umfassenden Behandlungsplans eingesetzt werden. Außerdem weiß der Arzt auch Bescheid über mögliche Wechselwirkungen mit anderen Medikamenten, die Sie nehmen müssen. Und wenn irgendein Problem auftaucht, ist Ihr Arzt ohnehin der beste Ansprechpartner.

Nicht alle Ärzte kennen sich mit Naturheilmitteln aus, und Sie müssen vielleicht schon etwas suchen, bis Sie den richtigen finden. Zum Glück gibt es inzwischen aber immer mehr Ärzte, die das große Potential von Naturheilmitteln erkennen und sie in die Behandlung einbeziehen. Einige sagen sogar, daß sie von ihren Patienten viel darüber lernen. Sprechen Sie Ihren Arzt also ruhig darauf an, wenn Sie eines anwenden möchten, vor allem wenn Sie an einer ernsten Erkrankung leiden. Sollte Ihr Arzt für dieses Thema überhaupt nicht zugänglich sein, müssen Sie sich vielleicht woanders Unterstützung holen.

So bekommen Sie das beste Präparat

Das Angebot an verschiedenen Produkten ist so verwirrend, daß selbst Leute, die sich gut auskennen, manchmal überhaupt nicht wissen, welches Präparat sie nun nehmen sollen, wenn sie in einem großen Drogeriemarkt oder Reformhaus vor den Regalen stehen.

Da nicht alles, was auf dem Markt angeboten wird, auf seine Wirksamkeit hin geprüft ist, gibt es für den Verbraucher auch keine Garantie, daß ein Produkt, das er kauft, tatsächlich eine nachgewiesene pharmakologische Wirkung hat. Und leider bringen skrupellose

Geschäftemacher immer wieder Naturheilmittel auf den Markt, die kaum oder gar keine Wirkstoffe enthalten, wie spätere Analysen zeigen.

Ich habe bei den einzelnen Naturheilmitteln des öfteren auf hervorragende Markenpräparate hingewiesen. Hier noch ein paar Tips, damit Sie auch bestimmt gute, wirksame und sichere Produkte kaufen.

Achten Sie auf den Hersteller

Am besten fahren Sie, wenn Sie Präparate eines großen, namhaften Herstellers wählen, der seit langem im Geschäft ist und eine Menge zu verlieren hat, wenn er ein minderwertiges oder verfälschtes Produkt auf den Markt bringt. Vor allem in Deutschland und Frankreich werden viele hochwertige pflanzliche Heilmittel produziert, zum Beispiel Ginkgold (Ginkgo biloba) und Legalon (Mariendistel), die beide von großen deutschen Firmen hergestellt werden. Da in Deutschland strenge Standards für solche Heilmittel gelten, können Sie guten Gewissens darauf vertrauen. Lassen Sie sich im Zweifelsfall vom Apotheker oder dem Fachpersonal im Reformhaus einen Hersteller empfehlen, der für hochwertige Produkte bekannt ist.

Lesen Sie die Angaben auf der Packung

Die Wirksamkeit eines Mittels garantiert am ehesten das Wort »standardisiert« auf der Packung. Es bedeutet, daß das Präparat immer eine bestimmte Menge einer bestimmten Substanz enthält, die nachgewiesenermaßen oder zumindest höchstwahrscheinlich der

Hauptwirkstoff ist. Da die Herstellung solcher Produkte strengeren Regeln unterliegt, sind sie meistens etwas teurer, ihren Preis normalerweise aber auch wert.

Achten Sie auf die Zubereitung des Präparats

Am besten ist in der Regel ein Extrakt – in flüssiger, pulverisierter oder fester Form. Für einen solchen Extrakt werden die Wirkstoffe aus dem Heilkraut in Wasser, Alkohol oder einem anderen Lösungsmittel herausgelöst, also isoliert und konzentriert. Man weiß daher immer, wieviel von bestimmten Wirkstoffen ein Präparat enthält. Frische oder getrocknete Heilkräuter können ihre Wirksamkeit schnell verlieren.

Nehmen Sie lieber ein Monopräparat

Als allgemeine Regel gilt, daß Kombinationspräparate weniger zu empfehlen sind. Einige Hersteller kombinieren mehrere pflanzliche Wirkstoffe, obwohl es wenig Sinn macht und vor allem dazu dient, den Preis hochzutreiben oder ein »einzigartiges« Produkt von zweifelhaftem Nutzen herauszubringen. Wenn Sie Echinacea haben wollen, sollten Sie auch nur Echinacea kaufen. Die Kombination mit Kanadischer Gelbwurzel oder einem anderen Heilkraut macht es nicht unbedingt besser oder wirksamer. Das gleiche gilt für andere Präparate. Wollen Sie Ihrem Gedächtnis mit Ginkgo wieder auf die Sprünge helfen, ist es besser, wenn Sie die volle Wirkung von Ginkgo nutzen, statt ein abgeschwächtes, mit Ginseng, Knoblauch oder anderen Heilkräutern kombiniertes Präparat zu nehmen.

Und was sagt der Preis aus?

Das billigste Präparat ist leider nicht immer das beste. Es stimmt, daß manche Naturprodukte überteuert sind, und das kann verschiedene Gründe haben. Für pflanzliche Heilmittel gilt jedoch, daß der höhere Preis oft eine bessere Qualität bedeutet. Bei Vitaminen hingegen ist es nicht ganz so. Ein preiswertes Vitamin-C-Präparat zum Beispiel kann ebenso wirksam sein wie eines, das mehr kostet, obwohl etwas teurere Vitamin-C-Tabletten oft angenehmer und leichter zu schlucken sind.

Zehn Tips zum Schluß

1. Wenden Sie Naturheilmittel nicht bei ernsten Erkrankungen an, die Sie selbst diagnostiziert haben.
2. Ersetzen Sie vom Arzt verordnete Medikamente nicht eigenmächtig durch pflanzliche Heilmittel, und nehmen Sie sie auch nicht zusätzlich, ohne vorher mit Ihrem Arzt gesprochen zu haben. Ein Medikament von heute auf morgen abzusetzen, kann gefährlich sein, ebenso Wechselwirkungen zwischen einem Medikament und Naturheilmittel.
3. Kaufen Sie nach Möglichkeit Extrakte in flüssiger, fester oder Pulverform, denn darin bleiben die Wirkstoffe des jeweiligen Heilkrauts am stabilsten erhalten. Tinkturen und Kapseln mit gefriergetrockneten Kräutern sind ebenfalls zu empfehlen.
4. Kaufen Sie nach Möglichkeit »standardisierte« Präparate (siehe Angaben auf der Packung). Das bedeutet, daß das Präparat stets einen bestimmten

Prozentsatz eines oder mehrerer Wirkstoffe des jeweiligen Heilkrauts enthält. »Standardisierte« Präparate kosten in der Regel etwas mehr.

5. Kaufen Sie nach Möglichkeit Präparate eines für die Qualität seiner Produkte bekannten Herstellers. Das ist normalerweise eine große, auf dem Markt gut eingeführte Firma.
6. Nehmen Sie das Präparat nicht in höherer Dosierung als auf dem Beipackzettel empfohlen.
7. Kaufen Sie lieber Monopräparate statt solche, bei denen mehrere Kräuter oder pflanzliche Substanzen kombiniert sind.
8. Treten nach Einnahme eines Naturheilmittels ungewöhnliche Symptome auf – eine allergische Reaktion, Hautausschlag oder Kopfschmerzen –, hören Sie am besten sofort damit auf und gehen zum Arzt, wenn die Symptome länger anhalten oder ernster Natur sind.
9. Wenden Sie Naturheilmittel nach Möglichkeit unter Aufsicht eines Fachmanns an, der auch überprüfen kann, wie die Behandlung anschlägt.
10. Beraten Sie sich vor Anwendung eines Naturheilmittels zuerst mit Ihrem Arzt, wenn Sie schwanger sind oder stillen, eine chronische Krankheit oder ernsthafte gesundheitliche Probleme haben.

Anhang

Adressen

Die im Buch erwähnte Kommission E hat rund 350 Monographien, eine Art Porträt der Heilpflanzen, mit der empfohlenen Dosierung, den jeweiligen Indikationen, Kontraindikationen und Nebenwirkungen erstellt. Sie können sie einzeln bestellen bei:

Bundesanzeiger Verlagsgesellschaft
Postfach 10 05 34
50445 Köln
Tel. 0221/97 66 8-0
Fax: 0221/97 66 8-278

Die Bearbeitungsgebühr für 10 Fundstellen beträgt DM 55,–, für jede weitere DM 20,–. Eine Monographie umfaßt im allgemeinen ein bis zwei Seiten, die Kopiergebühr pro Seite beträgt DM 2,30.

Die Monographien sind auch als Loseblattsammlung im Buchhandel erhältlich. Das Grundwerk der Autoren Eva Eberwein und Günther Vogel ist 1990 beim Verlag Kooperation Phytopharmaka in Bonn erschienen.

Der Titel:
Arzneipflanzen in der Phytotherapie
Indikationsgegliedertes Kompendium von Arzneipflanzen gemäß Monographien der Kommission E mit Darstellung von Kombinationsmöglichkeiten.
Der Preis: ca. DM 390,–
Ergänzungslieferungen erscheinen im Zweijahresrhythmus und kosten ca. DM 100,–.

Literatur

Bloomfield, Harold H.: *Hypericum and Depression*, Los Angeles, 1996.

Brown, Donald J.: *Herbal Prescriptions for Better Health*, Rocklin/Calif., 1996.

Bucci, Luke: *Pain Free: The Definitive Guide to Healing Arthritis, Low-Back-Pain and Sports Injuries Through Nutrition and Supplements*, Fort Worth/Texas, 1995.

Castleman, Michael: *The Healing Herbs: The Ultimate Guide to the Curative Power of Nature's Medicines*, Emmaus/Pa., 1991.

Duke, James A.: *The Green Pharmacy*, Emmaus/Pa., 1997.

Fugh-Berman, Adriane: *Alternative Medicine: What Works*, Tuscon/Arizona, 1996.

Gordon, James S.: *Manifest der neuen Medizin*, München, 1998.

Murray, Michael T.: *Encyclopedia of Nutritional Supplements*, Rocklin/Calif., 1996.
Murray, Michael, T.: *Natural Alternatives to Over-The-Counter and Prescription Drugs*, New York, 1994.
Murray, Michael T.: *The Healing Power of Herbs*, Rocklin/Calif., 1991.
Pizzorno, Joseph: *Total Wellness*, Rocklin/Calif., 1996.
Passwater, Richard, und Chithan Kandaswami: *Pycnogenol: The Super »Protector« Nutrient*, New Canaan/Conn., 1994.
Sinatra, Stephen T.: *Optimum Health*, Gatlinburg/Tenn., 1996. Inzwischen auch als Taschenbuch erschienen.
Theodosakis, Jason, Brenda Adderly und Barry Fox: *Die Athrose-Kur*, München, 1998.
Tyler, Varro E.: *Herbs of Choice*, Binghamton, N.Y., 1994.
Tyler, Varro E.: *The Honest Herbal*, 3. Auflage, Binghamton, N.Y., 1993.
Weil, Andrew: *Spontanheilung*, München, 1995.

Danksagung

Ich möchte den vielen Wissenschaftlern, Ärzten und anderen Experten in Sachen Gesundheit danken, die mir Einblick in ihre Forschungsarbeit gegeben und mit ihrem Fachwissen zur Entstehung dieses Buches beigetragen haben. Mein besonderer Dank gilt Mark Blumenthal, Vorstandsmitglied des American Botanical Council; Dr. Donald Brown, Direktor von Natural Products Research Consultants; Dr. Luke Bucci, Experte für natürliche Substanzen; Dr. Jerry Cott, National Institute of Mental Health; Dr. James Duke, früher im amerikanischen Landwirtschaftsministerium tätig und Autor vieler Bücher über Heilpflanzen; Dr. Norman Farnsworth, University of Illinois in Chicago; Dr. Balz Frei, Boston University; Dr. med. Turan Itil, klinischer Professor für Psychiatrie, New York University; Tricia LeFebvre, Primary Services International; Rob McCaleb, Herb Research Institute; Dr. Michael Murray, Autor und anerkannter Experte für Naturheilmittel; Dr. Richard Passwater, Autor vieler Bücher über Naturheilmittel; Dr. med. Norman Rosenthal, National Institute of Mental Health; Dr. Norman Salem, National Institute of Mental Health; Dr. med. Stephen Sinatra, Assistenz-Professor, University of Connecticut; Dr. med. Daniel Tucker, Good Samaritan Medical Center, West Palm Beach/Florida; Dr. Varro Tyler, emeritierter Professor für pharmazeutische Biologie, Purdue University; Marcia Zimmerman, fachärztliche Beraterin in Kalifornien und meine Hauptinformationsquelle zum Thema OPCs. Besonders danken möchte ich Mark Blumenthal für die Durchsicht einzelner Abschnitte über pflanzliche Heilmittel vor der Veröffentlichung des Buches. Und für seine fachmännischen Kommentare.

Dank schulde ich auch Dr. Varro Tyler, einem anerkannten Experten für Heilpflanzen. Er beantwortete nicht nur meine vielen Fragen geduldig und sachkundig, sondern stellte sich auch für zahlreiche Interviews zur Verfügung, die mir eine große Hilfe waren.

Dutzende von Gesprächspartnern haben durch ihre persönlichen Erfahrungen mit ihrem »Wundermittel« dazu beigetragen, daß dieses Buch so lebendig und fundiert geworden ist. Sie kommen immer wieder zu Wort – manchmal unter ihrem richtigen Namen, manchmal auf eigenen Wunsch mit einem Pseudonym. Brenda Turner und Peggy Noonan machten Patienten, Ärzte und Forschungsstudien für mich ausfindig. Ohne ihre wertvolle Mitarbeit hätte dieses Buch nicht geschrieben werden können. So gilt ein besonderes Dankeschön Brenda, Redakteurin bei *USA Weekend*, die für diese Recherchen die gesamten vier Monate ihres Sabbaticals aufwandte.

Wie immer, möchte ich auch meiner Verlegerin Gladys Justin Carr und meinem Agenten Raphael Sagalyn danken, die das Potential dieses Buches erkannt und sein Erscheinen möglich gemacht haben. Ohne die sachkundige Unterstützung meiner langjährigen Freundin, der Fernsehproduzentin Thea Flaum, ein Buch zu schreiben, kann ich mir nur sehr schwer vorstellen. Sie weiß, wie sehr ich ihren Rat schätze.

Dieses Buch will den Leser über pflanzliche Medikamente, natürliche Heilmittel und Behandlungsmethoden sowie Nahrungsergänzungspräparate informieren. Es basiert auf den persönlichen Erfahrungen, Recherchen und Beobachtungen der Autorin, die keine Medizinerin oder Naturheilkundlerin ist. Das Buch ist als Orientierungshilfe gedacht und kann keinesfalls die Beratung durch einen Arzt oder anderen Fachmann ersetzen. Der Leser sollte sich in allen Fragen der Gesundheit – insbesondere wenn Beschwerden auftreten, die einer Behandlung bedürfen –, an diese Fachleute wenden. Es wurde zwar alles getan, um sicherzustellen, daß die Auswahl der Medikamente und die Dosierungen den derzeitigen Empfehlungen und Erfahrungen in der Anwendung entsprechen. Aufgrund der laufenden Forschung und anderer Faktoren wird dem Leser jedoch nachdrücklich empfohlen, sich im Einzelfall mit einem Arzt zu beraten. Insbesondere sollte jeder, der krank ist, ernsthafte gesundheitliche Probleme hat oder bereits Medikamente einnimmt, zuerst ärztlichen Rat einholen, ehe er auf die hier beschriebenen Naturheilmittel zurückgreift. Es können Wechselwirkungen zwischen Naturheilmitteln und anderen Medikamenten auftreten. Wir weisen darauf hin, daß alle in diesem Buch empfohlenen Dosierungen, sofern nicht anders angegeben, für Erwachsene gelten und nicht für Kinder. Autorin und Verlag lehnen ausdrücklich jede Verantwortung für nachteilige Folgen ab, die sich aus Gebrauch oder Anwendung der in diesem Buch enthaltenen Informationen ergeben.

Register